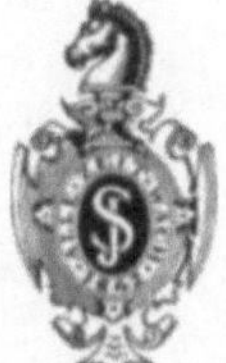

Heribert Schulz

Thrombocyten und Thrombose im elektronenmikroskopischen Bild

Electron Microscopy of Blood Platelets and Thrombosis

Mit 64 Abbildungen in 87 Einzeldarstellungen

Springer-Verlag Berlin · Heidelberg · New York 1968

Professor Dr. med. Heribert Schulz
Wissenschaftlicher Rat am Pathologischen Institut
der Universität Düsseldorf

Softcover reprint of the hardcover 1st edition 1968
Library of Congress Catalog Card Number 67-31622

ISBN-13: 978-3-642-47423-1 e-ISBN-13: 978-3-642-47421-7
DOI: 10.1007/978-3-642-47421-7

Titel-Nr. 1453

MEINEM VEREHRTEN LEHRER

HUBERT MEESSEN

IN DANKBARKEIT GEWIDMET

„Es geht doch nichts über die Freude, die uns das Studium der Natur gewährt. Ihre Geheimnisse sind von einer unergründlichen Tiefe, aber es ist uns Menschen erlaubt und gegeben, immer weitere Blicke hineinzutun. Und grade, daß sie am Ende doch unergründlich bleibt, hat für uns einen ewigen Reiz, immer wieder zu ihr heranzugehen und immer wieder neue Einblicke und neue Entdeckungen zu versuchen."

Friedr. Sorets Gespräche mit Goethe
vom 15. Juli 1831,
in Eckermanns Bearbeitung

Vorwort

Wir haben in dieser Monographie die submikroskopischen Befunde der Thrombocytopoese, der Thrombocyten und der Thrombose zusammengefaßt. In der Einleitung wird die Entdeckung der Thrombocyten und der Thrombocytopoese behandelt. Im ersten Hauptteil werden die normale und die krankhaft gestörte Entwicklung der Blutplättchen aus den Megakaryocyten des Knochenmarkes besprochen. Im zweiten Hauptteil sind die submikroskopische Orthologie und die allgemeine und spezielle Pathologie der Thrombocyten dargestellt. Der dritte Hauptteil faßt die elektronenmikroskopischen Ergebnisse bei Thrombose zusammen. Die Darstellung der Entstehung, der normalen Strukturen und der strukturellen Abwandlungen der Blutplättchen ist nach funktionellen Gesichtspunkten geordnet. Die Biochemie der Blutplättchen und die Gerinnungsphysiologie sind in die Erörterung einbezogen. Die meisten der elektronenmikroskopischen Befunde sind im letzten Jahrzehnt erarbeitet worden. Die Darstellung der Befunde schließt sich aber den Ergebnissen der älteren Histologie an, so daß dem Leser der Zugang zu den speziellen Fragen der submikroskopischen Strukturforschung erleichtert wird.

Danken möchte ich Herrn Prof. Dr. Dr. h. c. H. Meessen, der 1958 — gemeinsam mit dem damaligen Leiter der Forschungsabteilung der F. Hoffmann-La Roche & Co. A.G. in Basel, Prof. Dr. R. Jürgens (†) — den Anstoß zu meiner Beschäftigung mit den Blutplättchen gab und der mit liebevollem Verständnis meine Arbeiten förderte und in allen Phasen mit kritischem Rat unterstützte. Es liegt mir am Herzen, daran zu erinnern, daß die gerinnungsphysiologischen Untersuchungen und die Arbeiten zur Fraktionierung der Thrombocyten, die ein wesentlicher Bestandteil dieses Buches sind, gemeinsam mit dem früh verstorbenen E. Hiepler durchgeführt wurden.

Für die mir überlassenen elektronenmikroskopischen Abbildungen danke ich herzlich den Herren Prof. Dr. O. Behnke, Copenhagen (Abb. 19, 20, 23), Dr. B. S. Bull, Bethesda, Maryland (Abb. 17), Prof. Dr. A. J. Dalton, Bethesda, Maryland (Abb. 15), Prof. Dr. H. David, Berlin (Abb. 63), Dr. J. F. David-Ferreira, Lissabon (Abb. 30, 39), Dr. J. J. Sixma und Dr. I. Molenaar, Utrecht (Abb. 21), Prof. Dr. Ch. Rouiller, Genève (Abb. 62), Dr. A. Schumacher, Wien (Abb. 32), Prof. Dr. M. D. Silver, Toronto (Abb. 52), Prof. Dr. A. Studer, Basel (Abb. 64)

und Prof. Dr. J. G. WHITE, Minneapolis, Minnesota (Abb. 18, 36, 42). Alle übrigen 60 elektronenmikroskopischen Abbildungen stammen aus eigenen Untersuchungen und wurden im Pathologischen Institut der Universität Düsseldorf angefertigt.

Fräulein L. HENSEL danke ich für die unermüdliche technische Assistenz, Fräulein L. MÜLLER für die Zeichnungen und Fräulein R. BENTELE für die photographischen Arbeiten. Herr Dr. H. J. KNIERIEM, Düsseldorf, besorgte freundlicherweise die englische Übersetzung.

Ich möchte schließlich dem Springer-Verlag für die Sorgfalt bei der Ausstattung des Buches und für die Berücksichtigung meiner Wünsche herzlichen Dank sagen.

Düsseldorf, im September 1967 HERIBERT SCHULZ

"Nothing exceeds the joy we experience in the study of Nature. Her secrets are of profound depth, but it is granted to us humans to look ever deeper into them. And the very fact, that Nature remains finally unfathomable is of eternal appeal to us to approach her again and again, and to seek new insights and new discoveries."

Friedrich Soret's Talks with J. W. Goethe
July 15, 1831 (Eckermann's Edition).

Preface

This monograph is a compilation of electron-microscopic findings on thrombocytopoiesis, blood platelets and thrombosis. A short history of the discovery of blood platelets and thrombocytopoiesis is given in the introduction. The first part of the book describes the normal and pathological formation of blood platelets from megakaryocytes of bone marrow. The second part presents ultrastructural findings of normal blood platelets and their various pathological changes. The third part reviews recent results of electron-microscopic studies on experimental thrombosis. The observations on formation, normal structure and pathology of blood platelets are classified according to predominantly functional criteria. The biochemistry of blood platelets and the physiology of coagulation are included in the discussion. Most of the electron-microscopic studies were performed within the last decade. The presentation of these findings relates them to the results of "classical" histology, thus providing continuity with the specialized problems of modern electron-microscopic research.

I wish to express my sincere gratitude to Professor Hubert Meessen who initiated my studies on blood platelets in 1958 together with Professor R. Jürgens, former chief of the Research Division of the Hoffmann-La Roche Company in Basle. Professor Meessen has generously supported my work during all these years, and was always ready with advice and criticism. I would like to record that the studies of coagulation physiology and the experiments on the fractionation of blood platelets were performed in collaboration with E. Hiepler, who died much too early.

Furthermore, I would like to thank the following for permission to reproduce their illustrations: Prof. O. Behnke, Copenhagen (Figs. 19, 20, 23): Dr. B. S. Bull, Bethesda (Fig. 17): Prof. A. J. Dalton, Bethesda (Fig. 15): Prof. H. David, Berlin (Fig. 63): Dr. J. F. David-Ferreira, Lisbon (Figs. 30, 39): Dr. J. J. Sixma and Dr. I. Molenaar, Utrecht (Fig. 21): Prof. Ch. Rouiller, Geneva (Fig. 62): Dr. A. Schumacher, Vienna (Fig. 32): Prof. M. D. Silver, Toronto (Fig. 52): Prof. A. Studer, Basle (Fig. 64): and Prof. J. G. White, Minneapolis (Figs. 18, 36, 42). The other 60 electron-micrographs were obtained from my own studies in the Department of Pathology at the University of Düsseldorf.

I wish to acknowledge with special thanks the untiring technical assistance of Miss LIESELOTTE HENSEL, the skilled schematic drawings of Miss LOTTE MÜLLER and the photographic work of Miss RITA BENTELE. Dr. HANS J. KNIERIEM, Düsseldorf, provided the English translation.

Finally, I would like to express my indebtedness to the Springer-Verlag for the great care taken in the preparation of this book.

Düsseldorf, September 1967 HERIBERT SCHULZ

Inhaltsverzeichnis

Table of Contents

A. Einleitung

I. Die Entdeckung der Thrombocyten

In einer Studie über den Ursprung der Blutkörperchen teilte DONNÉ am 7. März 1842 in einer Sitzung der „Académie des Sciences" in Paris mit, daß im Blute außer den roten und weißen Blutzellen eine dritte Sorte von „Kügelchen" zirkuliert. In dem Sitzungsbericht heißt es:

«Il existe dans le sang trois espèces de particules: 1° les globules rouges ou sanguins proprement dits; 2° les globules blancs qui n'ont été bien connus que dans ces derniers temps; 3° les globulins du chyle.» ... «Les globulins sont de petits grains noyant pas plus de $^1/_{300}$ de millimètre de diamètre, et en tout semblable aux globulins du chyle.»

Obwohl die Interpretation über den Ursprung der Kügelchen aus der Lymphe falsch war, so bleibt doch die erste Beschreibung der Existenz eines dritten morphologischen Bestandteiles des Blutes bedeutsam. Kurze Zeit später, 1846, beschrieb ZIMMERMANN im Blute Körperchen, die er „Elementarbläschen" nannte und die dazu neigten, sich zu Häufchen anzusammeln. Genauere Angaben über die DONNÉschen Kügelchen und die Elementarbläschen von ZIMMERMANN finden sich in einer 1865 von MAX SCHULTZE veröffentlichten Arbeit über die Histologie des Blutes. Nach SCHULTZE beobachtet man im Blute gesunder Individuen unregelmäßig gestaltete und verschieden große Haufen, die aus kleinen, 1—2 μ im Durchmesser großen, farblosen Kügelchen oder Körnern bestehen. Diese können im Blute isoliert vorkommen, sind aber meist zu Körnchenhaufen verbunden. Zuweilen sind mehr als 100 Körnchen zusammengehäuft, die Schollen von etwa 80 μ Durchmesser bilden. SCHULTZE beobachtete auch im gerinnenden Blut, „daß viele Fäden durch die Körnchenhaufen hindurchziehen, und daß die Strahlen keine Fortsetzung der körnigen Masse selbst, sondern nur Fäden geronnenen Faserstoffes sind". RANVIER sah 1873 im Zentrum von fibrinreichen Blutgerinnseln zahlreiche „Körnchen". Er glaubte nicht, daß sie als Trümmer roter oder weißer Blutkörperchen anzusehen seien, sondern daß sie als Gerinnungszentren wirkten, „wie ein Kristall, in eine Lösung des gleichen Salzes getaucht, zum Mittelpunkt der Kristallablagerung wird". Im gleichen Jahr stellte VULPIAN (1873) an den im Blute vorkommenden kleinen Körperchen „amöbenartige Bewegungen" fest. Durch Gefäßzeichnungen demonstrierte OSLER (1874), daß die „Körnchenhaufen" von SCHULTZE in zirkulierendem Blute nicht als Massen, sondern als einzelne Elemente vorkommen. HAYEM (1878) bezeichnete die eigentümlichen, sich rasch alterierenden Körperchen des Blutes als Hämatoblasten, da er annahm, die roten Blutkörperchen würden von diesen Gebilden abstammen. Nach HAYEM seien „die betreffenden Körperchen scheibenförmig und biconcav, rundlich oder etwas länglich, mit glatter Oberfläche". Ihr Durchmesser schwanke zwischen 1,5 und 4,5 μ. Die von seinen Vorgängern beschriebenen Körnchenhaufen stellten nichts anderes als das Produkt einer Alteration der beschriebenen scheibenförmigen Gebilde dar.

Tabelle 1. *Chronik der Entdeckung der Thrombocyten*

Jahr	Autor	Bezeichnung
1842	DONNÉ	Kügelchen
1846	ZIMMERMANN	Elementarbläschen
1865	SCHULTZE	Körnchenbildungen
1872	RIESS	Zerfallskörperchen
1874	OSLER	Einzelelemente
1878	HAYEM	Hämatoblasten
1882	BIZZOZERO	Blutplättchen
1901	DEKHUYZEN	Thrombocyten

BIZZOZERO klärte 1882 die strittigen Befunde durch direkte Beobachtungen des strömenden Blutes der Mesenterial- und Netzgefäße beim lebenden Tier. Er schreibt 1882:

„Untersucht man den Inhalt solcher Gefäße (gleichviel ob Venen oder Capillaren) mit einem Immersionsobjective, so gelangt man zu dem überraschenden Ergebnisse, daß wirklich *neben den rothen und weissen Blutkörperchen noch morphologische Elemente einer dritten Art in den Gefässen circuliren.* Es sind dies äusserst dünne Plättchen in Gestalt von Scheiben mit parallelen Flächen oder seltener von sichtbar sind, könnte den Verdacht wecken, dass sie nicht als solche im Blute präformirt wären, sondern etwa das Product einer Alteration darstellten, welcher die weissen oder rothen Blutkörperchen in den Gefäßen des Gekröses, in denen der Blutstrom verlangsamt ist, unterlägen. Doch dieser Verdacht wird leicht durch den Nachweis beseitigt, dass die Plättchen auch in dem direct und mit grosser Geschwindig-

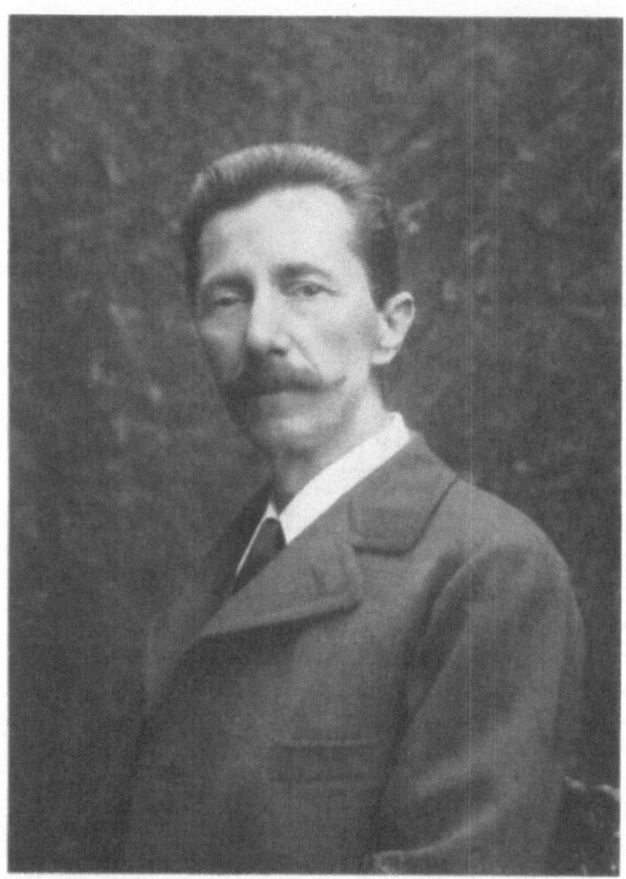

Abb. 1. Giulio Bizzozero. Geboren am 20. 3. 1846 in Varese, gestorben am 8. 4. 1901 in Turin. Direktor des Lehrstuhles für Allgemeine Pathologie der Universität Turin

Fig. 1. Giulio Bizzozero. Born March 20, 1846 in Varese, died April 8, 1901 in Turin. Chairman of the Department of General Pathology at the University of Turin

linsenförmigen Gebilden, rund oder oval und von 2—3mal kleinerem Durchmesser als die rothen Blutkörperchen. Sie sind immer farblos und circuliren regellos zwischen den anderen Elementen zerstreut, ohne eine Vorliebe für den axialen oder peripherischen Theil des Blutstromes zu verrathen. In der Regel sind sie untereinander isolirt; doch nicht selten sieht man sie auch zu grösseren oder kleineren Haufen vereinigt. Solches ist aber schon ein Anzeichen eingeleiteter Alteration dieser Gebilde.

Der Umstand, dass die *Blutplättchen* (mit diesem Namen bezeichnen wir diesen dritten Formbestandtheil des Blutes) nur in langsam strömendem Blute keit vom Circulationscentrum kommenden Blute enthalten sind."

In dieser Beschreibung ist zum ersten Mal nicht nur der unbestreitbare Nachweis des Bestehens der Thrombocyten enthalten, sondern auch der Name „piastrine" eingeführt, der in der italienischen Literatur günstig aufgenommen wurde und auf englisch mit „platelets", auf spanisch mit „plaquetas", auf französisch mit „plaquettes" und auf deutsch mit „Plättchen" übersetzt wurde. Der Name

„Thrombocyt" kam erst später auf und stammt von DEKHUYZEN (1901). BIZZOZERO, der mit 26 Jahren den Lehrstuhl für Allgemeine Pathologie der Universität Turin innehatte (Abb. 1), war 36 Jahre alt, als seine berühmt gewordene Arbeit mit dem Titel: „Ueber einen neuen Formbestandtheil des Blutes und dessen Rolle bei der Thrombose und der Blutgerinnung" in Virchows Archiv, Band 90, S. 261, erschien. 1883 wurde dieselbe Arbeit in italienischer Sprache bei Francesco Vallardi in Mailand veröffentlicht. BIZZOZERO berichtete in dieser Veröffentlichung noch ausführlicher über verschiedene Eigenschaften der Blutplättchen, über ihr Verhalten zu chemischen Substanzen, und er untersuchte vor allem ihre Bedeutung bei der Blutgerinnung und der Thrombose. Das hämatologische Werk von GIULIO BIZZOZERO würdigten GOLGI (1905), VERATTI (1951) und BASERGA (1958). Ausführliche Darstellungen zur Geschichte der Blutplättchen gaben TOCANTINS (1948) und ROBB-SMITH (1967).

II. Die Entdeckung der Thrombocytopoese

Die erste Beobachtung von Megakaryocyten ist wahrscheinlich auf ROBIN zurückzuführen, der 1849 vielkernige Riesenzellen im Knochenmark beschrieb. Jedoch ist seine Beschreibung zu ungenau, um die wahre Natur der von ihm gesehenen Zellen bestimmen zu können. KOELLIKER (1867) zeichnete eine große Zelle mit einem vielgelappten Kern aus der Milz und erwähnte vielkernige Riesenzellen im Knochenmark und in der Leber. BIZZOZERO (1869) beschrieb bei seinen Studien zur hämopoetischen Aktivität des Knochenmarkes „Riesenzellen mit knospentreibendem Zentralkern", die er als „Cellule giganti con nucleo centrale in gemmazione" bezeichnete und die später Megakaryocyten genannt wurden. Es besteht kein Zweifel daran, daß die von BIZZOZERO angefertigten Zeichnungen Megakaryocyten darstellen. Man erkennt die zentral gelegenen gelappten Riesenkerne und im Cytoplasma die prospektiven Plättchenfelder, die BIZZOZERO meist in Form konzentrisch geschichteter Granulahäufchen zeichnete. In einem Megakaryocyten ist auch eine typische hyaline Randzone des Cytoplasmas wiedergegeben. BIZZOZERO betonte, daß die Granula des Cytoplasmas (d.h. die prospektiven Plättchenfelder) „häufig nach einem gewissen System geordnet" seien. BIZZOZERO konnte aber nichts über die Funktion der Megakaryocyten aussagen. BIZZOZERO, der eigentliche Entdecker der Thrombocyten, konnte keine gedankliche und gestaltliche Verbindung zwischen den Thrombocyten und den von ihm so zutreffend beschriebenen Megakaryocyten herstellen, obwohl doch durch seine Zeichnungen der Knochenmarksriesenzellen mit ihren geordneten Granulafeldern im Cytoplasma eine solche Synthese zum Greifen nahe war. Erst etwa 40 Jahre später brachte WRIGHT (1906) beide Elemente in Beziehung zueinander. Der Name „Megakaryocyt" stammt von HOWELL (1891), der seine Auffassungen wie folgt darlegte: "Giant cells fall into two classes: a) polykaryocytes, or multinucleated giant cells found in the developing bone (osteoclasts), b) megakaryocytes, or large nucleated giant cells found in the red marrow of the adult and in the blood forming organs, liver, spleen, etc. of the embryo." HEIDENHAIN (1894) untersuchte eingehend die Megakaryocyten beim Kaninchen. Im Kern der Megakaryocyten beschrieb er mehrere große Nucleolen. Im Cytoplasma sah er nach Sublimatfixierung eine geschichtete Struktur und zahlreiche, gruppenweise verstreut liegende Centriolen. Als ein sehr wichtiges Merkmal in der Entwicklung der Megakaryocyten erkannte HEIDENHAIN mehrpolige Mitosen und die sekundäre Vermehrung der Cytozentren.

Die Entstehung der Blutplättchen aus den Megakaryocyten des Knochenmarkes hat WRIGHT 1906 in Virchows Archiv, Band 186, S. 55, mitgeteilt. Seine Befunde wurden gleichzeitig am 7. Juni 1906 in Nr. 23 des „Boston Medical and Surgical Journal" publiziert. Mit besseren klaren Abbildungen erschien 1910 eine weitere Arbeit. WRIGHT war zu dieser Zeit Prosektor und Leiter der Pathologischen Abteilung am Massachusetts General Hospital in Boston und Dozent für Pathologie an der Harvard University (Abb. 2). Nach eingehenden Studien von Knochenmarksschnitten kam WRIGHT zu der Überzeugung, „daß die Blutplättchen abgeschnürte Teile des Cytoplasmas jener Riesenzellen des Knochenmarks und der Milz sind, welche von HOWELL (1891) ‚Megakaryocyten' zum Unterschied von den Osteo-

klasten genannt worden sind". WRIGHT beobachtete an den Rändern der Megakaryocyten die Bildung von langen Pseudopodien, die sich von den Zellen ablösen und in viele Blutplättchen zerfallen. Aus der kurzen, nur neun Textseiten umfassenden Originalarbeit von WRIGHT (1906) sind hier einige seiner exakten, mit dem Lichtmikroskop erhobenen Beobachtungen in Auszügen zitiert:

„Das Cytoplasma, welches den mittleren und auch größeren Teil der Knochenmarksriesenzelle bildet, ist mehr oder weniger mit eng aneinanderliegenden kleinen, rot bis violetten Körnchen angefüllt, die in der Mehrzahl denen der Zentralpartie der Blutplättchen gleichen; die Peripherie dagegen ist hyalin und blau gefärbt. Dieser hyaline Rand bildet eine deutliche, schmale, entweder glatt oder feinzackig begrenzte Zone, deren Weite zwar variiert, jedoch im Vergleich mit dem Durchmesser der Gesamtzelle sehr klein ist; im allgemeinen zeigt sie eine große Ähnlichkeit mit dem Ektoplasma einer Amöbe. Die Mehrzahl der Riesenzellen besitzt sphärische Form, die Minderheit zeigt Formen von großer Mannigfaltigkeit und Unregelmäßigkeit, die durch fortsatz- und pseudopodienartige Bildungen von wechselnder Länge, Form und Breite hervorgehen; all die mannigfaltigen Formbildungen, die einer Amöbe in aktiver Bewegung eigen sind, kann man auch hier beobachten. Bei einigen Riesenzellen geht fast das gesamte Cytoplasma in Bildung von Pseudopodien auf." . . . „An diesen stark umgeformten Riesenzellen kann man nun bemerken, wie die rot bis violette granulierte Mittelmasse des Cytoplasmas sich in die pseudopodienartigen Ausläufer fortsetzt." . . . „Man kann die Pseudopodien zuweilen in das Lumen eines Blutgefäßes durch dessen lückenhafte Wand hindurch hineinragen sehen. Einige von ihnen haben den Zusammenhang mit der Riesenzelle verloren." . . . „Weiterhin kann man an einigen Pseudopodien, die an Breite dem Durchmesser der Blutplättchen ent-

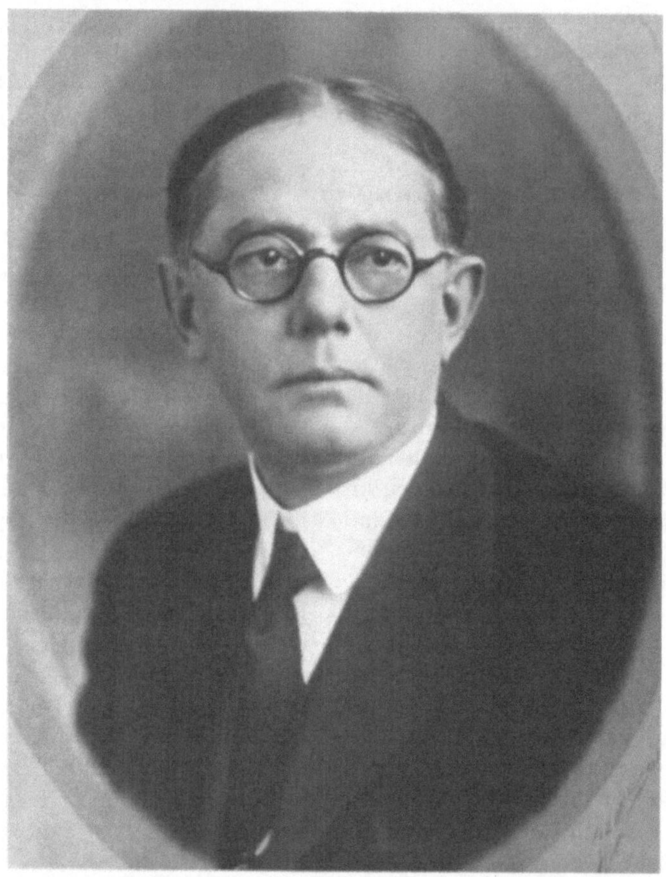

Abb. 2. JAMES HOMER WRIGHT. Geboren 1871, gestorben 1928. Direktor der Pathologischen Abteilung am Massachusetts General Hospital in Boston 1896—1926. Dozent für Pathologie an der Harvard University

Fig. 2. JAMES HOMER WRIGHT. Born 1871, died 1928. Chairman of the Department of Pathology, Massachusetts General Hospital, Boston (1896 until 1926). Professor of Pathology, Harvard University

sprechen, beobachten, wie die rot bis violette granulierte Mittelpartie Einschnürungen aufweist; so kann es zur vollständigen Loslösung einzelner Teile kommen.“ . . . „Die Pseudopodie kann eine kurze Kette von Blutplättchen darstellen.“ . . . . „Die kleineren dieser sproßartigen Pseudopodien gleichen demnach nach jeder Richtung hin Blutplättchen.“ . . . . „Im Hinblick auf diese Tatsachen scheint mir die Folgerung gerechtfertigt zu sein, daß die Blutplättchen abgeschnürte Teile des Cytoplasmas der Riesenzellen darstellen.“

Im weiteren Verlauf der Arbeit wies WRIGHT darauf hin, daß der Cytoplasmaverlust der Megakaryocyten hauptsächlich durch Loslösung von blutplättchenähnlichen Fragmenten oder von Pseudopodiensegmenten zustande kommt und betonte die Dynamik der Riesenzelle. Er schrieb:

„Meine eigenen direkten Beobachtungen auf dem erwärmten Objekttisch beweisen mir, daß die hyaline Randzone der Riesenzelle protoplasmatische Bewegungen zeigt, welche denen der Randzone der Blutplättchen identisch sind.“ . . . . „Die mikroskopische Beobachtung zeigte mir, wie die Randzonen von Riesenzellen und Blutplättchen fortwährend ihre Umrandung änderten, bald kurze mannigfaltig geformte Fortsätze aussandten, bald sie wieder einzogen. Es sind diese sogenannten amöboiden Bewegungen der Blutplättchen um so weniger überraschend, da wir ja wissen, daß vom lebenden Protoplasma losgelöste Fragmente Eigenbewegungen zeigen können.“ . . . „Das scheint zu beweisen, daß das Auftreten von Pseudopodien und protoplasmatischen Ausläufern der Riesenzellen nicht passiv etwa auf Grund lokaler Druckverhältnisse in den Geweben erfolgt, sondern einen Ausdruck der vitalen Aktivität der Riesenzellen bedeutet.“

Die Lehre von WRIGHT fand zunächst wenig Anerkennung. Erst Jahre später wurden die WRIGHTschen Befunde Allgemeingut und von OGATA (1912) sowie SEELIGER (1923) an Knochenmarksriesenzellen sowie in embryonalen Blutbildungsherden bestätigt. Eine Literaturübersicht zu diesem Thema gab KISSMEYER-NIELSEN (1954).

B. Thrombocytopoese im elektronenmikroskopischen Bild

I. Orthologie der Thrombocytopoese

1. Vorstufen der Megakaryocyten

In der Entwicklungsreihe der Megakaryocyten lassen sich elektronenmikroskopisch verschiedene Zelltypen beobachten. Die unreifen Zellen werden Megakaryoblasten, die etwas reiferen Promegakaryocyten genannt, dann folgen die reifen Megakaryocyten. Diese Einteilung ist brauchbar, aber nicht zu schematisch aufzufassen (HEILMEYER und BEGEMANN, 1951), da bei der Ausreifung der Megakaryocyten zwischen den einzelnen Entwicklungsstufen fließende Übergänge bestehen. Die ersten elektronenmikroskopisch sichtbaren Veränderungen der Zellen auf dem Wege der Differenzierung zu einem Megakaryocyt sind die Hypertrophie der Megakaryoblasten und die intensive Granulopoese des Cytoplasmas mit diffus verteilten kleinen Golgi-Zonen. Prospektive Plättchenfelder sind noch nicht erkennbar, wohl aber Gruppen von Plättchendemarkationsbläschen und -tubuli (vgl. Abb. 4). Megakaryoblasten sind im Durchmesser etwa 20—25 μ groß (SCHULZ, 1960), nach POLICARD und BAUD (1958) mehr als 30 μ groß. Die Zellkerne sind rund und haben noch eine glatte Oberfläche. Das Cytoplasma ist mäßig breit und deutlich basophil. Die etwas reiferen Promegakaryocyten und die reifen Megakaryocyten sind etwa 80—100 μ groß und elektronenmikroskopisch in Übersichtsvergrößerungen häufig nur in Ausschnitten zu photographieren. Die meist zentral gelegenen Zellkerne sind groß und haben eine stark geklüftete Oberfläche. Megakaryocyten stellen polyploide Zellen dar, deren Kerne nach erfolgter mitotischer Teilung — bei ausbleibender Plasmadurchschnürung — durch Brücken miteinander verbunden bleiben bzw. wieder miteinander verschmelzen (LENNERT, 1961). Das Cytoplasma der Megakaryocyten ist breit und nur noch schwach basophil. Es zeigt lichtoptisch eine deutlich positive PAS-Reaktion und eine feine metachromatisch-rotviolette Azurgranulation, die elektronenoptisch dem Granulomer der prospektiven Plättchenfelder entspricht. Die zentrale Ausbuchtung des hufeisenförmigen Zellkerns, von HEIDENHAIN (1907) als „Pyrenocöl" bezeichnet, enthält das „Endoplasma", während das „Exoplasma" von außen her den Kern bedeckt. Die Centriolenhauptgruppen sind meist im Endoplasma gelegen. Sehr viele Centriolennebengruppen kommen im Exoplasma sowie in den nach außen orientierten Kernbuchten vor. Die Lagerung der Centriolen sowie die Mitosevorgänge bei der Ausreifung der Megakaryocyten hat YAMADA (1957) bereits elektronenmikroskopisch studiert, so daß wir auf seine Befunde, die die Auffassungen HEIDENHAINs bestätigen, verweisen können. Die Unterschiede zwischen Promegakaryocyten und Megakaryocyten sind nur gering und beziehen sich im wesentlichen auf die unterschiedliche Ausreifung der prospektiven Plättchenfelder im Cytoplasma.

2. Struktur und Leistungen des Zellkerns

Die Zellkerne der Megakaryoblasten sind rund, haben eine glatte Oberfläche und eine gleichmäßig über den Kern verteilte Chromatinsubstanz. Hin und wieder finden sich in den Megakaryoblasten zwei Kerne mit geklüfteter Oberfläche und multiplen Nucleolen. Letztere liegen meist in Nähe der Kernmembran und zeigen maschenförmige oder reticulierte Nucleolonemata (Abb. 3). Die Zellkerne der Promegakaryocyten und der Megakaryocyten

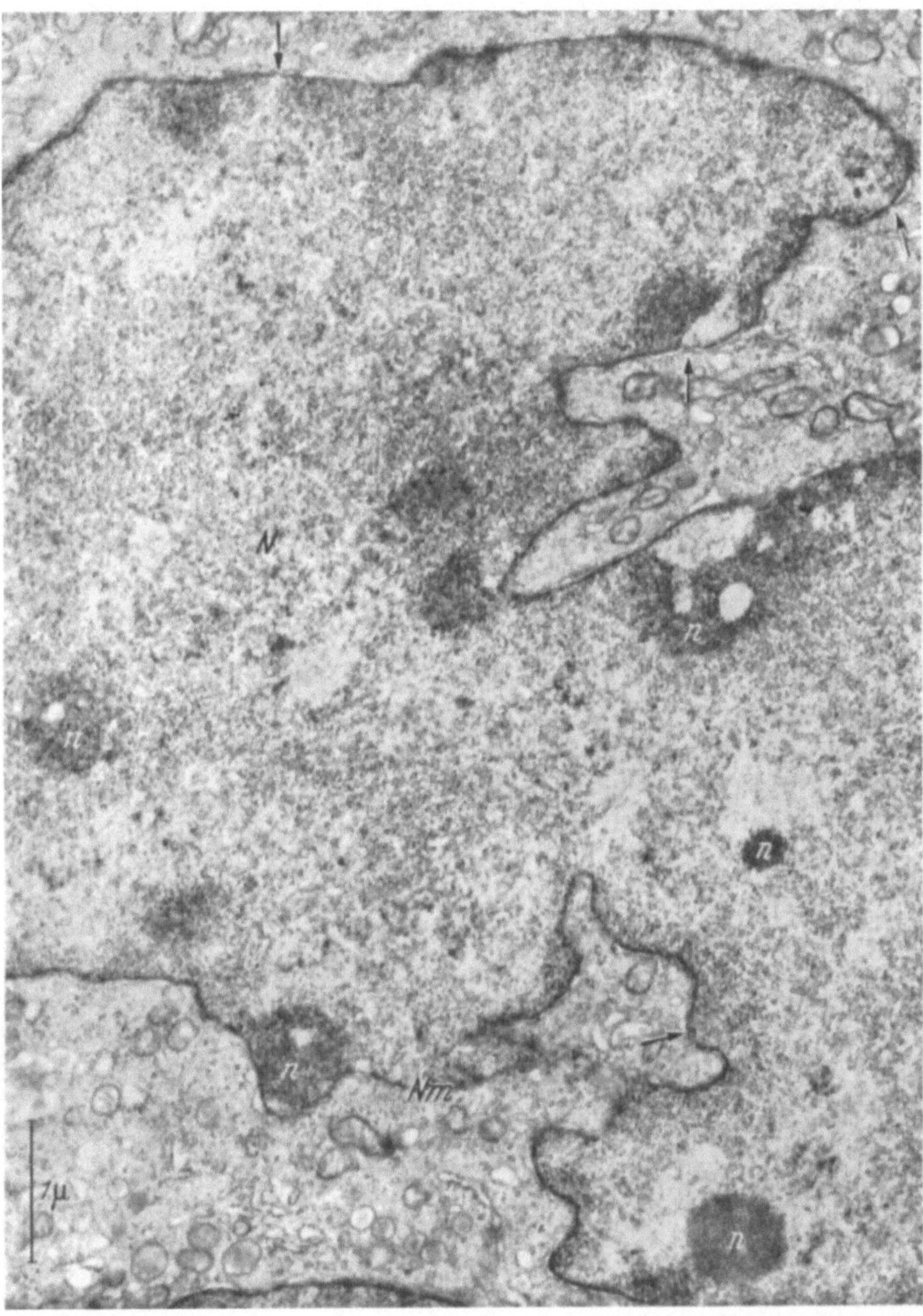

Abb. 3. Ausschnitt eines normalen Megakaryoblasten des Sternalmarkes des Menschen. Gelappter Zellkern (*N*) mit stark geklüfteter, hirschgeweihähnlicher Oberfläche. *Nm* primäre und sekundäre Kernmembran mit zahlreichen Poren bei den Pfeilen (→). An der Innenseite der Kernmembran angereichertes Chromatin. *n* Multiple, meist in Nähe der Kernmembran gelegene Nucleoli, stellenweise mit Aufhellungen und Kanälen. Archiv-Nr. 2414 D/61. Elektronenmikr. Vergr. 4600:1, Abb. 18400:1

Fig. 3. Part of a normal human megakaryoblast from sternal bone marrow. The lobed nucleus (*N*) shows deep indentations of its surface. The primary and secondary nuclear membranes demonstrate multiple pores (→). Increased amounts of chromatin substance are seen at the inside of the nuclear membrane. Multiple nucleoli (*n*) show bright spots and small channels. × 18,400

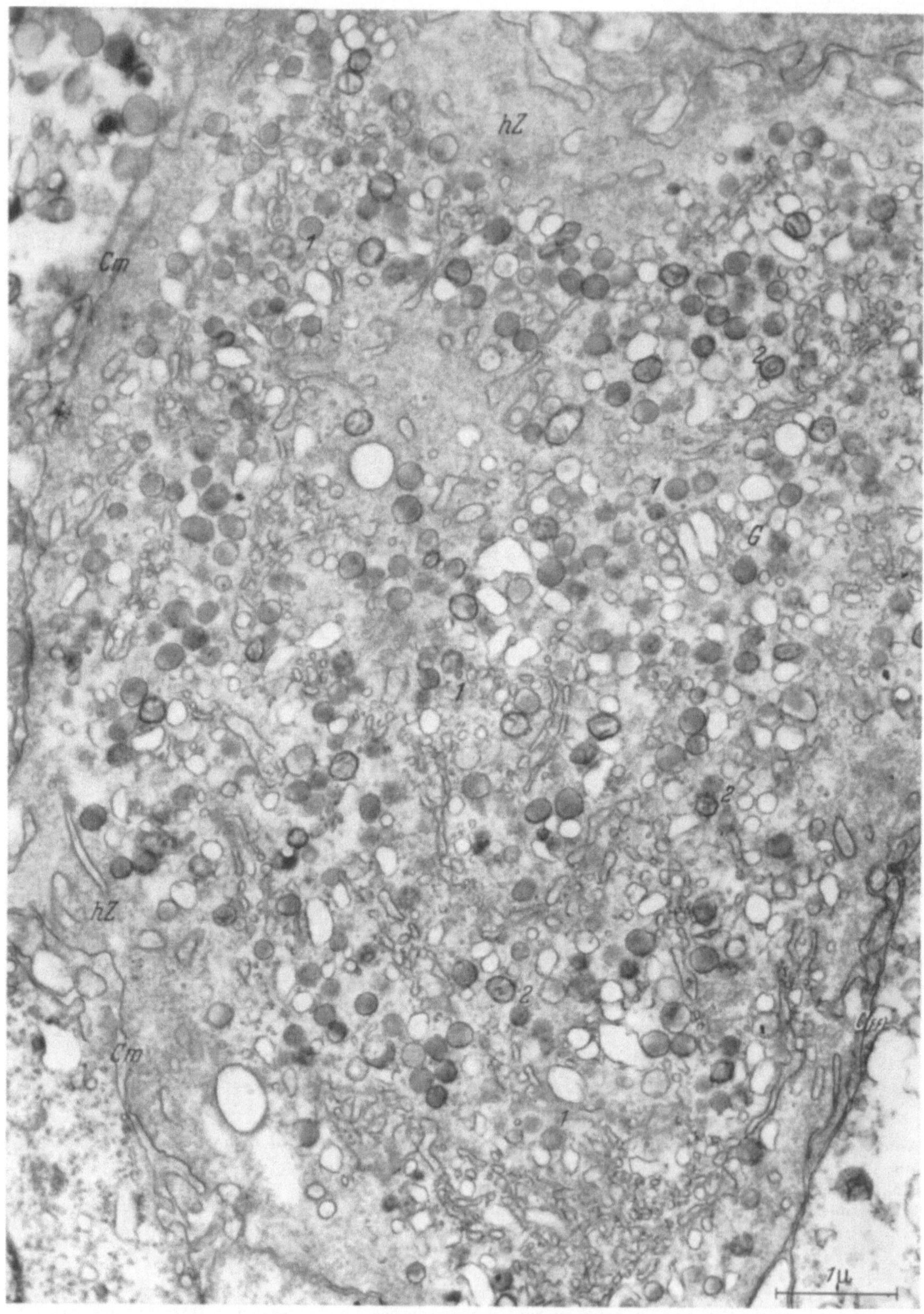

Abb. 4 (Legende s. S. 9)

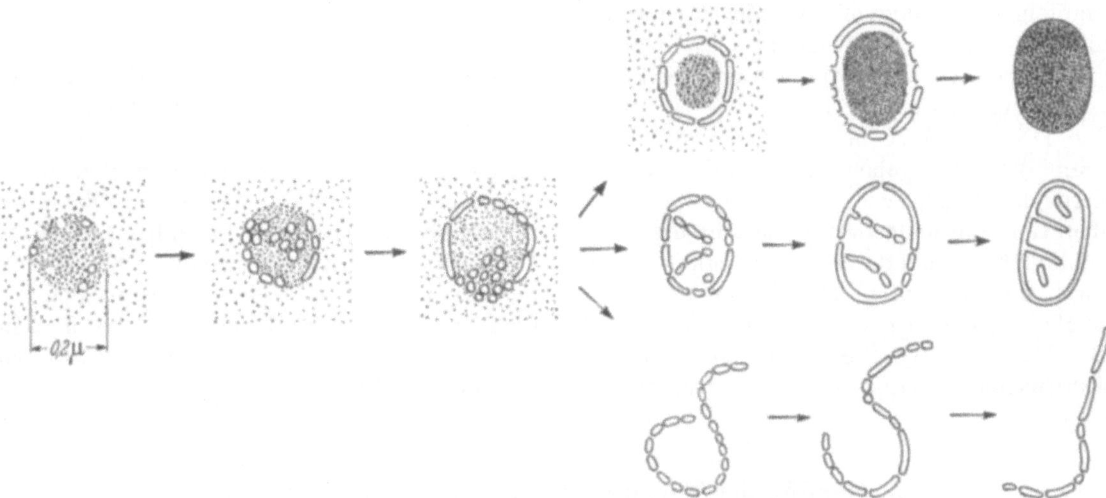

Abb. 5. Hypothese der Granulopoese der Thrombocyten. Schema der Entwicklung der α-Granula (obere Reihe), der Mitochondrien (β-Granula, mittlere Reihe) und der Plättchendemarkationsbläschen (untere Reihe) aus der Grundsubstanz des Cytoplasmas der Megakaryoblasten

Fig. 5. Hypothetical representation of granulopoiesis in blood platelets. Schematic development of different organelles from the ground substance of the megakaryoblast. The upper row shows the development of the alpha granules, the middle row the development of the mitochondria or beta granules, and the lower row the development of the demarcation vesicles of the platelets

dagegen sind sehr groß, haben eine hirschgeweihähnliche, stark gebuchtete Oberfläche und enthalten nicht mehr so viele Nucleolen wie die Kerne der Megakaryoblasten. Die Kernform und Größe sowie die Zahl der gelappten Kernsegmente sind sehr variabel. Die Innenseite der Kernmembran ist mit Chromatinsubstanz angereichert. Die sekundäre Kernmembran ist an vielen Stellen von der primären Kernmembran etwas abgehoben. Es bestehen zahlreiche Kernbuchten und Kernporen (Abb. 3, Abb. 6 unterer Bildrand und Schema Abb. 9).

Die Thrombocyten werden vom Cytoplasma der Megakaryocyten gebildet. In unmittelbarer Beziehung zu der schnellen Synthese des cytoplasmatischen Materials stehen aber die Funktionen des Zellkernes. Die stark geklüftete Kernoberfläche und die zahlreichen Poren in der Kernmembran der Megakaryocyten sprechen für eine Aktivität der Austauschvorgänge zwischen Kern und Cytoplasma. Gautier, Jean, Probst und Falcão (1963) wiesen besonders darauf hin. Ebbe und Stohlman jr. (1965) markierten Megakaryocyten der Ratte mit H^3-Thymidin und fanden eine durch-

Abb. 4. Ausschnitt eines Megakaryoblasten des Sternalmarkes des Menschen. Intensive Granulopoese mit Verdichtungszonen der cytoplasmatischen Grundsubstanz mit winzigen Bläschen (*1*), vielen neugebildeten α-Granula und einigen kleinen Mitochondrien (β-Granula) mit nur wenigen, kurzen Cristae mitochondriales (*2*). *G* Golgi-Feld. Noch keine prospektive Plättchenfelder erkennbar, wohl aber Gruppen von Plättchendemarkationsbläschen und Tubuli. *hZ* hyaline Zone des Ektoplasmas; *Cm* Zellmembran. Zellkern nicht im Schnitt getroffen. Archiv-Nr. II 988 B/65. Elektronenmikr. Vergr. 4200:1, Abb. 20000:1

Fig. 4. Part of a human megakaryoblast from sternal bone marrow. Note heavy granulopoiesis with areas of new formation of cytoplasmic ground substance (*1*), many newly formed alpha granules, and some small mitochondria (beta granules) with only a few short cristae (*2*). *G* Golgi apparatus. Prospective fields of platelets are not yet recognizable, but foci of vesicles and tubules for the demarcation of platelets are already present. *hZ* hyaline zone of ectoplasm; *Cm* cell membrane. The nucleus is not shown on the figure. × 20,000

schnittliche Reifungszeit der Megakaryocyten von 43—75 Std. Die Megakaryoblasten haben eine Generationszeit von etwa 16 Std und weisen nur in einer Periode von etwa 10 Std eine DNS-Synthese ohne Mitosen auf. Nach ihren Befunden gehen die freien „nackten" Kerne der Megakaryocyten nach der Plättchenliberation zugrunde, und es besteht eine kontinuierliche Neubildung von Megakaryocyten durch ihre Vorstufen. Der Prozeß der Kernlobulierung der Megakaryocyten ist nicht durch das Ende der DNS-Synthese abgeschlossen (Feinendegen, Odartchenko, Cottier und Bond, 1962). Die Megakaryocyten brauchen nicht die höchste Stufe der Polyploidie zu erreichen, bevor die Ausreifung des Cytoplasmas erfolgt (Odell jr. und Jackson, 1967).

Die Kerne der zugrunde gegangenen Megakaryocyten gelangen manchmal auf dem Blutweg in die Lunge, in deren engen Capillaren sie zurückgehalten werden und zerfallen (Aschoff, 1893; Ogata, 1912; Goroncy, 1924). Auch nach radioaktiver Markierung lassen sich die nackten Kerne der Megakaryocyten in den Lichtungen der Lungencapillaren nachweisen (Tverdy, 1967).

3. Bildung der Thrombocytengranula im Cytoplasma

Die Bildung der Thrombocytengranula erfolgt im Cytoplasma der Megakaryoblasten. Vorwiegend in den perinucleären und intermediären Zellschichten besteht eine intensive diffuse Granulopoese. Das Cytoplasma zeigt submikroskopisch ein relativ monotones Bild, das nur durch Gruppen von Golgi-Feldern, von Plättchendemarkationsbläschen und kurzen Tubuli etwas aufgelockert erscheint (Abb. 4). Typische prospektive Plättchenfelder, die das Cytoplasma aufgliedern, sind noch nicht vorhanden. Unmittelbar im Bereich der großen Golgi-Zone liegen viele Bläschen und sehr kleine, 0,15—0,2 μ messende Mitochondrien. Die Grundsubstanz des Cytoplasmas ist dicht und feinkörnig. Sie entspricht der lichtoptisch beobachteten Basophilie. Häufig ist die Grundsubstanz zu unscharf begrenzten, kleinen rundlichen Zonen verdichtet, die die frühesten Vorstufen der Granula sind. Außerdem erkennt man winzige Zonen von dunkler, dichter Grundsubstanz, die schon von der Umgebung abgegrenzt und von kleinen Bläschen umgeben sind. Hier könnte man schon von kleinen, sich entwickelnden Bestandteilen des Granulomer sprechen. Wir nehmen an, daß es sich um die Vorstufen der α-Granula der Thrombocyten und um die Vorstufen der Plättchendemarkationsbläschen handelt (vgl. Schema, Abb. 5). An anderen Stellen wiederum sind die kleinen Bläschen, die die winzigen Zonen der Grundsubstanz umgeben, zu kleinen Tubuli verschmolzen. Schließlich sieht man auch winzige ovale Körperchen mit Bläschen und kurzen Innenmembranen, die schon neugebildeten Mitochondrien entsprechen (Abb. 4).

Überblickt man die elektronenmikroskopischen Befunde des Cytoplasmas der Megakaryoblasten, so gewinnt man eine klare Vorstellung über die Entwicklung der Thrombocytengranula. Nach unserer Auffassung werden aus der Grundsubstanz des Cytoplasmas unter Beteiligung des Golgi-Apparates die verschiedenen Vorstufen des Granulomer der Thrombocyten und die Demarkationsbläschen der Thrombocyten gebildet. Auch nach den Befunden von Schwarz (1948) und Jones (1960) beginnt die Bildung der Granula in der Golgi-Zone der Megakaryocyten. Das Vorhandensein eines ausgedehnten Golgi-Apparates in den Megakaryocyten und dessen funktionelle Bedeutung für die Plättchenbildung wird durch den cytochemischen Nachweis einer starken Aktivität der sauren Phosphatase und der Thiaminpyrophosphatase („Golgi-Phosphatase") im Bereich der Golgi-Zone unterstrichen (Fischer, 1966). In vergleichenden elektronenmikroskopischen und radioautographischen Untersuchungen zur Granulopoese in Myelocyten demonstrierten Fedorko und Hirsch (1966) im Golgi-Apparat eine starke Aktivität von DL-lysine-4,5-H^3. Auch diese Befunde weisen allgemein auf die Funktionen des Golgi-Apparates in der Inkorporation wichtiger Aminosäuren oder Proteine in die Cytoplasmagranula hin. Ähnliche Befunde am Golgi-Apparat bei der Granulopoese erhoben Bainton und Farquhar (1966). Für die intensive Proteinsynthese spricht ferner der Nachweis von zahlreichen Ribosomen. Da die Neubildungsvorgänge des Granulomer sich in makromolekularen Dimensionen abspielen, kön-

nen unsere Befunde, die wir gemeinsam mit Novi aufgrund zahlreicher Einzelbeobachtungen gedanklich in eine schematische Entwicklungsreihe zusammenfügten (vgl. Abb. 5), in ihrer Deutung vorerst nur hypothetischen Charakter tragen. Die Befunde unterstützen aber die Vorstellungen von der Morphogenese cytoplasmatischer Strukturen aus der Grundsubstanz (Wohlfarth-Bottermann, 1961) und von den sekretorischen Leistungen des Golgi-Apparates sowie die Theorie der de novo Regeneration des Chondrioms. Eine Umwandlung von Mitochondrien in α-Granula haben wir nicht beobachtet.

Die Granulopoese der Thrombocyten erfolgt aus dem Cytoplasma immer wieder neu. Es besteht eine dauernde de novo Regeneration des α-Granulomers, des Chondrioms und der Plättchenmembranen aus dem Cytoplasma der Megakaryoblasten.

4. Formierung der Plättchenfelder

Nach der Bildung der Thrombocytengranula erfolgt die Formierung der Plättchenfelder. Im Cytoplasma der Promegakaryocyten und der reifen Megakaryocyten erkennt man die Bildung prospektiver Plättchenfelder mit einem System von kleinen, kettenförmig angeordneten Bläschen und unterschiedlich langen Tubuli. Diese Tubuli bestehen aus zwei glatten Membranen, die an den polaren Enden ineinander übergehen. Jede osmiophile Membranschicht ist 60 Å dick, das helle Intervall zunächst 120—180 Å breit, in späteren Stadien auch zu Lakunen erweitert. In reifen Megakaryocyten (Abb. 6) liegen die Tubuli an ihren polaren Enden sehr nahe aneinander, so daß man die einzelnen Plättchenfelder gut voneinander abgrenzen kann. Jedes Plättchenfeld im Cytoplasma der Megakaryocyten enthält im ultradünnen Schnitt etwa 7—13 Granula, die sich nach Bessis (1957) aus etwa 80% azurophilen Granula (Granulomer α) und aus 20% Mitochondrien (Granulomer β) zusammensetzen. Hin und wieder sind in den Plättchenfeldern auch noch kurze Ergastoplasmamembranen mit Ribosomen vorhanden.

Die Markierung von Plättchenzonen, der sog. prospektiven Plättchenfelder im Cytoplasma der Megakaryocyten ist durch zahlreiche elektronenmikroskopische Untersuchungen gesichert (Pease, 1955, 1956; Kautz und de Marsh, 1955; Bessis, 1957; Matter, Hartmann, Kautz, de Marsh und Finch, 1960; Schulz, 1960; Oliva Aldamiz, 1962; Gautier, Jean, Probst und Falcão, 1963; Han und Baker, 1964; Zamboni, 1965; Schulz, 1966). Yamada (1957) nahm an, daß die kleinen Bläschen, die er als „platelet demarcation vesicles" bezeichnete, untereinander verschmelzen und sich zu Tubuli verlängern. Die Tubuli bilden ein anastomosierendes System und begrenzen im Cytoplasma der Megakaryocyten als Demarkationsmembranen die Plättchenfelder. In den ultradünnen Schnitten erkennt man in dieser Entwicklungsphase typische Tubuli, die aber bei dreidimensionaler Betrachtung ein System von mehr oder weniger durchlöcherten Wänden darstellen. Porter und Bonneville (1965) sprechen von „abgeplatteten Zisternen". Bei der Ausstoßung der Thrombocyten aus den Megakaryocyten trennen sich die Tubuli an ihren polaren Enden, so daß jedes Membransegment eines Tubulus zu einem Stück der zukünftigen Thrombocytenmembran wird (vgl. Schema, Abb. 7). Die Unterteilung des Cytoplasmas der Megakaryocyten in ein „System von Balken und Septen", die vielleicht die dazwischen liegenden hellen Räume „untereinander in Kommunikation" lassen, wurde schon 1894 von Heidenhain beschrieben. Die „Balken" und „Septen" in der Beschreibung Heidenhains sind heute unter Berücksichtigung der modernen elektronenmikroskopischen Ergebnisse als echte Plättchendemarkationsmembranen anzusehen.

5. Bildung der Thrombocytenmembran

Die Thrombocytenmembran leitet sich morphogenetisch aus cytoplasmatischen Strukturen der Megakaryocyten, speziell aus dem glatten endoplasmatischen Reticulum her. Jedes Membransegment der Plättchendemarkationstubuli dient zur Bildung der Zellmembran des Plättchens. Dieser Befund erscheint uns für die Funktion der Thrombocytenmembran

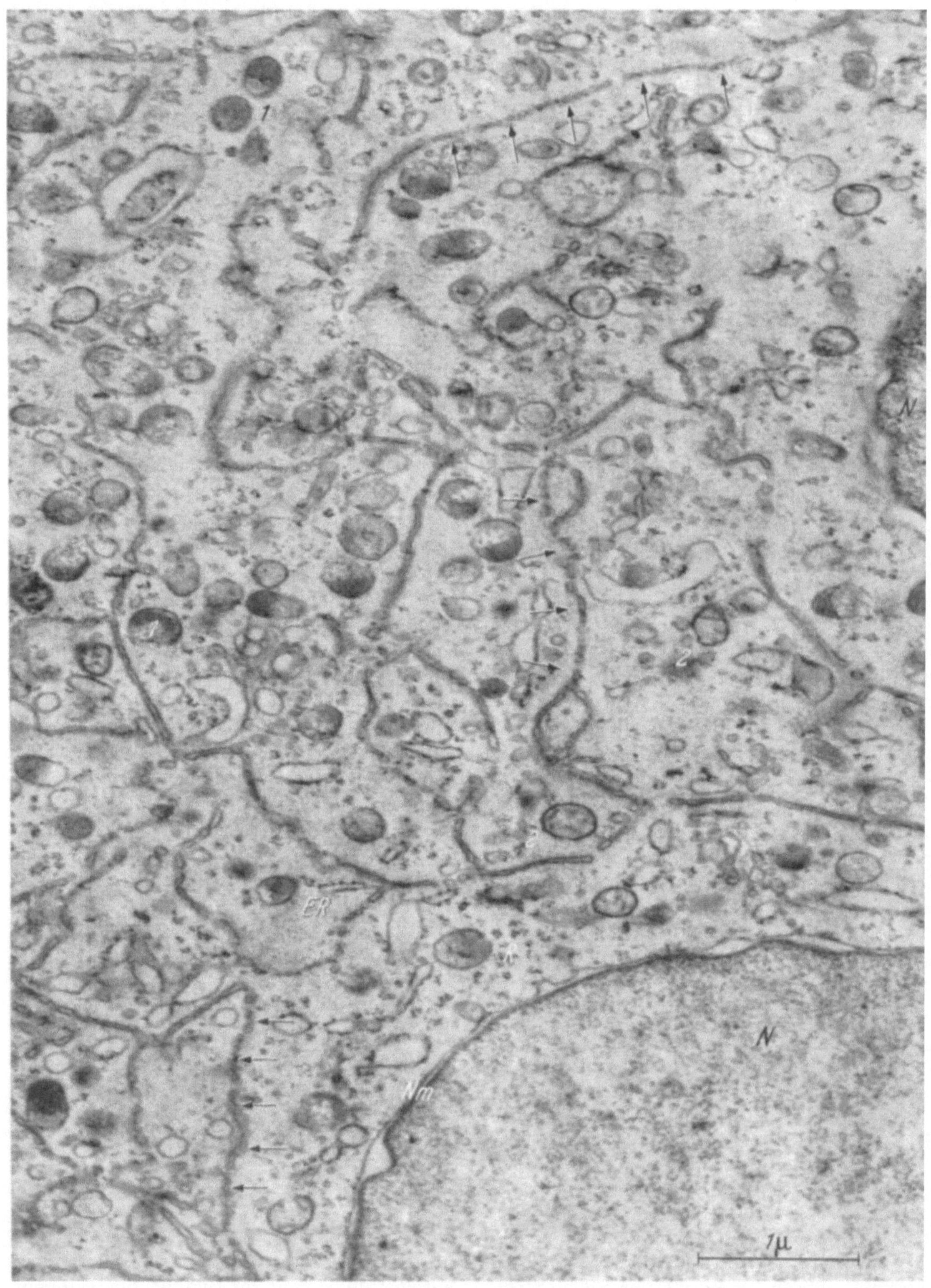

Abb. 6 (Legende s. S. 13)

von Bedeutung. Da die Außenfläche der Thrombocytenmembran — morphogenetisch betrachtet — aus nach innen gelegenen Abschnitten des endoplasmatischen Reticulums besteht, vermuten wir, daß ein Teil der in den Membranen des endoplasmatischen Reticulums vorhandenen Eiweiße mit auf oder in die Thrombocytenmembran gelangt. Vielleicht wird dadurch die besondere Adsorptionsneigung und die Phagocytosefähigkeit der Thrombocytenmembran verständlich (vgl. Abschnitt C, II, 1). Die Plättchenmembran ist, da sie sich in ihrem Ursprung aus Teilen des endoplasmatischen Reticulum zusammensetzt, ein Produkt des Cytoplasmas. Die Zellmembran der Megakaryocyten wäre nicht in der Lage, so schnell das gesamte Oberflächenmaterial, das für die Bildung der vielen Thrombocyten erforderlich ist, zu synthetisieren. Die Morphogenese der Thrombocytenmembran aus dem endoplasmatischen Reticulum stellt in der Biologie einen Sonderfall dar, für den es in diesem Ausmaß keine Vergleiche gibt. Die lebende Zelle bedient sich hier eines besonderen Kunstgriffes, um den an sie gestellten Anforderungen in der Regeneration der Thrombocyten gerecht werden zu können.

Biochemisch verhalten sich die intracellulären Plättchendemarkationsmembranen der Megakaryocyten schon wie Zellmembranen. Hierfür sprechen allgemeinpathologisch die knospenförmige Entstehung von Viren im Niveau der Plättchendemarkationsmembranen (vgl. Abschnitt B, II, 5) und der Nachweis einer Glykoproteinschicht auf der Oberfläche der Plättchendemarkationsmembranen (Rambourg und Leblond, 1967).

6. Ektoplasma der Megakaryocyten

An der Peripherie der Megakaryocyten und seiner Vorstufen findet sich regelmäßig eine schmale hyaline Zone des Cytoplasmas. Sie ist 0,45—0,625 μ breit und im Vergleich zum Durchmesser der Gesamtzelle ziemlich schmal. Die hyaline Zone der Megakaryocyten zeigt „eine große Ähnlichkeit mit dem Ektoplasma einer Amöbe" (Wright, 1906), enthält Filamente und ist gelegentlich in größere Blasen mit homogenem Inhalt unterteilt. Nach de Bruyn (1964) ist in der marginalen Zone der Megakaryocyten eine apokrine Sekretion von solchen Blasen möglich. Diese Blasen unterscheiden sich von Plättchendemarkationsfeldern und enthalten keine Granula. Sie können durch die Poren der Capillarwände pseudopodienartige Fortsätze in das Lumen der Sinusoide ausstrecken und in den Blutstrom gelangen. Gleiche Befunde erhob Burkhardt (1966) in lichtoptischen Untersuchungen am Knochenmark. Cytochemisch ist im Randsaum von Megakaryocyten und in ihren Protrusionen nach Carnoy-Fixierung und Halescher Eisenbindungsreaktion ein mäßig saures, wasserlösliches Material nachzuweisen (A. Geyer und G. Geyer, 1966). Die Ektoplasmazone der Megakaryocyten sowie die Zisternen des endoplasmatischen Reticulums besitzen auch phagocytäre Eigenschaften (Zamboni und Pease, 1961; Brahma, Bose und Bose, 1961; Horta und David Ferreira, 1961; Halstead und Corn, 1967). Während der Plättchenabgabe besteht die hyaline segmentierte Ektoplasmazone nicht. Nach erfolgter Plättchenliberation erkennt man an der Oberfläche der Megakaryocyten manchmal zwei Membranen,

Abb. 6. Ausschnitt eines Megakaryocyten des Femurmarks der Ratte. Im Cytoplasma ein System von kleinen, kettenförmig angeordneten Bläschen (→→→) und unterschiedlich langen Tubuli, die die Plättchenzonen markieren. *1* Granulomer-α; *2* Granulomer-β (Mitochondrien). In der perinucleären Zone einige Membranen des Ergastoplasmas (*ER*) und Rosetten von Ribosomen (*R*). *N* Anschnitte des Zellkerns; *Nm* primäre und sekundäre Kernmembran mit Poren in Nähe des unteren Bildrandes. Archiv-Nr. 1557 C/60. Elektronenmikr. Vergr. 4400:1, Abb. 25000:1

Fig. 6. Part of a megakaryocyte from the bone marrow of rat femur. The system of small vesicles is oriented within the cytoplasm in short chains (→→→) and tubules of varying length which mark the fields of different platelets. *1* alpha granulomere; *2* beta granulomere or mitochondria. Some membranes of the ergastoplasm (*ER*) and rosettes of ribosomes (*R*) are present at the perinuclear region. *N* nucleus; *Nm* primary and secondary nuclear membranes with small pores at the bottom of the picture. ×25,000

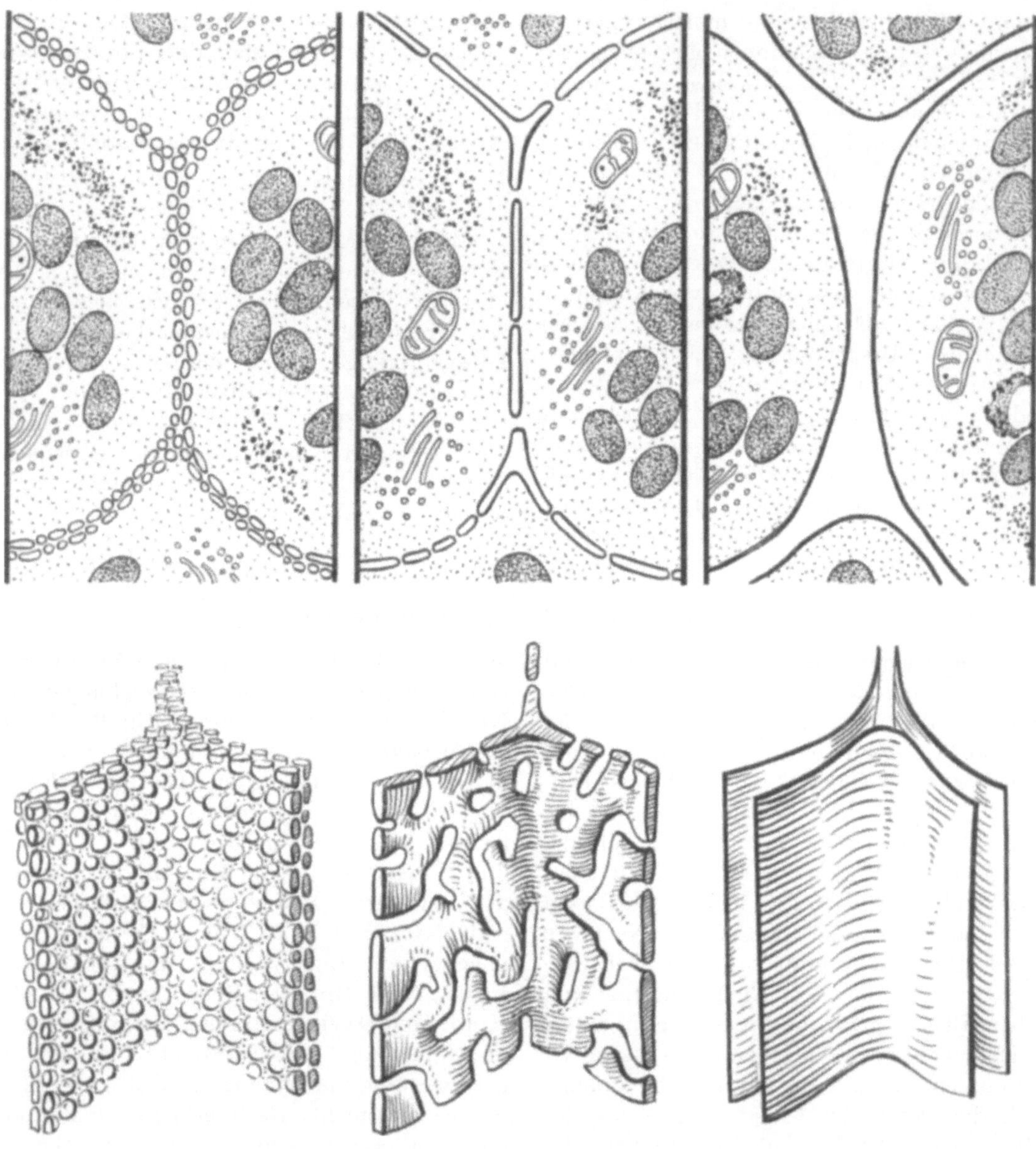

Abb. 7. Schema der Entwicklung der prospektiven Plättchenfelder und der Entwicklung der Thrombocytenmembran im Cytoplasma der Megakaryocyten. Obere Reihe: im ultradünnen Schnitt; untere Reihe: in räumlicher Darstellung. Links: Wände von Bläschen. Mitte: Verschmelzung der Plättchendemarkationsbläschen zu abgeplatteten Zisternen. Rechts: Auseinanderweichen der Zisternenmembranen zu ausgereiften Thrombocytenmembranen bei der Plättchenliberation. Modifiziert nach YAMADA [Acta anat. (Basel) **29**. 270 (1957)]

Fig. 7. Schematic diagram showing the formation and development of the prospective fields of blood platelets and the development of platelet membranes within the cytoplasm of the megakaryocyte. The upper row represents the drawing from ultrathin sections; the lower row represents the drawings in a three dimensional view. At left: wall made of numerous vesicles; middle: merging of the demarcation vesicles into cysternes; right: separation of cysternal membranes and formation of mature platelet membranes at the time of platelet liberation. Modified schematic diagram from YAMADA [Acta anat. (Basel) **29**, 270 (1957)]

deren äußere kontinuierlich über mehrere prospektive Plättchenfelder verläuft und deren innere mit den cytoplasmatischen Tubuli in Verbindung steht (Abb. 8). Während der Plättchenbildung dringen nicht selten ganze Granulocyten in das Cytoplasma der Megakaryocyten ein. Ursache und Bedeutung dieses Vorganges sind nicht bekannt (McDONALD, DODDS und CRUICKSHANK, 1965: ALBRECHT, 1966).

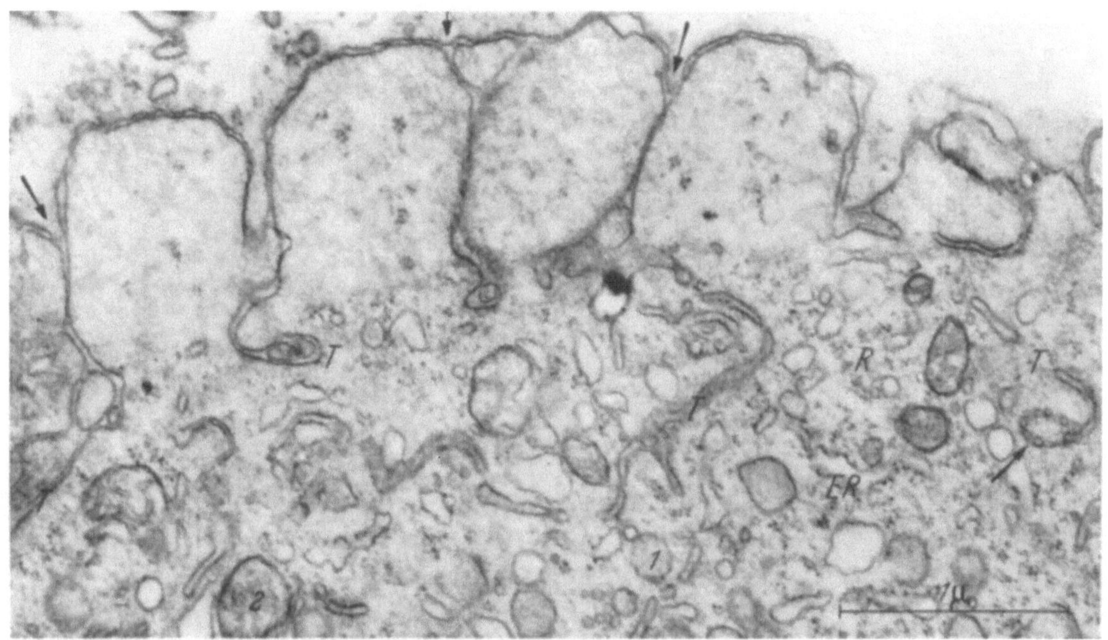

Abb. 8. Ausschnitt eines normalen Megakaryocyten der Milz einer Maus. In der Zellperipherie eine segmentierte hyaline Zone des Ektoplasmas nach vorausgegangener Plättchenliberation. Erneuter Cyclus der Plättchensynthese. Bei den Pfeilen (↓↓↓) an der Zelloberfläche zwei Membranen. Die äußere verläuft kontinuierlich über mehrere prospektive Plättchenfelder hinweg, die innere steht mit den cytoplasmatischen Tubuli (*T*) in Verbindung. Am rechten Bildrand bei Pfeil (→) Plättchendemarkationsbläschen. *1* Granulomer-α; *2* Granulomer-β; *ER* Ergastoplasma und viele Ribosomen (*R*). Archiv-Nr. 2317 B/61. Elektronenmikr. Vergr. 8100:1, Abb. 32400:1

Fig. 8. Part of a normal megakaryocyte from mouse spleen. A segmented hyaline zone of the ectoplasm is shown at the periphery of the cell after previous liberation of platelets. The cell demonstrates now a new cycle of platelet synthesis. Two membranes are visible at the cell surface marked by arrows (↓↓↓). The outer membrane runs continuously along several prospective platelet fields, and the other inner membrane has connection with the cytoplasmic tubules (*T*). At the right margin of the figure (→) there are multiple demarcation vesicles. *1* alpha granulomere; *2* beta granulomere; *ER* ergastoplasm and ribosomes (*R*). × 32.400

7. Liberation der Thrombocyten

WRIGHT (1906) beobachtete an den Rändern der Megakaryocyten die Bildung von langen Pseudopodien, die sich von den Zellen ablösen und in viele Blutplättchen zerfallen. Nach seinen Beobachtungen sind die Blutplättchen abgeschnürte Teilchen des Cytoplasmas der Megakaryocyten. Die Bewegungen der Pseudopodien und die Liberation der Thrombocyten haben THIERY und BESSIS (1956) sowie ALBRECHT (1958) mikrokinematographisch festgehalten. Die Ausstoßung der Plättchen ist in Abb. 9 schematisch wiedergegeben. Pseudopodien können auch eine Kette von Blutplättchen darstellen, die sich später erst segmentieren. Wir halten ebenso eine etagen- oder blockförmige Plättchenliberation aus der Randzone der reifen Megakaryocyten für möglich. Die Ursache für die Membranteilungen ist noch nicht geklärt. Bei der Freisetzung der Plättchen werden aber die Zister-

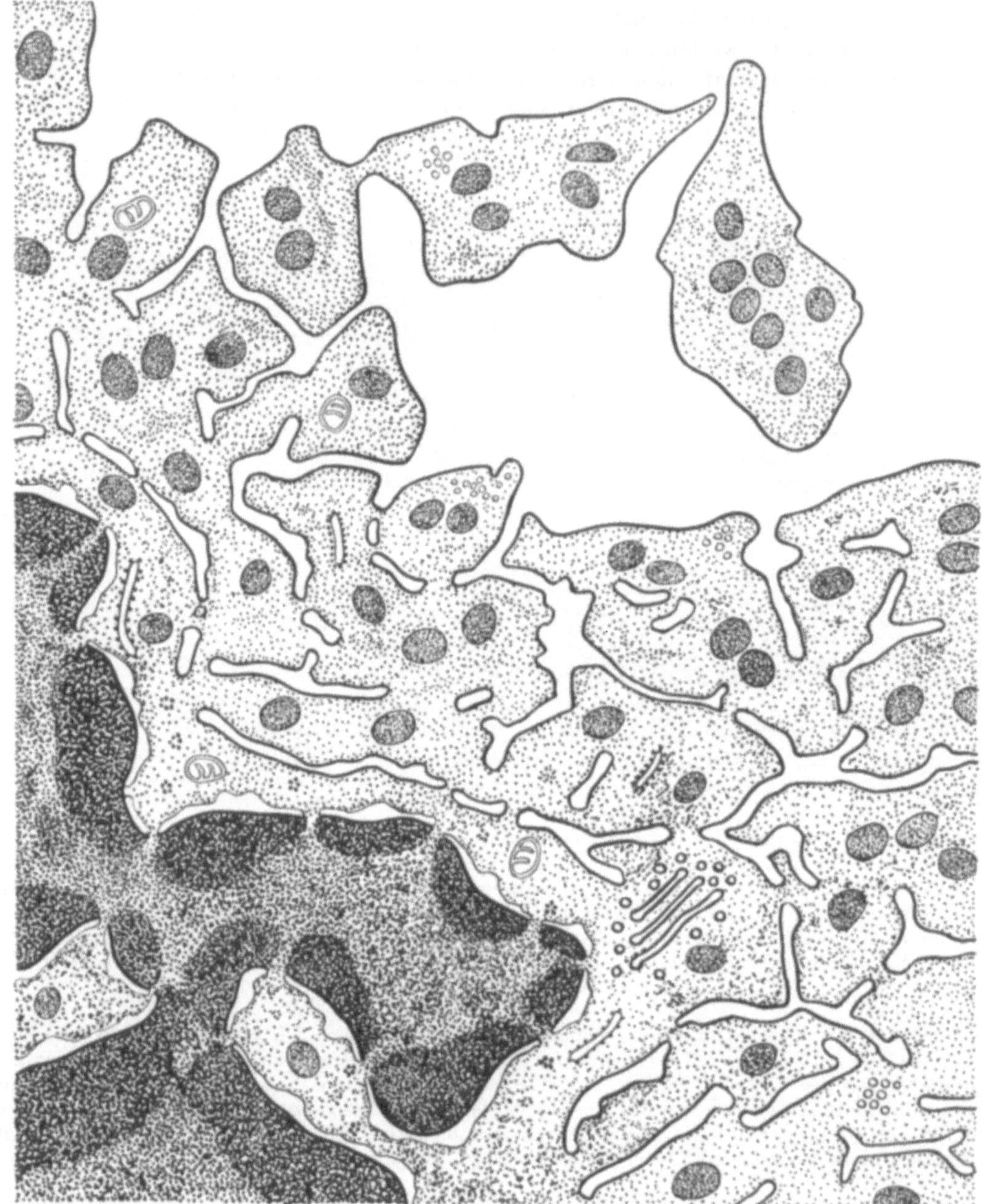

Abb. 9. Schema der Liberation der Thrombocyten aus dem Cytoplasma der reifen Megakaryocyten. Links unten angeschnittener hirschgeweihähnlicher Zellkern mit Kernbuchten und zahlreichen Kernporen. An der Innenseite der Kernmembran angereicherte Chromatinsubstanz. In der schmalen perinucleären Zone ein Golgi-Feld, kleine Mitochondrien, Rosetten von Ribosomen und kurze Membranen des Ergastoplasmas. In den intermediären und marginalen Zonen des Cytoplasmas erweiterte Zisternen und beginnende Abstoßung von ausgereiften Thrombocyten. Oben ein schon abgelöstes Pseudopodium mit Segmentierung von Thrombocyten

Fig. 9. Schematic diagram showing the liberation of blood platelets from the cytoplasm of a mature megakaryocyte. A lobed nucleus with deep indentations and several pores is shown in the left lower corner of the figure. Increased amounts of chromatin are present at the inside of the nuclear membrane. Golgi apparatus. small mitochondria, ribosomes, and membranes of the ergastoplasm are seen in a small perinuclear zone. Dilated cysternae and beginning liberation of mature platelets are demonstrated within the intermediate and marginal regions of the cytoplasm. The separation of a pseudopod-like protrusion with segmentation of platelets is shown at the top of the picture

nen zwischen den Plättchen weiter und wahrscheinlich flüssigkeitsreicher. Die wenigen noch bestehenden Haftpunkte stehen dann offenbar unter einem vermehrten Druck und trennen sich leicht. Die relativ kurze Lebensspanne der Blutplättchen von nur einigen Tagen bedingt eine intensive Thrombocytopoese und Plättchenliberation. Ein einzelner Megakaryocyt setzt nach Volumenmessungen 3000—4000 Blutplättchen frei (KAUFMANN, AIRO, POLLACK und CROSBY, 1965). Die tägliche Neubildung beträgt pro mm³ Blut 100000 Thrombocyten (ROSKAM, 1959).

Nach einer neuen Hypothese von GAUTIER und FALCÃO (1966) zeigen Megakaryocyten verschiedene Phasen in der Synthese und Emission der Plättchen. Reife Megakaryocyten zeigen, bevor sie zugrunde gehen, mehrmalige, cyclisch verlaufende Plättchenabstoßungen: eine Seite des Megakaryocyten stößt Plättchen ab, während gleichzeitig in der anderen Hälfte des Cytoplasmas neue Plättchen gebildet werden.

II. Pathologie der Thrombocytopoese

1. Megakaryocyten bei Polycythaemia vera

Die Pathologie der Thrombocytopoese studierten wir bei verschiedenen hämorrhagischen Diathesen und myeloproliferativen Erkrankungen. Die Polycythaemia vera wird zu den Panmyelosen gerechnet. Sie ist durch eine gleichzeitige Proliferation aller drei myelopoetischen Komponenten des Knochenmarkes charakterisiert. Bei Polycythaemia vera finden wir in den drei von uns untersuchten Fällen (SCHULZ und NOVI, 1966) regelmäßig außer normalen Megakaryoblasten und Megakaryocyten auch Zellen, deren Struktur verändert ist. Das Verhältnis von normalen zu pathologisch veränderten Megakaryocyten des Knochenmarks ist jedoch in allen drei Fällen verschieden.

In einem Fall finden wir fast nur normale Zellen, im zweiten beträgt das Verhältnis von normalen zu veränderten Zellen etwa 50:50, im dritten Fall dagegen sind fast nur pathologisch veränderte Zellen vorhanden. Die Abweichungen der Thrombocytopoese in den Megakaryoblasten und Megakaryocyten betreffen vorwiegend das Cytoplasma. Häufig ist die Grundsubstanz dunkel und von dicht nebeneinanderliegenden Ribosomenrosetten durchsetzt (Abb. 10). Die Golgi-Felder und das Ergastoplasma zeigen geschwollene Membranpaare. Einige α-Granula haben eine verdichtete Grundsubstanz, andere besitzen keine Innenstrukturen mehr. Viele Zellen enthalten ausgeweitete Tubuli und myelinähnliche Figuren, die möglicherweise degenerierte Plättchenfelder sind. Die myelinähnlichen Gebilde liegen meist in der Zellperipherie und sind stellenweise noch kontinuierlich mit Plättchendemarkationsmembranen der intermediären Zellschicht verbunden (Abb. 11). Zahlreiche Plättchenfelder sind zwar durch Plättchendemarkationsmembranen begrenzt, enthalten aber nur Vacuolen und einige geschwollene Mitochondrien. Das α-Granulomer fehlt hier völlig. Hin und wieder werden in der Zellperipherie auch bis zu 5 μ große Riesenplättchen gebildet.

Die pathologischen Befunde zur Thrombocytopoese können in der Beurteilung der Pathogenese nur zurückhaltend gedeutet werden, da die erhobenen elektronenmikroskopischen Ergebnisse immer nur Teilaspekte der Krankheit darstellen. Immerhin sind einige Folgerungen zulässig. Die auffälligsten Veränderungen am thrombopoetischen System bei primärer idiopathischer Polycythaemia vera bestehen in einer hochgradigen Hyperaktivität der Zellen, die elektronenmikroskopisch besonders durch den Reichtum des Cytoplasmas an Ribosomen und Zellorganellen charakterisiert ist. Die Hyperaktivität der Zellen betrifft vorwiegend die Megakaryoblasten. Die ausgeprägte Proliferation der Megakaryoblasten mit starker Vermehrung der Granulopoese ist sicher pathologisch und läßt sich in dieser Intensität nicht in normalen Megakaryoblasten und nicht bei Morbus Werlhof nachweisen. Ob diese Veränderungen bei Polycythaemia vera einer präleukämischen myeloproliferativen Veränderung (DAMESHEK, 1950, 1951) oder einer echten neoplastischen Erkrankung (HEILMEYER und BEGEMANN, 1951) entsprechen, kann auch aus dem elektronenmikroskopischen Bild nicht sicher beurteilt werden, da die morphologisch sichtbaren Veränderungen am thrombopoetischen System nicht die Ursachen, sondern die Folgen der Erkrankung darstellen. Auf die Pathogenese der Polycythaemia vera ging GOLL (1960) ausführlich ein. Nach seinen Beobachtungen sind als Hauptsymptome der Polycythaemia vera die Lymphopenie und der Milztumor anzusehen. Ob die Funktionsschwäche des lymphatischen Gewebes als primäre Entstehungsursache anzusehen sei, müsse noch offen bleiben. Über die Bedeutung des Erythropoietin, das nur bei den symptomati-

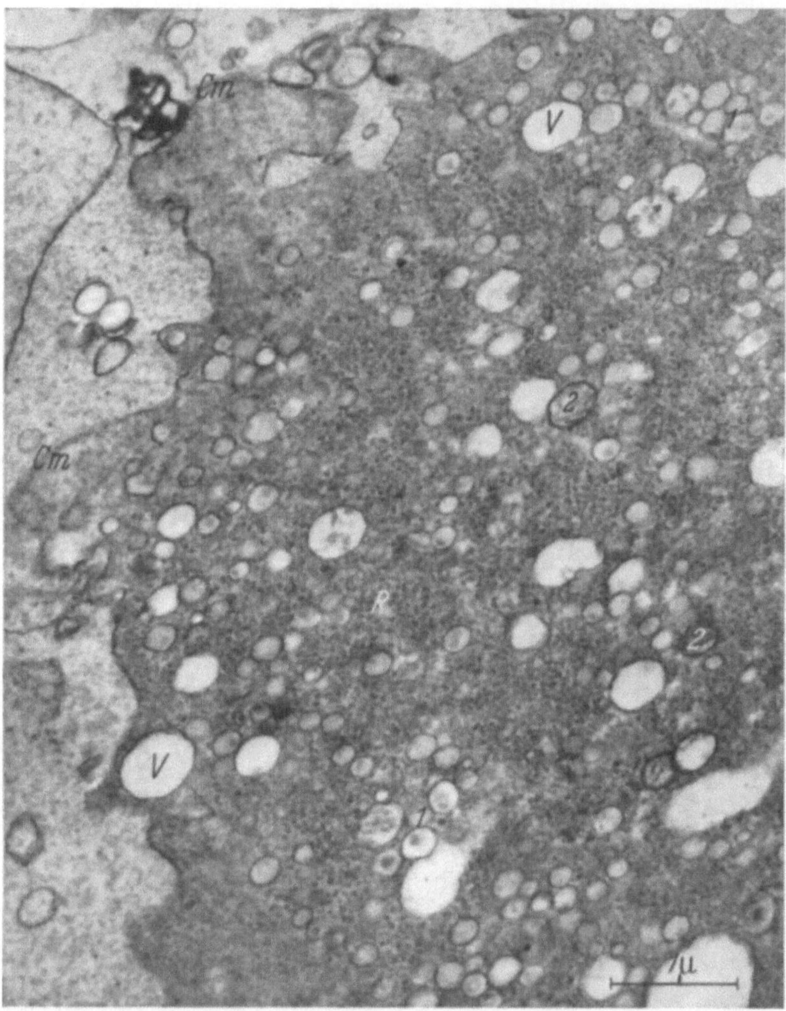

Abb. 10. Ausschnitt eines Megakaryoblasten des Sternalmarkes des Menschen bei Polycythaemia vera. Ausgeprägte Vermehrung der Ribosomen (*R*) im Cytoplasma. Noch keine prospektiven Plättchenfelder. Einige Vacuolen (*V*), kleine Mitochondrien des Granulomer-β (*2*) und Granula des Granulomer-α (*1*), stellenweise mit verdichteter Grundsubstanz. *Cm* Zellmembran mit daruntergelegener hyaliner Zone. Archiv-Nr. 2626 D/61. Elektronenmikr. Vergr. 4500:1, Abb. 17000:1

Fig. 10. Polycythemia vera. Part of a megakaryoblast from human sternal marrow. Increased amounts of ribosomes (*R*) are present within the cytoplasm. Prospective platelet fields are not yet recognizable. However, some vacuoles (*V*), small mitochondria of the beta granulomere (*2*), and the granules of the alpha granulomere (*1*) are present. A hyaline zone is seen beneath the cell membrane (*Cm*). ×17,000

schen Formen der Polycythaemie vorkommt, berichtete ausführlich PENINGTON (1966). Die Diagnose und die Therapie der Polycythaemia vera behandelten PRANKERD (1966) und LEDLIE (1966). Die klinischen Daten und die pathologische Anatomie der Polycythaemia vera wurden von RAPPAPORT (1966) zusammenfassend dargestellt.

2. Megakaryocyten bei Purpura Werlhof

Bei Purpura Werlhof findet man in dem von uns untersuchten Fall (SCHULZ und NOVI, 1966) in den Megakaryoblasten des Knochenmarkes abweichend von der Norm die Bildung verschieden großer Blasen in der marginalen Ektoplasmazone. Die Blasen sind in mehreren

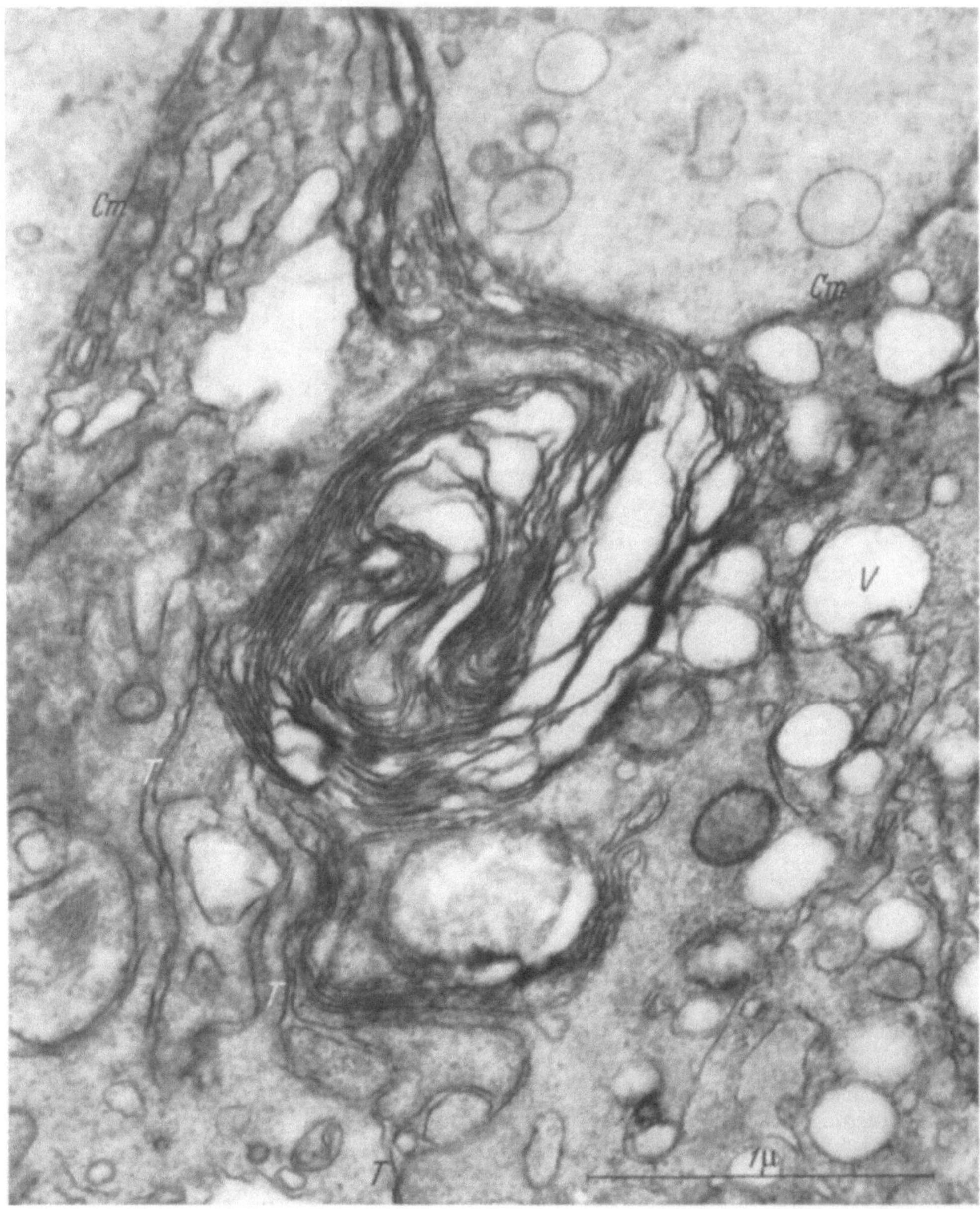

Abb. 11. Ausschnitt eines Megakaryocyten des Sternalmarkes des Menschen by Polycythaemia vera. In der Zellperipherie myelinahnliche Figuren, stellenweise mit Tubuli (*T*) und Plättchendemarkationsmembranen verbunden. *V* Vacuole; *Cm* Zellmembran. Archiv-Nr. 2639 D/62. Elektronenmikr. Vergr. 11800:1, Abb. 46000:1.

Fig. 11. Polycythemia vera. Part of a megakaryocyte from human sternal marrow. Myelin-like figures, in connection with tubules (*T*) and platelet demarcation membranes are located at the periphery of the cell. *V* vacuole; *Cm* cell membrane. ×46,000

Reihen etagenförmig übereinander angeordnet und werden offenbar an der Oberfläche abgestoßen. Es liegt eine extreme blasige Schwellung des Ektoplasmas vor (Abb. 13). Die Blasen haben nicht den Aufbau von normalen ausgereiften Thrombocyten. Sie besitzen außer einer hellen, geschwollenen Grundsubstanz nur einige Vacuolen. In den Megakaryocyten erkennt man in der Zellperipherie häufig anstelle ausgereifter Plättchenfelder nur eine myelinähnliche Zusammenballung von Tubulimembranen, entsprechend den Befunden bei Poly-

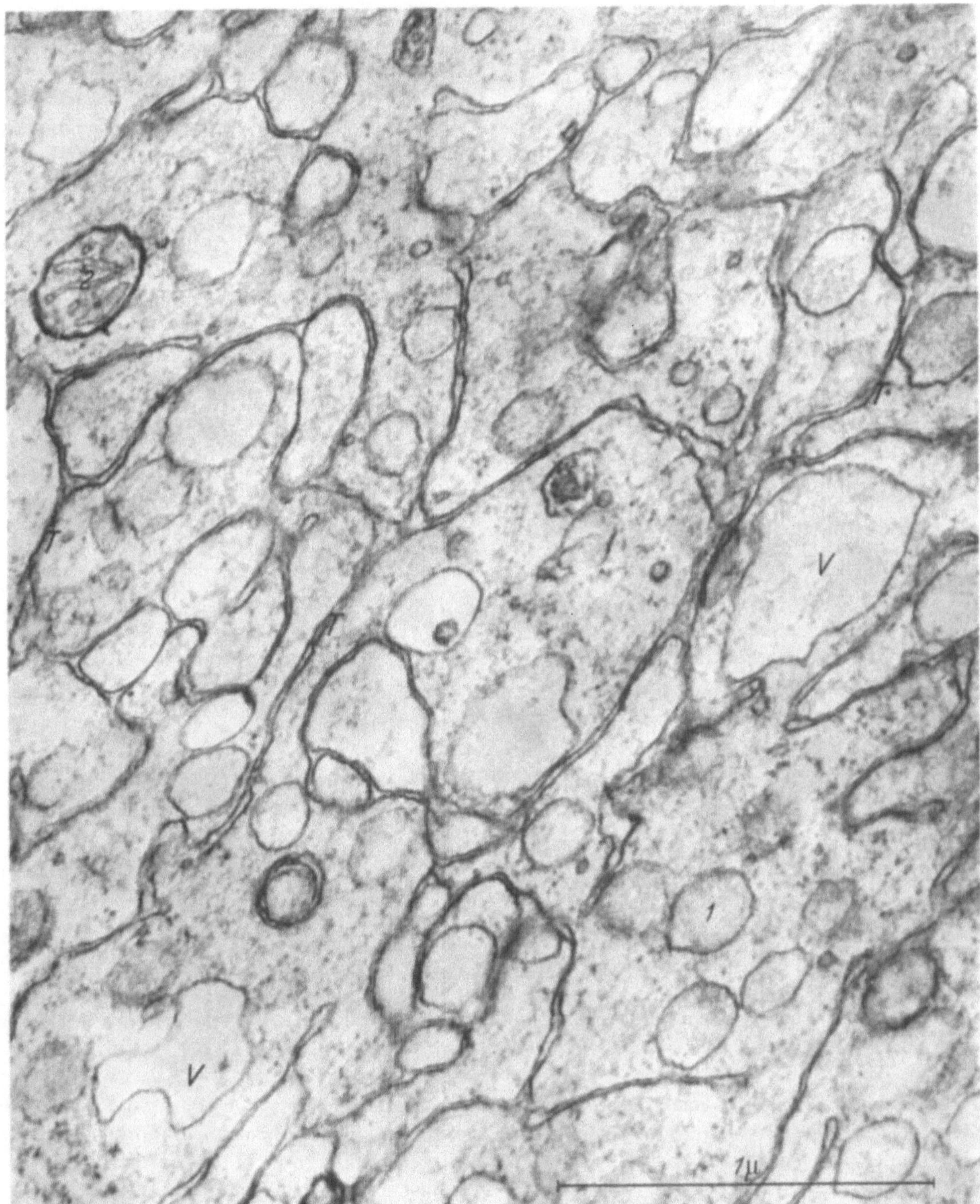

Abb. 12. Ausschnitt eines reifen Megakaryocyten des Sternalmarkes des Menschen bei Purpura Werlhof. Stark veränderte prospektive Plättchenfelder mit vielen Vacuolen (*V*), nur wenigen α-Granula (*1*) und einigen normalen Mitochondrien des Granulomer-β (*2*). Prospektive Plättchenfelder durch verschmolzene Tubuli (*T*) und Plättchendemarkationsmembranen begrenzt. Deutlich aufgehellte Grundsubstanz. Archiv-Nr. 2456 C/61. Elektronenmikr. Vergr. 15300:1, Abb. 55100:1

Fig. 12. Werlhof's disease. Part of a mature megakaryocyte from human sternal marrow. Altered prospective platelet fields show many vacuoles (*V*), a few alpha granules (*1*), and some mitochondria of the beta granulomere (*2*). The prospective platelet fields are surrounded by fused tubules (*T*) and platelet demarcation membranes. The ground substance is less dense. ×55,100

cythaemia vera. In anderen Zellen ist das ganze Cytoplasma von Vacuolen hochgradig durchsetzt. In den prospektiven Plättchenfeldern ist die normale Zusammensetzung aus Granulomer und Hyalomer nicht mehr zu erkennen, da zahlreiche Vacuolen und geschwollene Mitochondrien das Bild beherrschen (Abb. 12). Die Grundsubstanz der prospektiven Plättchenfelder ist deutlich aufgehellt.

MILLER (1946) sowie SCHWARZ (1948). WOLPERS (1941) sah an Auftropfpräparaten von Thrombocyten des peripheren Blutes bei Purpura Werlhof elektronenmikroskopisch ebenfalls ein fehlendes Granulomer. Wir stellten außerdem in den Megakaryocyten bei Purpura Werlhof zwischen den Thrombocytenfeldern erweiterte Spalten fest. Wahrscheinlich hat das Cytoplasma keine Fähigkeit zur Abstoßung

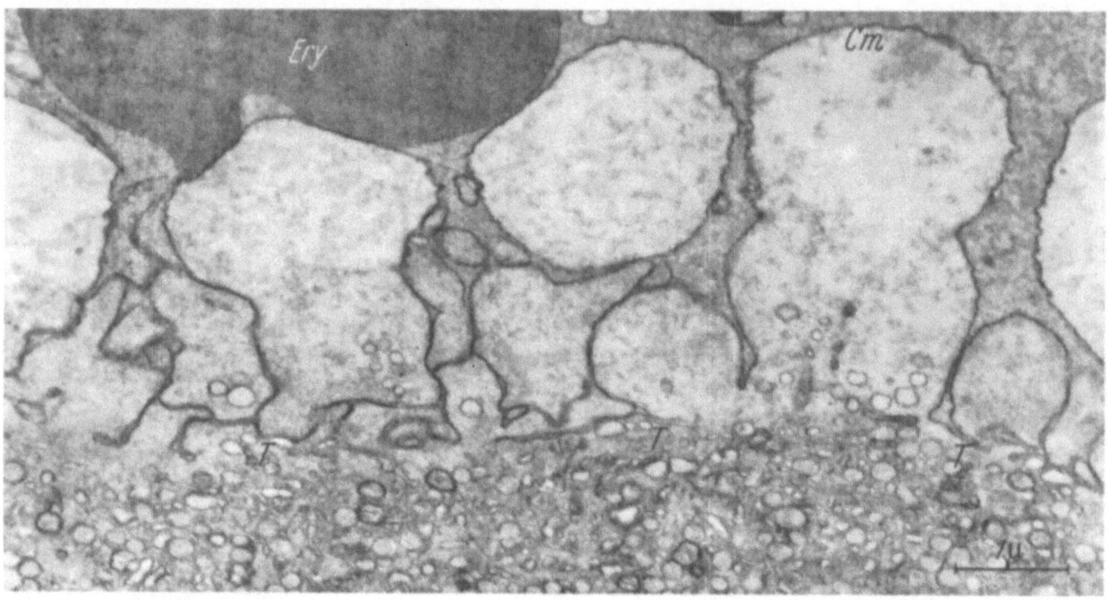

Abb. 13. Ausschnitt eines Megakaryoblasten des Sternalmarkes des Menschen bei Purpura Werlhof. In der Zellperipherie besteht eine starke Schwellung des Ektoplasmas mit etagenförmiger apokriner Sekretion von hellen Blasen. *Cm* Zellmembran; *T* kontinuierlich mit der Zellmembran verbundene Tubuli; *Ery* Erythrocyt. Archiv-Nr. 2451 A/61. Elektronenmikr. Vergr. 3200:1. Abb. 17000:1

Fig. 13. Werlhof's disease. Part of a megakaryoblast from human sternal marrow. Note the severe swelling of the ectoplasm and the apocrine-like secretion of small blebs in several rows at the margin of the cell. *Cm* cell membrane; *T* tubules in connection with the cell membrane; *Ery* erythrocyte. ×17,000

Bei Purpura Werlhof beobachteten wir nur selten normale Thrombocyten in der marginalen Zone der Megakaryoblasten und der Megakaryocyten. Wir sahen meist rudimentäre Thrombocytenfelder mit begrenzenden Membranen. Die Fähigkeit der Megakaryoblasten, Plättchendemarkationsbläschen zu bilden, besteht unverändert. Die normale Zusammensetzung der Thrombocyten aus Granulomer und Hyalomer ist aber gestört. Das Granulomer α fehlt weitgehend. Man erkennt lediglich Vacuolen und einige geschwollene Mitochondrien. Fehlende Azurgranulationen beobachteten lichtoptisch schon DAMESHEK und

und Segmentierung der Thrombocyten. Die elektronenmikroskopischen Befunde von vier weiteren Fällen mit idiopathischer thrombocytopenischer Purpura teilten GAUTIER, FALCÃO und PROBST (1965) sowie GAUTIER und FALCÃO (1966) mit. Sie fanden im Cytoplasma der Megakaryocyten viele diffus verteilte kleine Plättchendemarkationsbläschen, die keine Zeichen einer Gruppierung oder Formierung aufwiesen. Die Plättchendemarkationsmembranen fehlten völlig. Einige Zellen enthielten Vacuolen mit diskontinuierlichen aufgerollten Membranen und myelinähnlichen Figuren, die unseren Befunden entsprechen.

Die Autoren nehmen an, daß die Störung der Bildung in der Thrombocytenmembran nicht in der fehlenden Bereitstellung des Membranmaterials liege, sondern in der Unfähigkeit, aus Plättchendemarkationsbläschen Plättchendemarkationsmembranen zu bilden. Wenn auch bis jetzt nur wenige Fälle elektronenmikroskopisch untersucht und die Befunde noch etwas uneinheitlich sind, so zeigen doch alle Fälle qualitative pathologische Veränderungen der Megakaryocyten, die sehr wahrscheinlich als Reifungsstörung und Hemmung der Plättchenabgabe zu deuten sind. Möglicherweise greifen die immunologischen Prozesse auch unmittelbar in die Thrombocytopoese der Megakaryocyten ein. Die festgestellten submikroskopischen Veränderungen sind jedoch nicht spezifisch, da sie auch in den Megakaryocyten bei Polycythaemia vera vorkommen können.

In der Pathogenese der akuten Formen, neuerdings aber auch bei einem Teil der chronischen Verlaufsformen, sind immunologische Prozesse verantwortlich zu machen, da Thrombocyten-Autoagglutinine nachgewiesen wurden, die zu einem beschleunigten peripheren Abbau der Plättchen, besonders in der Milz führen. Möglicherweise erfolgt in der Milz außerdem eine verstärkte Bildung der Auto-Antikörper, so daß hieraus die günstigen Einflüsse der Milzexstirpation auf die Erkrankung zurückzuführen sind. In einem Teil der chronischen Verlaufsformen wird neben den immunologischen Vorgängen außerdem eine splenomegale Markhemmung der Thrombocytopoese angenommen, die nach Milzexstirpation reversibel ist (ZIRKEL, 1966). Bei der idiopathischen Form des Werlhof liegt möglicherweise ein akuter Schub einer ins Chronische übergegangenen Thrombocytopenie vor, da nach GROSS (1966) eine echte idiopathische Thrombocytopenie nicht mit Sicherheit besteht. Die Lebensdauer der Thrombocyten ist bei einer Reihe von Immunthrombocytopenien verkürzt. Bei akutem Morbus Werlhof oder dem akuten Schub einer chronischen, idiopathischen Thrombocytopenie ist die Lebensdauer von ^{51}Cr-markierten Thrombocyten auf wenige Stunden bis einen Tag verkürzt, bei chronischem Morbus Werlhof auf wenige Tage (BLEIFELD und GEHRMANN, 1966; GEHRMANN, 1966).

3. Megakaryocyten bei konstitutioneller Thrombopathie v. Willebrand-Jürgens

Von åländischer konstitutioneller Thrombopathie v. WILLEBRAND-JÜRGENS haben wir das Sternalmark in acht Fällen untersucht (SCHULZ und NOVI, 1966). In allen Fällen finden sich im Cytoplasma der Megakaryocyten vermehrt kontrastreiche Lipoidtröpfchen abgelagert und zahlreiche, bis zu 1 μ große Vacuolen in den perinucleären und intermediären Zellschichten. Die Grundsubstanz der α-Granula ist häufig verdichtet. Unsere Untersuchungen konzentrierten sich besonders auf den Nachweis von Trommelschlegelgranula in den Megakaryocyten, da wir bei åländischem v. Willebrand-Jürgens-Syndrom in den Plättchen des peripheren Blutes zahlreiche Trommelschlegelgranula nachweisen konnten (SCHULZ, JÜRGENS und HIEPLER, 1958; ERIKSSON, HIEPLER, JÜRGENS, LEHMANN und SCHULZ, 1961) und uns fragten, ob die Trommelschlegelgranula schon in den Megakaryocyten entstehen oder ob sie möglicherweise erst im peripheren Blut in den Plättchen auftreten. Tatsächlich finden sich in zwei Fällen in den marginalen Zonen der Megakaryocyten in den Plättchen stabförmige α-Granula und in einem Fall auch Trommelschlegelgranula (Abb. 14). Dieser Befund spricht dafür, daß die Trommelschlegelgranula schon im Knochenmark bei der Thrombocytopoese vorhanden sind. Die Befunde müssen aber noch an weiteren Fällen geprüft werden. Wahrscheinlich spielt für die Untersuchung der Zeitfaktor eine wichtige Rolle, da beim v. Willebrand-Jürgens-Syndrom in den Intervallen zwischen den Krankheitsschüben das Blutbild normal sein kann. Die Genetik, die klinischen Aspekte und die Pathogenese des v. Willebrand-Jürgens-Syndroms sind in Abschnitt C II 3 zusammengestellt.

4. Megakaryocyten bei primärer Thrombocythämie

Die Ultrastruktur der Megakaryocyten in einem Fall von primärer Thrombocythämie untersuchten BUSSI, JEAN und LE COULTRE (1966). Die Thrombocytenzahl betrug 1 100 000. Die Megakaryocyten weisen atypische Cytoplasmazonen auf. Bei erhaltenen Plättchen-

demarkationsmembranen ist die Zusammensetzung des Granulomers fehlerhaft und die Anzahl der Granula pro Plättchenfeld reduziert. In der perinucleären Zone der Megakaryocyten kommen, wie bei Polycythaemia vera, vermehrt Ergastoplasmamembranen und Ribosomen vor. Die Megakaryocyten sind bei primärer Thrombocythämie offenbar nicht in der Lage, reife Plättchen mit vollständigem und ausgereiftem Granulomerbestand zu produzieren.

Die elektronenmikroskopisch festgestellten Veränderungen der Thrombocyten des peripheren Blutes bei Thrombocythämie, die schon an einem größeren Krankengut studiert wurden sowie die heutigen Auffassungen über die Ätiologie der Thrombocythämie sind in Abschnitt C II 6 zusammengefaßt.

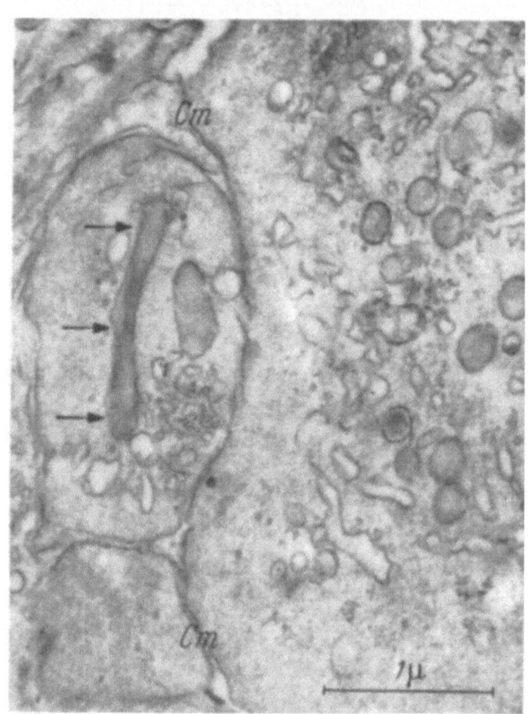

Abb. 14. Ausschnitt eines Megakaryocyten des Sternalmarkes des Menschen bei konstitutioneller Thrombopathie (v. WILLEBRAND-JÜRGENS). In der Zellperipherie ein weitgehend abgestoßener Thrombocyt mit einem Trommelschlegelgranulum (⇉). Rechts daneben ein plumpes, stäbchenförmiges α-Granulum. *Cm* Zellmembran des Megakaryocyten. Archiv-Nr. 2413 C/61. Elektronenmikr. Vergr. 5800:1. Abb. 22000:1

Fig. 14. Von Willebrand-Jürgens disease. Part of a megakaryocyte from human sternal marrow. An almost protruded blood platelet contains a drumstick granule (⇉), and at the right a coarse, rod-like alpha granule. *Cm* cell membrane of the megakaryocyte. ×22,000

5. Virusvermehrung in Megakaryocyten

In den Megakaryocyten der Milz und des Knochenmarkes beobachtet man in einer Reihe von experimentell erzeugten Mäuseleukämien häufig eine Vermehrung und Anreicherung von onkogenen Viren. In Megakaryocyten leukämischer Tiere sind die Viren mit dem Elektronenmikroskop regelmäßig in großer Anzahl und in gutem Erhaltungszustand nachzuweisen. Die Leukämieviren liegen vorwiegend in Plättchendemarkationsbläschen und in cytoplasmatischen Kanälen der Plättchendemarkationstubuli. Nur wenige Viren finden sich frei im Cytoplasma der Megakaryocyten oder in den α-Granula. In Abb. 15 erkennt man einen Ausschnitt eines Megakaryocyten der Milz einer Maus des Stammes BALB/c, infiziert mit dem MOLONEY-Agens der lymphoiden Leukämie (DALTON, LAW, MOLONEY und MANAKER, 1961). Im Niveau der Plättchendemarkationsmembranen sieht man eine knospenförmige Entstehung der Viren mit ringförmigem Nucleoid. Die ausgereiften Viren mit rundem Nucleoid sind im Kanälchensystem der Plättchendemarkationsmembranen angereichert. Dort werden die Viren bis zur Plättchenliberation relativ lange Zeit zurückbehalten. Die reifen Viren sind etwa 100 mμ groß und haben einen zentral gelegenen, etwa 60 mμ messenden elektronendichten Kern. DE HARVEN und FRIEND (1958, 1960) wiesen bei der übertragbaren DBA/2- und Swiss-Mäuseleukämie zuerst Viren in Megakaryocyten nach. OKANO, KUNII und FURTH (1963) beobachteten Viren in Megakaryocyten bei der GROSS-Leukämie

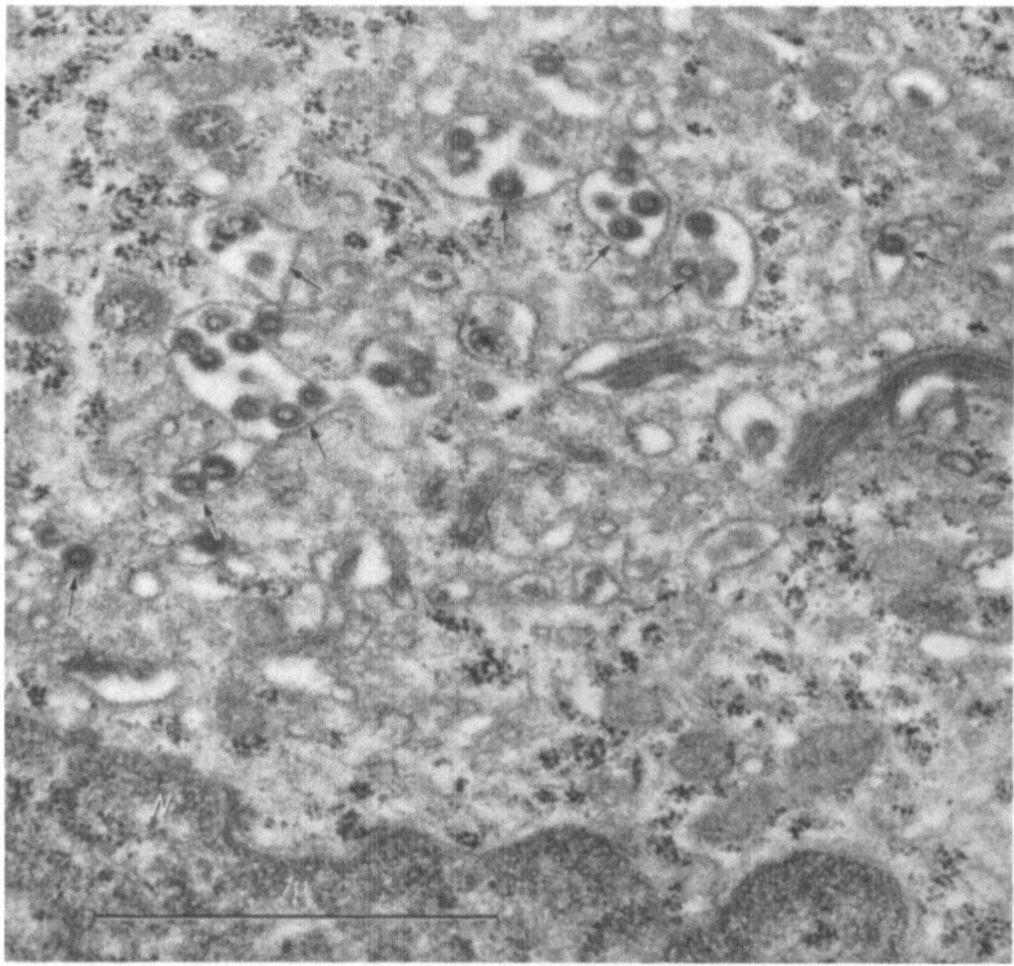

Abb. 15. Ausschnitt eines Megakaryocyten der Milz einer Maus des Stammes BALB/c, infiziert mit dem Moloney-Agens der lymphoiden Leukämie. Knospenförmige Entstehung der Viren mit ringförmigem Nucleoid im Niveau der Plättchendemarkationsmembranen, vgl. Pfeile (→). Zahlreiche ausgereifte Viren mit rundem Nucleoid im Kanälchensystem der Plättchendemarkationsmembranen. N Zellkern des Megakaryocyten am unteren Bildrand angeschnitten. Abb. 53000:1. Aufnahme: A. J. DALTON, L. W. LAW, J. B. MOLONEY u. R. A. MANAKER [J. nat. Cancer Inst. 27, 773 (1961)]

Fig. 15. Part of megakaryocyte from the spleen of a BALB/c mouse infected with Moloney's lymphoid leukemia virus. Budding of viruses with round nucleoids within the platelet demarcation membranes (→). Multiple mature viruses are also present within the channels of the demarcation membranes. N nucleus at the lower margin of the picture. ×53,000. Courtesy of A. J. DALTON, L. W. LAW, J. B. MOLONEY and R. A. MANAKER [J. nat. Cancer Inst. 27, 773 (1961)]

der Ratte. Ausführliche Beschreibungen zur Virusmorphologie und Virusmultiplikation in Megakaryocyten gaben DALTON, LAW, MOLONEY und MANAKER (1961) sowie DMOCHOWSKI, GROSS und PADGETT (1962). Auch Blutplättchen leukämischer Ratten enthalten Viren.

Die Megakaryocyten selbst nehmen nicht am leukämischen Geschehen teil. Sie übernehmen als „nicht-maligne" Zellen die Funktion der Virusmultiplikation. Dieses Beispiel aus der experimentellen Pathologie der Virustumoren liefert einen indirekten Beweis dafür, daß die Plättchendemarkationsmembranen der Megakaryocyten sich morphologisch und biochemisch schon wie Zellmembranen verhalten. Die knospenförmige Entstehung der Viren, die sowohl im Niveau der Zellmembran der leukämischen Zellen als auch im Niveau der Plättchendemarkationsmembranen der Megakaryocyten zu beobachten ist, weist schließlich auf die engen Beziehungen zwischen endoplasmatischem Reticulum und Zellmembran hin.

C. Thrombocyten im elektronenmikroskopischen Bild

I. Orthologie der Thrombocyten

1. Größe, Gestalt

Die Ergebnisse von elektronenmikroskopischen Untersuchungen normaler und funktionell geschädigter Thrombocyten, die an aufgetropften Blutplättchen durchgeführt wurden (Wolpers und Ruska, 1939; Bessis, 1950; Braunsteiner, 1950, 1951, 1955; Braunsteiner, Fellinger und Pakesch, 1953, 1954; Braunsteiner und Pakesch, 1954, 1956a, b; Braunsteiner und Febvre, 1950; Antuono und Piergnoli, 1955; Bloom, 1954, 1955; Haydon, 1957; Hutter, 1957; Köppel, 1957), sind wegen der weitgehenden Undurchstrahlbarkeit der Objekte und der Artefakte, die bei der Präparation auftreten können, unzureichend und schwer zu beurteilen. Erst durch die Entwicklung der modernen Fixierungs-, Einbettungs- und Ultradünnschnittmethoden ist es möglich geworden, bindende Aussagen über die Ultrastruktur der Thrombocyten zu machen.

Die ersten elektronenmikroskopischen Befunde zur submikroskopischen Morphologie normaler Thrombocyten, die mit der Ultradünnschnittmethode gewonnen wurden, teilten Bernhard und Leplus (1955), Rinehart (1955), Pease (1955, 1956), Kautz und de Marsh (1955), Bessis und Vinzenz (1956), Schulz (1957), Feissly, Gautier und Marcovici (1957), Goodman, Reilly und Moore (1957), Kisch (1957) sowie Low und Freeman (1958) mit. Die meisten dieser Veröffentlichungen berücksichtigen die Thrombocyten nur kurz im Rahmen von Untersuchungen über das Knochenmark und über die peripheren Blutzellen. Eine systematische Beschreibung der Feinstrukturen der Thrombocyten gaben Schulz, Jürgens und Hiepler (1958). In dieser Arbeit wurde zum ersten Male eine Klassifizierung der verschiedenen Bestandteile des Granulomers in Granulomer α, β, γ und δ vorgenommen. Die von uns vorgeschlagene Nomenklatur wurde von zahlreichen Autoren übernommen (Policard, Collet und Pregermain, 1959; Rodman, Painter und McDevitt, 1963; Ferreira, 1964; Behnke, 1965; Zirkel, 1966; Lechner, 1966; Shirasawa, 1966; Martin, 1967) und ist heute allgemein gebräuchlich. In Fortsetzung unserer Nomenklatur benannte Ferreira (1962 und 1964) die Glykogen-Granula der Thrombocyten mit Granulomer ε. In den letzten Jahren erschienen zahlreiche weitere Arbeiten über die Ultrastruktur der Thrombocyten, die in den Literaturlisten von Marcovici und Gautier (1959), von Marcovici, Gautier und Jean (1961) sowie von Falcão, Probst und Gautier (1966) zusammengestellt sind.

Nach unseren Befunden sind normale Thrombocyten des Menschen scheibenförmige Gebilde mit einem Durchmesser von 2—3,5 μ und einer Dicke von 0,50—0,75 μ. Nach Silver (1965) beträgt in den meisten Messungen der Durchmesser 3—5 μ. Die Oberfläche ist glatt bis leicht gewellt. Das Volumen von acht Blutplättchen gleicht etwa dem Volumen eines Erythrocyten (Fantl und Ward, 1956). Nach Salvidio (1954) beträgt das durchschnittliche Volumen eines Blutplättchens $^1/_{10}$ des Erythrocytenvolumens, nach Zucker und Borrelli (1958) 7,3 μ^3. Quantitative Messungen an elektronenmikroskopischen Aufnahmen von 2500 Thrombocyten von zehn gesunden Personen ergaben ein mittleres Trockengewicht der Thrombocyten von 1.5 bis 4.0×10^{-12} gm (Bahr und Zeitler, 1965). Im zirkulierenden Blute überwiegt die Spindelform der Thrombocyten, die auf den Abb. 19 und 53 besonders gut zu erkennen ist. Bizzozero hat schon 1882 in seinen Zeichnungen die in den Gefäßen zirkulierenden Blutplättchen in Gestalt von dünnen.

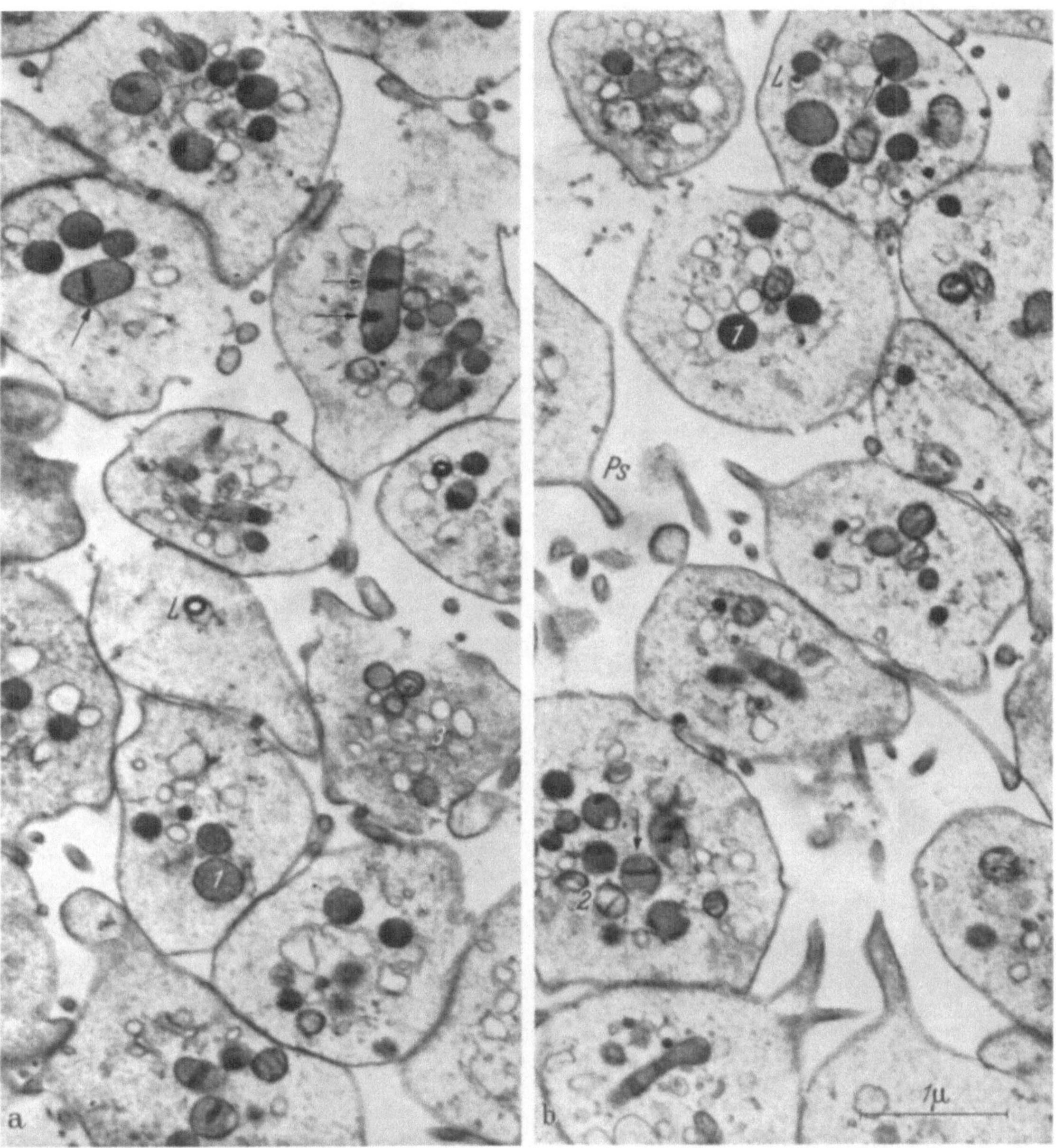

Abb. 16a u. b. Übersicht einer reinen Thrombocytenfraktion aus normalem Kaninchenblut. *1* Granulomer-α; *2* Granulomer-β, Mitochondrien; *3* Granulomer-γ, Mikrobläschen; *L* Fettpartikel; *Ps* Pseudopodium. Bei den Pfeilen (→) α-Granula mit kugeligen und scheibenförmigen osmiophilen Verdichtungszonen. Archiv-Nr. 2649 B. C/62. Elektronenmikr. Vergr. 5800:1, Abb. 21000:1

Fig. 16a and b. Platelet fraction of normal rabbit blood. *1* alpha granulomere; *2* beta granulomere; *3* gamma granulomere, or microvesicles; *L* lipid; *Ps* pseudopods. Arrows (→) indicate alpha granules containing round or disc-like osmiophilic densities. ×21,000

linsenförmigen Scheibchen dargestellt. WITTE (1961) beschrieb auf Grund intravitaler Beobachtungen am Rattenmesenterium die Spindelform der Thrombocyten als die normale Zirkulationsform der Plättchen. Bei in vivo Fixierung im intakten Gefäß treten die Thrombocyten im Elektronenmikroskop als schmale, längsovale Gebilde mit spitz zulaufenden Enden auf (NOLTE und BREDDIN, 1966). Die Spindelform ist durch Kantenstellung der

Thrombocyten zu erklären. In ultradünnen Schnitten von Plättchen, die durch Zentrifugieren gewonnen werden, erkennt man dagegen meist rund-ovale Gebilde mit einigen kurzen Pseudopodien an der Oberfläche (Abb. 25, 28). Große Filopodien sind immer schon Zeichen einer eingeleiteten extravasalen oder viscösen Metamorphose. Die Thrombocyten sind von einer Zellmembran begrenzt. Im Innern erkennt man die Grundsubstanz des Hyalomers, das marginale Bündel sowie die verschiedenen Typen des Granulomers. Die einzelnen Bestandteile der Thrombocyten werden in den folgenden Abschnitten besprochen.

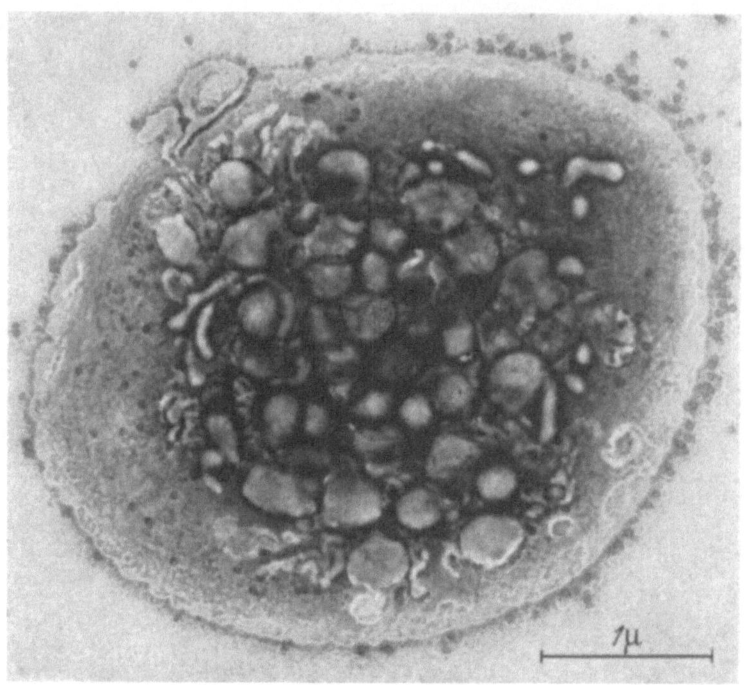

Abb. 17. Normaler Thrombocyt des menschlichen Blutes aus recalcifiziertem plättchenreichen Plasma. Negativfärbung mit Kaliumphosphowolframat. Hitzefixierung im Elektronenstrahl. Abgestoßener Zellüberzug mit noch einigen adsorbierten hexagonalen Teilchen auf der Thrombocytenmembran. Beginnende viscöse Metamorphose mit zusammengelagertem Granulomer. Marginales Bündel und Filamente längs unterhalb der Zellmembran verlaufend, besonders in der linken Bildhälfte. Abb. 22000:1. Aufnahme: B. S. Bull [IEG 2, Sci. Memo 115 (1966)]

Fig. 17. Normal human blood platelet from recalcified platelet-rich plasma negatively stained with potassium phosphotungstate and fixed by exposure to the electron beam. The coat external to the cell membrane has been shed but a few hexagonal fragments are still present. Beginning viscous platelet metamorphosis with dense granulomere. Marginal bundle of microtubules and filaments underneath the cell membrane are seen especially at the left side of the picture. ×22,000. Courtesy of B. S. Bull [IEG 2, Sci. Memo 115 (1966)]

2. Zellmembran

In ultradünnen Schnitten zeigen die Thrombocyten im Elektronenmikroskop eine deutlich nachweisbare Zellmembran. Die feinere Zusammensetzung der Zellmembran ist besonders nach Fixierung in Kaliumpermanganat (David-Ferreira, 1964) sowie nach Fixierung in Glutaraldehyd und Nachkontrastierung der Gewebsschnitte in Uranylacetat oder Bleicitrat (Behnke, 1965) zu erkennen. Nach diesen Befunden ist die Plättchenmembran etwa 78 Å dick und dreigeschichtet. Zwischen zwei je 20 Å dicken, kontrastreichen Schichten liegt eine hellere Zwischenschicht (Abb. 19 und 42). Die Dreischichtung der Zellmembran wird in fast allen Zellen gesehen und allgemein als „unit membrane“ bezeichnet (Robertson,

1960). Es gibt verschiedene Interpretationen über den Aufbau der Zellmembran (FINEAN, 1953; SJÖSTRAND, 1960; STOECKENIUS, 1960; ROBERTSON, 1960; LUCY und GLAUERT, 1964), alle gehen aber auf die klassische Membrantheorie von DANIELLI und DAVSON (1934/35) zurück, nach der in der Mitte eine Lipoidschicht und nach außen zwei Proteinschichten liegen. Nach den heutigen, allgemeingültigen Vorstellungen besteht die elektronenoptisch hellere Zwischenschicht der Zellmembran aus einer zentralen bimolekularen Phospholipoidschicht, die zu jeder Seite von einfachen Proteinschichten begrenzt werden. In der zentralen bimolekularen Schicht der Phospholipoide liegen die hydrophoben Kohlenwasserstoffketten nach innen, während die hydrophilen oder polaren Gruppen jeweils nach außen zeigen. Die etwa 20 Å dicke dunkle Linie im Elektronenmikroskop entspricht nach STOEKKENIUS (1960) nur jenem Teilabschnitt der bimolekularen Phospholipoidlamelle, die bei der Osmiumsäurefixierung mit den Doppelbindungen der ungesättigten Fettsäuren reagiert und die sich auf Grund der Einlagerung von Osmium durch eine stärkere Elektronenstreuung gegenüber dem restlichen Molekül auszeichnet.

Die Dreischichtung der Zellmembran erlaubt große Variationen in der Zusammensetzung der Lipoide innerhalb der zentralen bimolekularen Schicht und eine große Verschiedenheit in der Ausstattung der Enzyme in den daraufliegenden Proteinschichten. Dies gilt besonders für die Zusammensetzung der Zellmembran der Thrombocyten, da sie entwicklungsgeschichtlich einen anderen Ursprung als andere Zellmembranen hat, und sie im Ablauf der Blutgerinnung spezielle Aufgaben erfüllen muß. Morphogenetisch leitet sich die Thrombocytenmembran aus dem Cytoplasma der Megakaryocyten, speziell aus dem glatten endoplasmatischen Reticulum her (vgl. Abschnitt B I 5). Dieser Befund ist offenbar für die Funktion der Thrombocytenmembran von Bedeutung. Da die Außenfläche der Thrombocytenmembran — in ihrer Entwicklung betrachtet — aus nach innen gelegenen Abschnitten des endoplasmatischen Reticulums

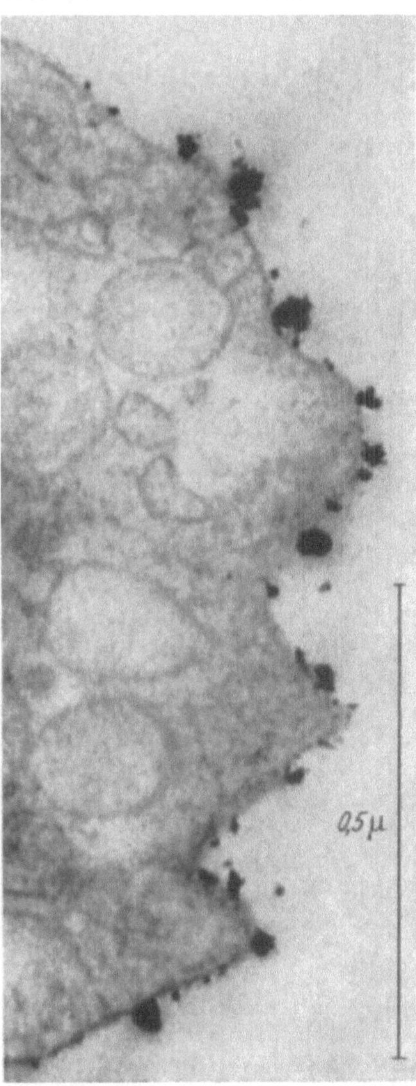

Abb. 18. Ausschnitt eines normalen Thrombocyten des menschlichen Blutes. Elektronendichte Ablagerungen von Bleiphosphat auf der Zellmembran an Stellen einer Enzymaktivität von Adenosintriphosphatase. Reduzierte Elektronendichte des intracellulären Granulomers als Effekt der initialen Glutaraldehydfixierung. 30 min Inkubation in komplettem Enzymsubstrat. Nachfixierung in Osmiumsäurelösung. Abb. 125300:1. Aufnahme: J. G. WHITE u. W. KRIVIT [Blood **26**, 557 (1965)]

Fig. 18. Part of a normal human blood platelet. Electron dense depositions of lead phosphate coat the surface membrane indicative of adenosin triphosphatase activity. Reduced electron density of the intracellular granulomere caused by the initial fixation in glutaraldehyde. The platelets have been incubated in complete enzyme substrate for ATPase activity and postfixed in OsO_4 solution. ×125,300. Courtesy of J. G. WHITE and W. KRIVIT [Blood **26**, 557 (1965)]

der Megakaryocyten besteht, ist anzunehmen, daß ein Teil der in den Zisternen und Membranen des endoplasmatischen Reticulums vorhandenen Eiweiße mit auf oder in die Thrombocytenmembran gelangt. Vielleicht wird dadurch die besondere Adsorptionsneigung und die Phagocytosefähigkeit der Thrombocytenmembran verständlich. Die nach außen gelegene Eiweißschicht der Thrombocytenmembran ist dicker als die innere Proteinschicht und der Außenseite der Plättchenmembran sind bis zu 200 Å breite, feinhomogene Substanzen aufgelagert (SCHULZ, 1961). Es ist wahrscheinlich, daß es sich bei der dickeren äußeren Eiweißschicht um Eiweißkomplexe handelt. Diese werden durch die üblichen Einbettungsmethoden entweder von der Oberfläche der Thrombocyten weitgehend abgewaschen oder sie stellen sich nicht dar. Von Interesse sind daher einige neue Befunde zur submikroskopischen Struktur der Thrombocytenmembran, die mit speziellen Präparationsmethoden erhoben wurden.

Bei Hitzefixierung von Thrombocyten im Elektronenstrahl und Negativfärbung mit Kaliumphosphowolframat beobachtete BULL (1966) an der Außenseite der Thrombocytenmembran einen variablen, bis 900 Å dicken Überzug mit vielen, unmittelbar der Membran aufgelagerten hexagonalen Teilchen, die morphologisch mit Glykogengranula verglichen werden können und offenbar Polysaccharide enthalten (Abb. 17). In diesem „wolkenähnlichen" Überzug der Plättchenmembran liegen nach den Vorstellungen von BULL (1966) außer den hexagonalen Teilchen auch adsorbierte Plasmaproteine. SANDBORN, LEBUIS und BOIS (1966) konnten auf der Außenseite der Plättchenmembran ebenfalls kleine „flockenähnliche" Teilchen nachweisen. Die Adsorptionsneigung von Thrombocyten in vivo, insbe-

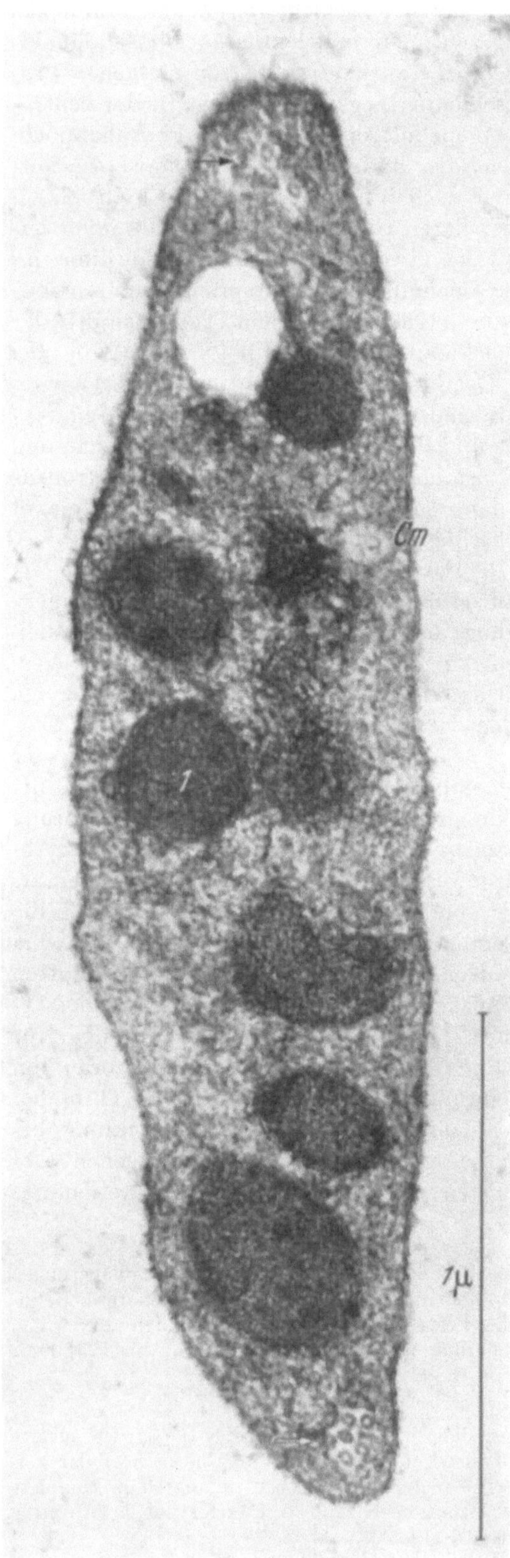

Abb. 19. Spindeliger Thrombocyt der Ratte. In beiden Polen erkennt man bei den Pfeilen (→) das quergeschnittene marginale Bündel der Mikrotubuli. *1* Granulomer-α; *Cm* dreigeschichtete Zellmembran. Vestopal-Einbettung. Kontrastierung mit Uranylacetat und Bleicitrat. Abb. 70000:1. Aufnahme: O. BEHNKE [J. Ultrastruct. Res. **13**, 473 (1965)]

Fig. 19. Transverse section of an isolated blood platelet of the rat. Cross sections of the marginal bundles of microtubules are present at both ends of the platelet (→). *1* alpha granulomere; *Cm* three layered cell membrane. Platelets embedded in Vestopal, sections stained with uranyl acetate and lead citrate. ×70,000. Courtesy of O. BEHNKE [J. Ultrastruct. Res. **13**, 473 (1965)]

sondere für Plasmaproteine, wurde von SALMON (1960) mit Hilfe immunologischer und autoradiographischer Methoden nachgewiesen. Nach Kontakt mit radioaktivem Albumin zeigten Thrombocyten des Menschen nach 6- bis 7maligem Waschen eine feste Adsorption des radioaktiven Proteins und somit das Vorhandensein eines ausgesprochenen Oberflächenphänomens. ROSKAM vermutete schon 1923 eine „atmosphère plasmatique periplaquettaire". IATRIDIS und FERGUSON (1965) wiesen in gewaschenen Plättchensuspensionen ebenfalls einen „Oberflächenfaktor" nach. BORN (1966) fand an der Oberfläche der Thrombocyten bei Aggregationsstudien mit ADP das Vorhandensein einer labilen Komponente, die im biochemischen Sinne einem „Receptor" entspricht. Diese Receptoren sind für ADP und für einige mit ADP verwandte Substanzen streng spezifisch. Nach den Vorstellungen von BORN (1966) existieren etwa 10^5 Receptoren an der Oberfläche eines einzelnen Thrombocyten. Ob die Receptoren mit den hexagonalen Teilchen, die BULL (1966) an der Außenseite der Plättchenmembran nachwies, identisch sind, müßte überprüft werden.

Die Aktion von ADP bei der Plättchenadhäsion sowie der Verbrauch von Plättchen-ATP bei der Retraktion des Blutgerinnsels weist auf die Bedeutung des ATP für die Funktion der Plättchen hin. Um den Enzymstoffwechsel und die Struktur der Plättchenmembran miteinander in Beziehung zu setzen, versuchten WHITE und KRIVIT (1965), auch in Zusammenarbeit mit VERNIER (1965) mit kombinierten histochemischen und elektronenmikroskopischen Methoden die Plättchen-Adenosintriphosphatase zu lokalisieren. Nach Inkubation der Plättchen mit Enzymsubstrat und Blei-Ionen beobachteten sie auf der Zellmembran der Thrombocyten an den Stellen der Enzymaktivität elektronendichte Ablagerungen von Bleiphosphat (Abb. 18). Die Befunde demonstrieren eindeutig eine Adenosintriphosphatase-Aktivität in der Plättchenmembran. Auch LECHNER (1966) fand eine ATPase-Aktivität hauptsächlich in der Membran der Thrombocyten lokalisiert.

In biochemischen Untersuchungen fanden BOOYSE und RAFELSON jr. (1967) in der Oberfläche der Blutplättchen ein contractiles Protein, das für die Bildung biochemischer Brücken bei der Adhäsion der Plättchen verantwortlich sein soll. Extrahiert man das contractile Protein, können die Thrombocyten nicht mehr aggregieren.

3. Hyalomer

Das Hyalomer der Thrombocyten besteht aus einer homogenen oder feingranulären Grundsubstanz. Sie kann mehr oder weniger dicht sein. Manchmal ist sie vollkommen transparent. Eine aufgehellte Grundsubstanz in sogenannten „hellen Plättchen" (DAVID-FERREIRA, 1964) spricht für Alterungsvorgänge. Unterschiede in der Dichte des Hyalomers beobachteten schon FEISSLY, GAUTIER und MARCOVICI (1958) an konservierten Thrombocyten. Membranen des Ergastoplasmas mit daranliegenden Ribosomen kommen in den reifen Thrombocyten des zirkulierenden Blutes nicht mehr vor, wohl aber einige frei im Hyalomer liegende Ribosomen, die dann schwer von Glykogengranula oder von liberalisierter α-Substanz zu unterscheiden sind. Spuren von Ribonucleinsäure wurden in Thrombocyten auch biochemisch nachgewiesen, Desoxyribonucleinsäure dagegen nicht (LUGANOVA, SEITS und TEODOROVICH, 1958; MAUPIN, SAINT-BLANCARD und STORCK, 1962). Wenn Pseudopodien und Filopodien auftreten, enthalten sie elektronenmikroskopisch nur Hyalomer, Mikrotubuli und Filamente.

4. Mikrotubuli

Werden Blutplättchen in 2%igem Glutaraldehyd nach der von SABATINI, BENSCH und BARRNETT (1963) angegebenen Methode fixiert und in 1%iger, gepufferter Osmiumsäurelösung nachfixiert, so erkennt man im Hyalomer der Thrombocyten eine Gruppe von cytoplasmatischen Mikrotubuli. Jeder Mikrotubulus hat einen Durchmesser von 200—250 Å, eine 50 bis 70 Å dicke kontrastreiche Membran und ein helles Zentrum. Die Mikrotubuli sehen wie Röhrchen aus. Etwa 5—20 Mikrotubuli bilden ein marginales Bündel, das entlang der Circum-

ferenz im Hyalomer der scheibenförmigen Blutplättchen, unmittelbar unterhalb der Zellmembran verläuft (Behnke, 1965). Das Bündel zeigt keine Verbindung zur Zellmembran oder zu den Zellorganellen. In ellipsoiden bis spindeligen Querschnitten, also bei Kantenstellung der Plättchen, erkennt man das quergeschnittene marginale Bündel an beiden Polen (Abb. 19 und 20). In runden Schnitten durch

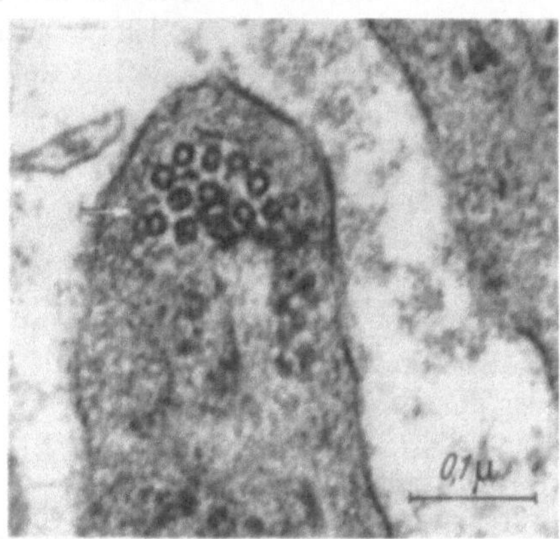

Abb. 20. Quergeschnittener spindeliger Thrombocyt der Ratte. Ausschnitt. Bei dem Pfeil (→) im Pol des Thrombocyten in stärkerer Vergrößerung ein quergeschnittenes marginales Bündel mit 11 getroffenen Mikrotubuli. Intravasale Fixierung. Epon-Einbettung. Kontrastierung mit Uranylacetat und Bleicitrat. Abb. 120000:1. Aufnahme: O. Behnke [J. Ultrastruct. Res. **13**, 475 (1965)]

Fig. 20. Part of a transverse section of a blood platelet of the rat. At the arrow (→) cross sections of the marginal bundle with eleven microtubules. Intravascular fixation and embedding in Epon. Sections were stained with uranyl acetate and lead citrate. ×120,000. Courtesy of O. Behnke [J. Ultrastruct. Res. **13**, 475 (1965)]

die Äquatorebene der Plättchen sowie in Tangentialschnitten kann man dagegen die Mikrotubuli längs entlang der Zellmembran verfolgen (Abb. 21 und Schema, Abb. 22). Nach eigenen Befunden und nach Beobachtungen von Silver (1965) reichen die Mikrotubuli bei der viscösen Metamorphose auch in die Pseudopodien der Thrombocyten hinein (Abb. 52). In den Pseudopodien sind die Mikrotubuli dann am dichtesten gelagert. Nach Behnke (1965) wird das marginale Bündel desorganisiert, sobald Pseudopodien auftreten.

Behnke und Zelander (1966, 1967) konnten nach Negativfärbung mit Kaliumphosphowolframat bei pH 5 und pH 7 in den Mikrotubuli der Blutplättchen des Menschen und der Ratte 6 bis 12 longitudinale filamentöse Untereinheiten nachweisen, die parallel zur Achse der Mikrotubuli verlaufen (Abb. 23). Jedes Filament ist etwa 35 Å dick und der gegenseitige Abstand beträgt 60 Å. Der Gesamtdurchmesser eines Mikrotubulus beträgt bei dieser Präparationstechnik etwa 400 Å. Eine Querstreifung ist in den Mikrotubuli der Thrombocyten nicht vorhanden.

Es ist noch nicht bekannt, ob die einzelnen Tubuli eine komplette Schleife entlang des ganzen Thrombocyten bilden, oder ob das marginale Bündel aus Segmenten von Tubuli zusammengesetzt ist. Behnke und Zelander (1967) vermuten, daß das marginale Bündel der Blutplättchen aus einem langen, aufgerollten Mikrotubulus besteht. Die Mikrotubuli und Filamente sind schon in den prospektiven Plättchenfeldern der Megakaryocyten vorhanden (Schulz und Schiller, 1967).

Mikrotubuli kommen in menschlichen Thrombocyten vor (Behnke, 1965; Sixma und Molenaar, 1966; Kjaerheim, 1966; Firkin, 1966; Webber, Firkin und Drummond, 1966) sowie in Thrombocyten der Ratte (Behnke, 1965; Sandborn, LeBuis und Bois, 1966), des Kaninchens (Silver, 1965), der Katze (Stehbens und Biscoe, 1967) und des Goldhamsters (Haydon und Taylor, 1965). Ähnliche Mikrotubuli beschrieben Fawcett und Witebsky (1964) im Cytoplasma der kernhaltigen Thrombocyten der Fische, French (1967) im Cytoplasma der Thrombocyten des Frosches. Man darf annehmen, daß die Mikrotubuli zur allgemeinen strukturellen Ausstattung der Blutplättchen gehören. Wenn Blutplättchen 30 min auf 0° C abgekühlt werden, verschwinden ihre Mikrotubuli vollständig. Erwärmt man die Plättchen wieder bis auf +37°C, treten die Mikrotubuli wieder in Erscheinung. Bei der Neubildung erkennt man elektronenmikroskopisch S- oder C-förmige Strukturen, die wahrscheinlich inkomplette Anteile der Mikrotubuli darstellen (Behnke, 1967). Auch Vinca-Alkaloide depolymerisieren die Mikrotubuli (White, 1967).

Mikrotubuli können in zahlreichen anderen Zellen des Menschen und der Tiere sowie in pflanzlichen Zellen als regelmäßige Bestand-

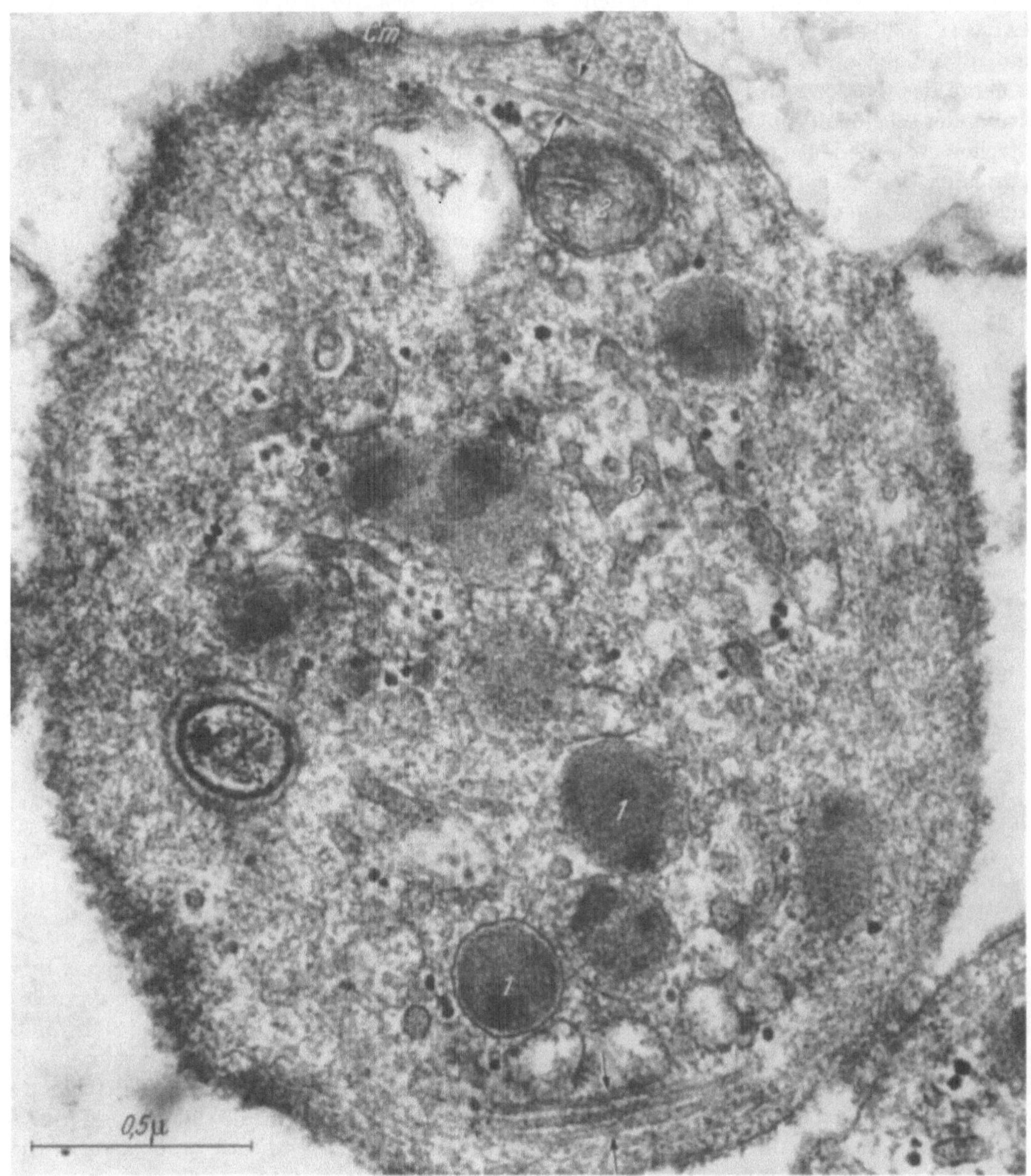

Abb. 21. Schnitt durch die Äquatorebene eines normalen Thrombocyten des Menschen. Zwischen den Pfeilen (→ ←) verlaufen die Mikrotubuli des längs geschnittenen marginalen Bündels parallel zur Zellmembran (*Cm*). Außen auf der Zellmembran adsorbierte Teilchen. *1* Granulomer-α; *2* Granulomer-β, Mitochondrion; *3* Tubuli des Granulomers-γ; *5* Granulomer-ε, einzelne Glykogengranula. Abb. 60000:1. Aufnahme: J. J. SIXMA u. I. MOLENAAR [Thrombos. Diathes. haemorrh. (Stuttg.) **16**, 156 (1966)]

Fig. 21. Section of a normal human blood platelet near the equatorial plane. Between the arrows (→ ←) longitudinal sections of microtubules of the marginal bundle run parallel to the cell membrane (*Cm*). Adsorbed particles are attached to the cell surface. *1* alpha granulomere; *2* beta granulomere or mitochondrium; *3* tubules of gamma granulomere; *5* epsilon granulomere or glycogen granules. ×60,000. Courtesy of J. J. SIXMA and I. MOLENAAR [Thrombos. Diathes. haemorrh. (Stuttg.) **16**, 156 (1966)]

teile des Cytoplasmas auftreten (Übersicht bei FAWCETT, 1966). In Thrombocyten dienen die Mikrotubuli in erster Linie als spannkräftige Elemente des Cytoskelets. Sie sind für die Erhaltung der scheibenförmigen Gestalt der Blutplättchen von Bedeutung und verleihen der marginalen Zone der Thrombocyten im zirkulierenden Blut eine gewisse Festigkeit. Mikrotubuli sind in ihrer Struktur mit den Hohlfibrillen der Cilien und Flagellen vergleichbar. Es ist deshalb möglich, daß die Mikrotubuli der Thrombocyten kontraktile Eigenschaften besitzen und sie mit den Innenbewegungen des Cytoplasmas sowie mit den Änderungen der Zellgestalt etwas zu tun haben. Der Nachweis von Mikrotubuli in Pseudopodien und Filopodien der Blutplättchen spricht für diese Vermutung. Mikrotubuli und Filamente haben auch eine Bedeutung für die Retraktion der Thrombocyten.

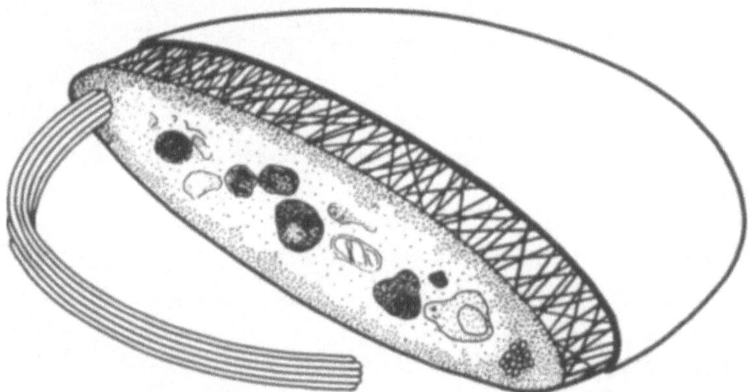

Abb. 22. Modell eines Blutplättchens mit dem marginalen Bündel der Mikrotubuli im Rand der Scheibe und den netzförmig angeordneten Filamenten unterhalb der Zellmembran. Nach J. J. SIXMA u. I. MOLENAAR [Thrombos. Diathes. haemorrh. (Stuttg.) **16**. 159 (1966)]

Fig. 22. Schematic drawing of a platelet with the marginal bundle of microtubules in the rim of the flat disc and the microfibrils shown as a network underneath the cell membrane. Courtesy of J. J. SIXMA and I. MOLENAAR [Thrombos. Diathes. (Stuttg.) **16**. 159 (1966)]

5. Filamente

Außer den filamentösen Untereinheiten der Mikrotubuli finden sich im Hyalomer der Thrombocyten, besonders in der Peripherie zwischen Zellmembran und marginalem Bündel, zahlreiche, etwa 50 Å dicke Filamente, die nach den Vorstellungen von SIXMA und MOLENAAR (1966) irregulär oder kreuzweise übereinanderliegen (vgl. Schema, Abb. 22). In Blutplättchen ohne Pseudopodien kann man die Filamente nicht immer gleich erkennen, in Pseudopodien dagegen gut. Im Zentrum der Thrombocyten sind mit den üblichen Präparationsmethoden keine Filamente sichtbar, was aber nicht ihr Vorhandensein ausschließt. Nach BEHNKE (1966) werden die Filamente in vivo bei der Plättchenaggregation in vermehrtem Maße aus der Grundsubstanz des Hyalomers durch Polymerisation von Untereinheiten neu gebildet. Auch in ausgebreiteten Plättchen sind Filamente sichtbar (BESSIS und BRETON-GORIUS, 1965). BEHNKE (1966) sowie SIXMA und MOLENAAR (1966) nehmen an, daß die Filamente und die Mikrotubuli kontraktile Proteine der Blutplättchen darstellen und möglicherweise mit dem von BETTEX-GALLAND und LÜSCHER (1961, 1965) aus menschlichen Thrombocyten isolierten kontraktilen Protein, dem Thrombosthenin, morphologisch identisch seien.

6. Granulomer

a) Granulomer α und Modifikationen der spezifischen Granula

Das Granulomer der Thrombocyten besteht aus den verschiedenen Granula und den Bläschen (vgl. Schema, Abb. 31 und Tabelle 2). Etwa 80% der Granula gehören zum Granulomer α. Es sind ovale Körperchen mit einer dreigeschichteten, etwa 50 Å dicken Membran

und einer elektronendichten, feingranulären Grundsubstanz (Abb. 19, 24 und 29). Bei Nachkontrastierung mit Uranylacetat ist die Matrix dichter. Der Längsdurchmesser der Granula beträgt 0,195 μ, der Querdurchmesser 0,12 μ. Das Verhältnis von Länge zu Breite beträgt etwa 5:3. Die α-Granula werden von Feissly, Gautier und Marcovici (1957) als „granulations denses" bezeichnet. Die α-Granula der Thrombocyten sind den azurophilen „specific granules" der Leukocyten ähnlich (Rinehart, 1955; Goodman, Reilly und Moore, 1957). Einige α-Granula haben kugelige oder scheibenförmige osmiophile Verdichtungszonen. Jones (1960) sowie Jean, Racine, Gautier und Marx (1963) bezeichnen solche α-Granula als „Ochsenaugenformen". Sie kommen hin und wieder in den normalen Thrombocyten des Menschen vor (Abb. 24, 27). In Kaninchenthrombocyten sind sie häufig nachzuweisen (vgl. Übersicht, Abb. 16 und eine vergrößerte Darstellung in Abb. 25). Die Verdichtungszonen in den α-Granula sind scharf zur übrigen Matrix abgegrenzt und lipoidreich. Häufig liegen die Verdichtungszonen exzentrisch oder kuppenförmig an der Innenseite der Granulamembran (vgl. Pfeile auf Abb. 25). Auf Abb. 26b erkennt man in einem α-Granulum eine Gruppe winziger Bläschen. In Granulomerfraktionen der Thrombocyten zeigen α-Granula an Stelle der dichten Grundsubstanz manchmal zahlreiche 40—120 Å große Granula, die ein feines Netzwerk bilden (Abb. 35). Wir vermuten darin Makromoleküle der Thrombokinase. Ist die Membran des α-Granulum zerstört und die Matrix in das Hyalomer der Thrombocyten ausgetreten, sprechen wir von „liberalisierter α-Substanz" (Schulz, 1960).

In normalen Thrombocyten können α-Granula manchmal auch eine längliche oder stäbchenförmige Struktur aufweisen. Diese Formen dürfen aber nicht mit den sog. Trommelschlegelgranula (Abb. 47 und 48), die gehäuft bei Thrombocytopathie v. Willebrand-Jürgens und auch bei anderen Thrombopathien vorkommen (Abschnitt C, II, 3), verwechselt werden. Die Abb. 26a—c zeigen längliche α-Granula in normalen Thrombocyten des Menschen, des Kaninchens und der Ratte. Im Einzelfall, besonders in Schrägschnitten, ist es schwierig, längliche α-Granula von Trommelschlegelgranula zu unterscheiden. Trommelschlegelgranula weisen aber meist an einem Ende eine typische kolbige Verdickung auf.

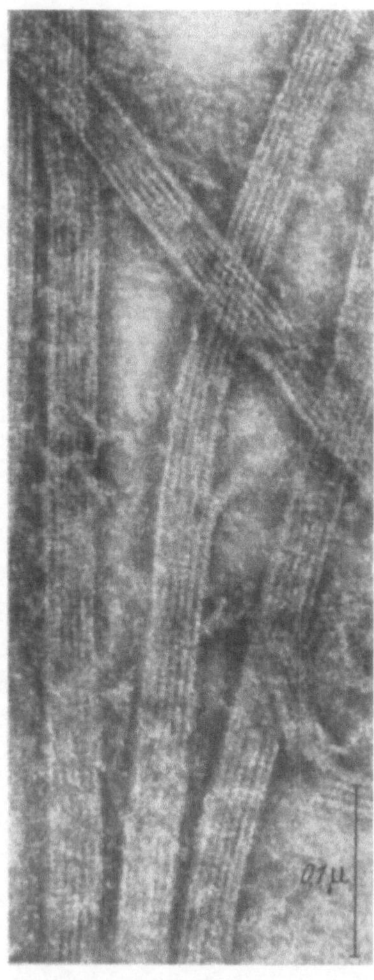

Abb. 23. Unfixierte Mikrotubuli eines Thrombocyten der Ratte. Negativfärbung mit Kaliumphosphowolframat bei pH 5. Die einzelnen Mikrotubuli zeigen sechs longitudinale filamentöse Untereinheiten; einige Filamente erscheinen geperlt. Abb. 220000:1. Aufnahme: O. Behnke u. T. Zelander [Exp. Cell Res. **43**, 237 (1966)]

Fig. 23. Unfixed microtubules from a blood platelet of the rat negatively stained with potassium phosphotungstate at pH 5. The individual microtubules exhibit six filamentous subunits, some of which appear beaded. × 220.000. Courtesy of O. Behnke and T. Zelander [Exp. Cell Res. **43**, 237 (1966)]

In Thrombocytenaggregaten bei experimenteller Thrombose weisen längliche α-Granula manchmal eine periodische Querstreifung von 160—180 Å auf (Stehbens und Biscoe, 1967;

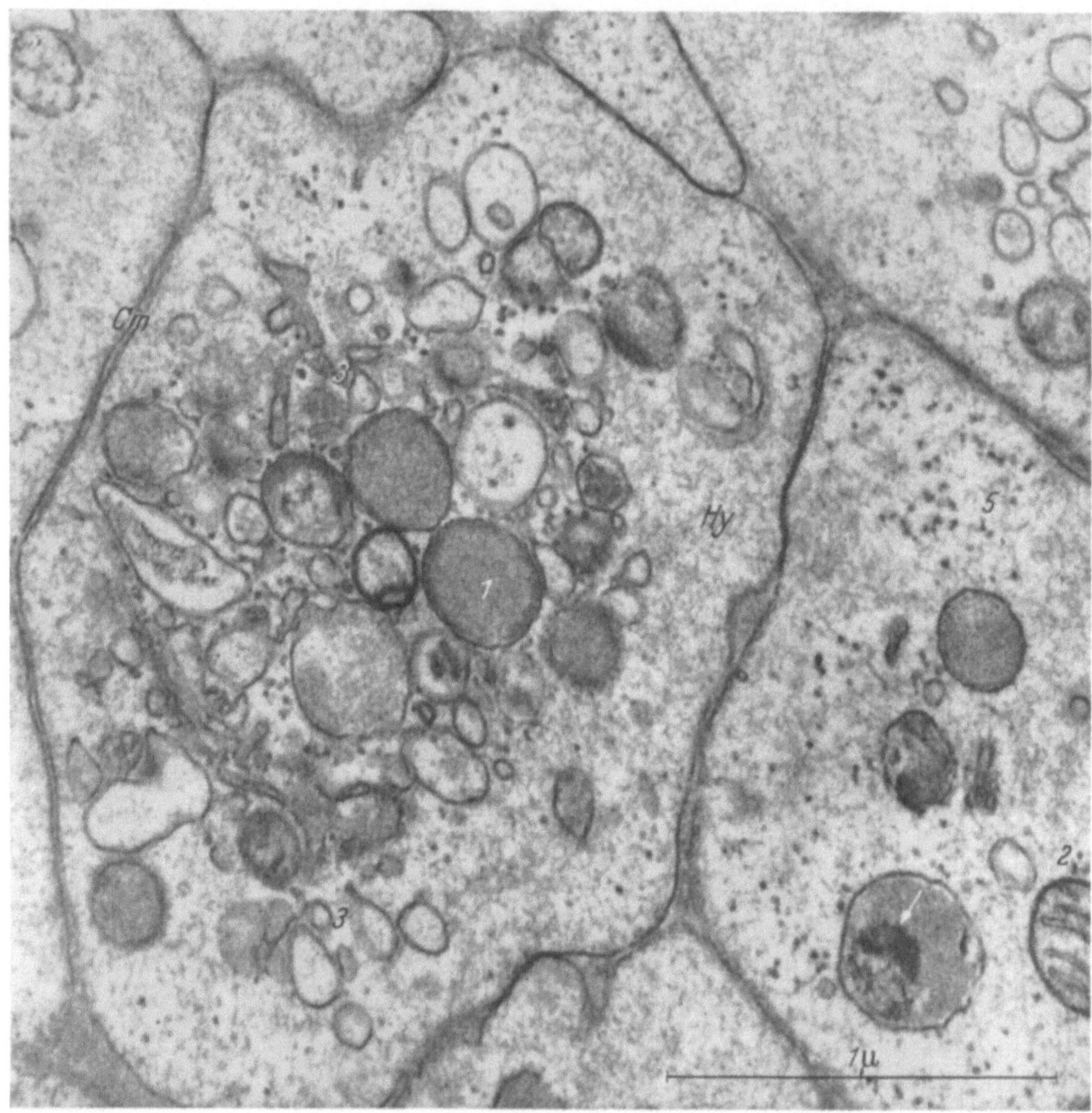

Abb. 24. Normale Thrombocyten des menschlichen Blutes. *1* Granulomer-α; *2* Granulomer-β, Mitochondrium mit einigen Cristae mitochondriales; *3* Granulomer-γ, Mikrobläschen und Tubuli aus Resten einer Golgi-Zone; *5* Granulomer-ε, Glykogengranula; *Cm* Zellmembranen von sich berührenden Thrombocyten; *Hy* Hyalomer. Bei Pfeil (→) in einem α-Granulum eine rundliche osmiophile Verdichtungszone. Osmiumsäurefixierung. Einbettung in Vestopal-W. Archiv-Nr. II/894 A/65. Elektronenmikr. Vergr. 15000:1, Abb. 55300:1

Fig. 24. Normal human blood platelets. The platelets are composed of alpha granulomere (*1*), beta granulomere or mitochondria with few cristae (*2*), gamma granulomere or microvesicles and tubules as remnants of the Golgi-apparatus (*3*), epsilon granulomere or glycogen granules (*5*), and of hyalomere (*Hy*). *Cm* cell membrane. At the arrow (→) osmiophilic densities are visible in an alpha granule. The platelets were fixed in OsO_4 and embedded in Vestopal-W. ×55.300

MARTIN, 1967). JOHNSON (1965) demonstrierte eine elektronenmikroskopische Aufnahme von GORSTEIN, auf der ein längliches α-Granulum mit einer periodischen Querstreifung von 240 Å zu erkennen ist. Nach JOHNSON (1965) liege ein für Fibrin typischer Periodenabstand vor. MARTIN (1967) nimmt ebenfalls an, daß es sich bei den quergestreiften Einschlüssen in den

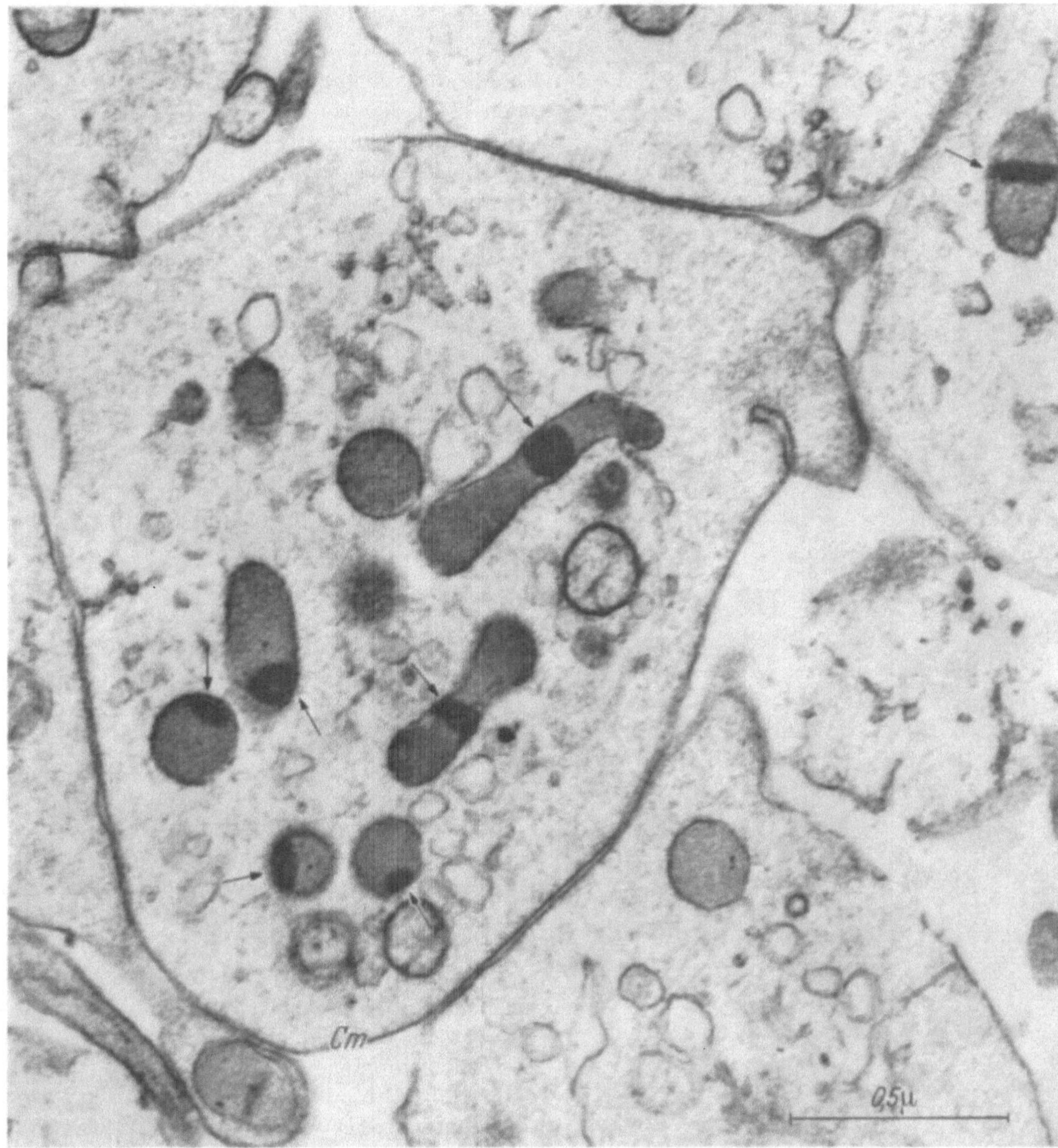

Abb. 25. Normale Thrombocyten des Kaninchenblutes. Bei den Pfeilen (→) meist längliche α-Granula mit kugeligen und scheibenförmigen osmiophilen Verdichtungszonen. *Cm* Zellmembran. Archiv-Nr. 2953 A/63. Elektronenmikr. Vergr. 15700:1, Abb. 61200:1

Fig. 25. Normal blood platelets of the rabbit. Arrows (→): alpha granules containing round or disc-like osmiophilic densities. *Cm* cell membrane. × 61,200

α-Granula um Fibrin handelt, das entweder durch Phagocytose aus dem Blut oder vom Plättchenfibrinogen herrühre. Das Vorliegen eines Plättchenfibrinogen wird von zahlreichen Autoren (Ware, Fahey und Seegers, 1948; Johnson und Schneider, 1953; Salmon und Bournameaux, 1958; Grette, 1962; Schmidt, Jackson und Lockard Conley, 1962; Gorkcen und Yunis, 1963; Johnson und McKenna 1963; Gugler und Lüscher, 1965; Nachman, 1965; White, Krivit und Vernier, 1965) als sicher angenommen.

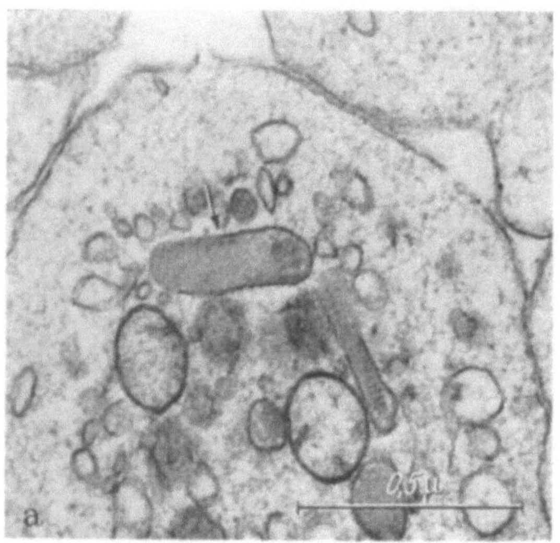

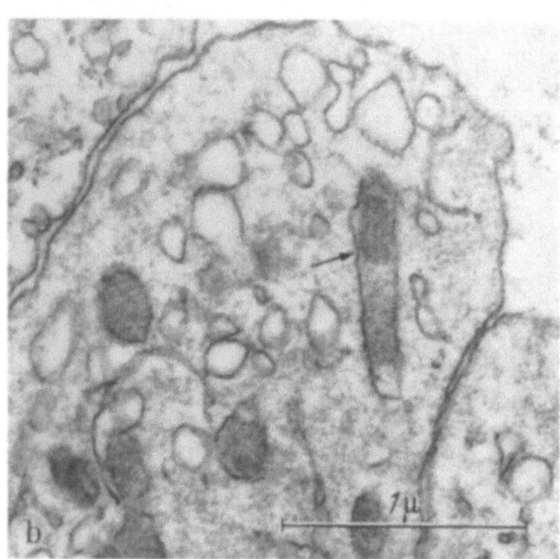

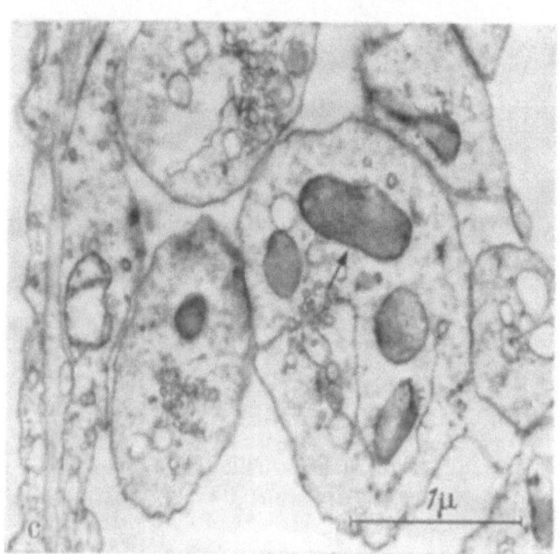

b) Granulomer β (Mitochondrien)

Zum Granulomer β der Blutplättchen gehören die nur in geringer Anzahl vorkommenden, sehr kleinen Mitochondrien. Sie haben meist nur zwei bis drei kurze Innenmembranen. Die osmiophile Schicht der Mitochondrienmembranen mißt 55 Å, das osmiophobe Membranintervall 50 Å. Im ultradünnen Schnitt erkennt man pro Plättchen nur ein bis zwei Mitochondrien (Abb. 24, 49). Ihre Größe beträgt 0,16—0,22 µ und entspricht weitgehend der Größe der α-Granula. In Granulomerfraktionen können die Mitochondrien an ihrer typischen Struktur wiedererkannt werden (Abb. 34).

c) Granulomer γ (Mikrobläschen und Tubuli)

Das Granulomer γ der Thrombocyten setzt sich aus herdförmig angeordneten oder verstreut liegenden, 240—440 Å großen Mikrobläschen und Tubuli zusammen. In Abb. 28 ist eine Gruppe typischer Mikrobläschen wiedergegeben. Manchmal können die Mikrobläschen auch zu Vacuolen erweitert sein. Feissly, Gautier und Marcovici (1958) bezeichnen sie als das „élément clair" der Thrombocyten. Die Tubuli stammen wahrscheinlich aus dem endoplasmatischen Reticulum und dem Golgi-Apparat der Megakaryocyten her, oder sie sind Reste von Plättchendemarkationsmembranen. Vereinzelt sieht man in den Thrombocyten des peripheren Blutes noch Tubulipakete (Abb. 27). Einige Mikrobläschen der Thrombocyten entstehen erst im zirkulierenden Blut durch Vesikulationsvorgänge der Thrombocytenmembran, um Stoffe aus dem umgebenden Blutplasma aufzunehmen (David-Ferreira, 1961; Schulz, 1961). Auf diese Vorgänge werden wir bei der Besprechung der Phagocytose der Thrombocyten (Abschnitt C, II, 1) besonders eingehen.

Abb. 26a—c. Längliche α-Granula (→) in normalen Thrombocyten des Menschen (a), des Kaninchens (b) und der Ratte (c). Beim Pfeil in Abb. b im α-Granulum eine Gruppe winziger Bläschen. Archiv-Nr. II/874 D/65. 3767 A. 3887 B. Elektronenmikr. Vergr. a 15800:1, b 8800:1, c 5800:1. Abb. a 58800:1, b 32600:1, c 21600:1

Fig. 26a—c. Rod-like alpha granules in normal platelets of human (a), rabbit (b) and rat (c) blood. Arrow of Fig. 26b: the alpha granule contains a group of tiny vesicles. a × 58.800, b × 32.600, c × 21.600

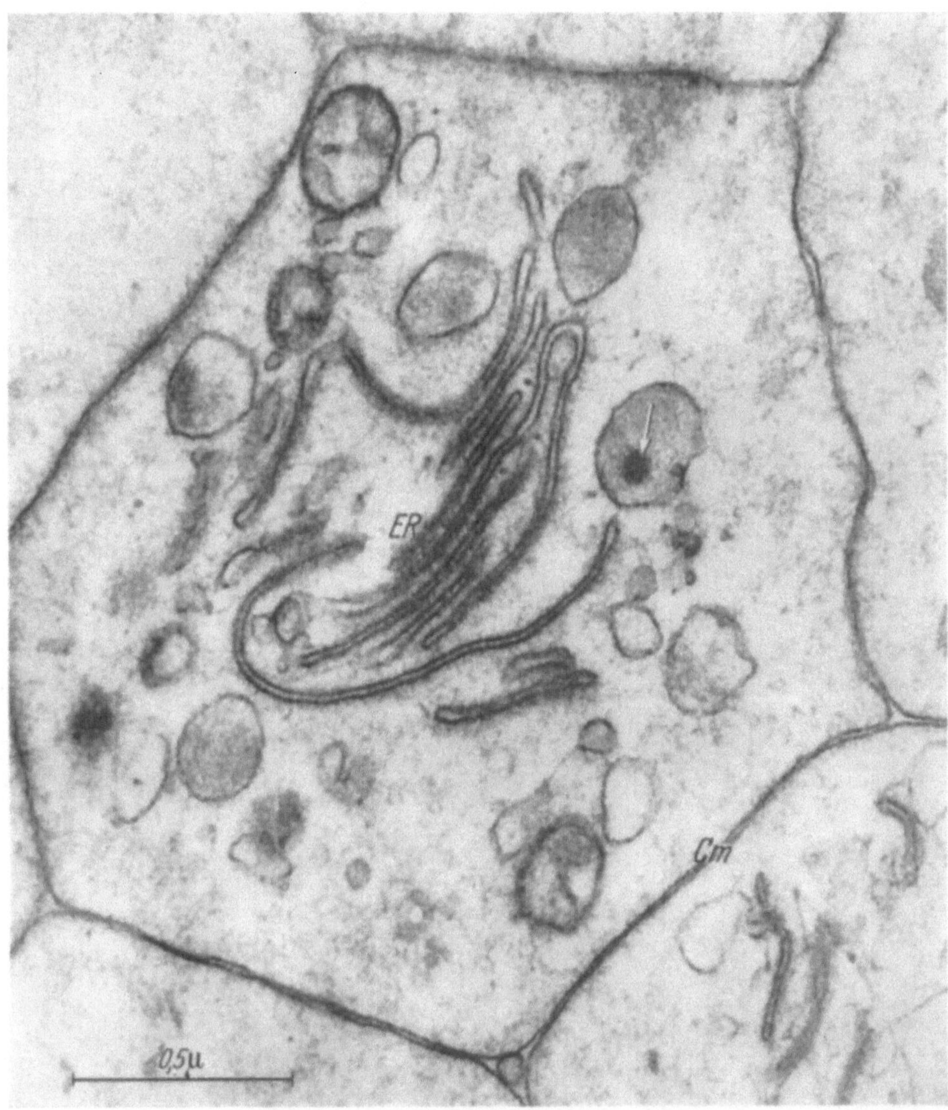

Abb. 27. Normaler Thrombocyt des Menschen. In Bildmitte zahlreiche Tubuli eines glatten endoplasmatischen Reticulums (*ER*). wahrscheinlich Reste von Plättchendemarkationsmembranen. Bei Pfeil (↓) osmiophile Verdichtungszone in einem α-Granulum. *Cm* Zellmembranen von sich berührenden Thrombocyten. Archiv-Nr. II/1250 A/65. Elektronenmikr. Vergr. 15000:1. Abb. 56800:1

Fig. 27. Normal human blood platelet. In the center of the picture there are several tubules of smooth endoplasmic reticulum (*ER*) probably representing remnants of demarcation membranes. At the arrow (↓) the alpha granule contains an osmiophilic density. *Cm* cell membranes of two different platelets. ×56.800

d) Granulomer δ (Siderosomen)

Das Granulomer δ ist nicht in allen Thrombocyten nachzuweisen. Es besteht aus ovalen Cytosomen oder „Siderosomen" (Lindner, 1957: Richter, 1958), die im Innern aufgehellt sind. An den Rändern erkennt man zahlreiche 55 Å große, sehr kontrastreiche Körnchen, die wahrscheinlich die eisenhaltige Komponente des Ferritins darstellen. Die Körnchengröße ist identisch mit den von Farrant (1954), Novikoff, Beaufay und de Duve (1956), Stoekkenius (1957), Kuff und Dalton (1957), Bessis und Breton-Gorius (1957), Richter

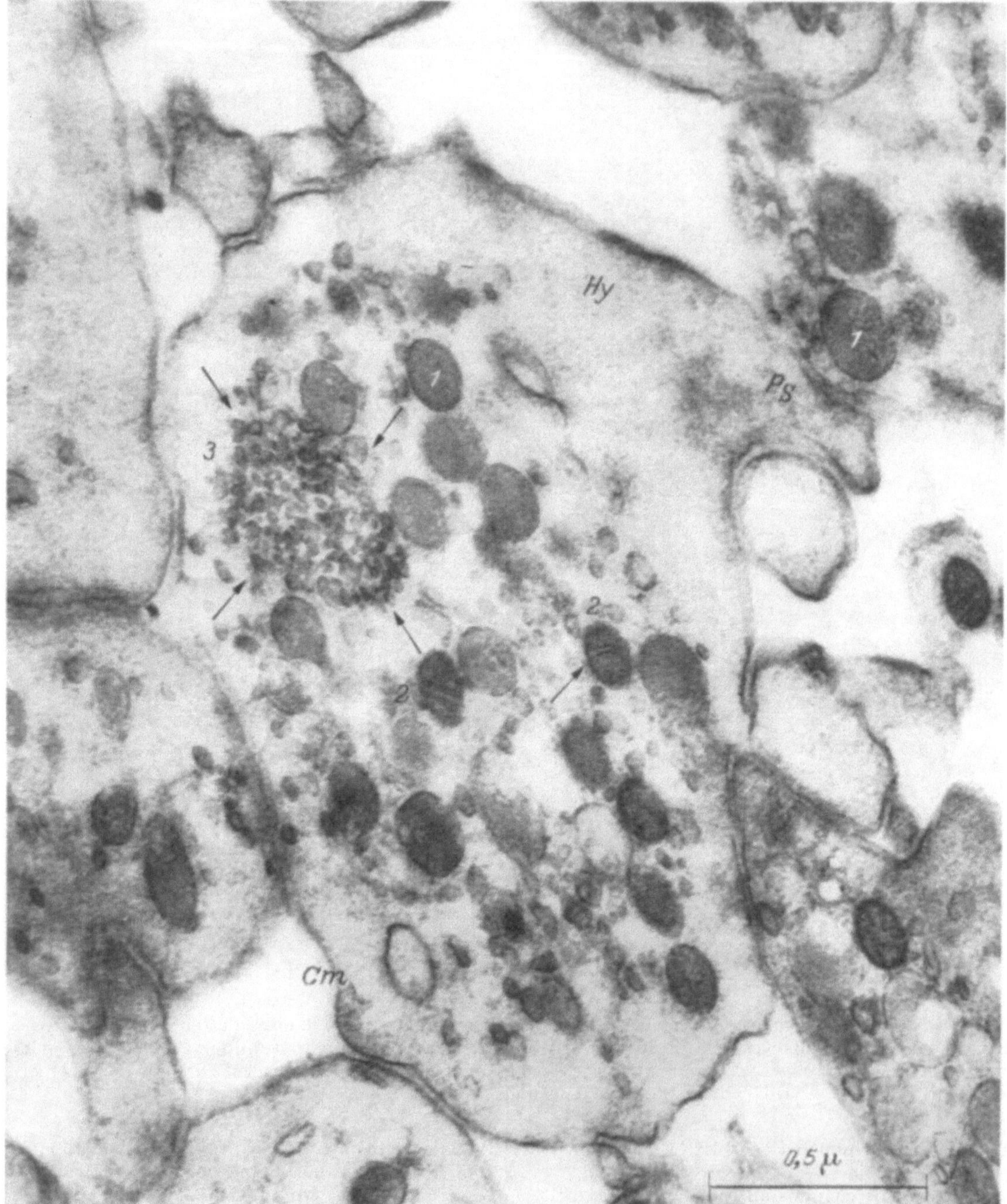

Abb. 28. Übersicht eines Thrombocyten. Normales menschliches Blut. *Cm* Zellmembran; *Hy* homogene bis feingranuläre Grundsubstanz des Hyalomers; *Ps* Pseudopodium; *1* Granulomer-α; *2* Granulomer-β, Mitochondrien mit Innenmembranen; *3* Granulomer-γ, Gruppe von Mikrobläschen, durch Pfeile markiert. Einbettung in Butylmethacrylat. Archiv-Nr. 188 B/57. Elektronenmikr. Vergr. 16600:1, Abb. 63000:1

Fig. 28. Normal human blood platelet. The platelet in the center of the figure is composed of cell membrane (*Cm*), homogeneous and fine granular ground substance of hyalomere (*Hy*), alpha granulomere (*1*), beta granulomere or mitochondria with small cristae (*2*), gamma granulomere or groups of microvesicles and tubules (*3*) marked by arrows (→). *Ps* pseudopod-like protrusion. Embedding in butylmethacrylate. × 63,000

Tabelle 2. *Bestandteile normaler Thrombocyten des Menschen*

Elektronenmikroskopische Struktur	Bezeichnung (SCHULZ, JÜRGENS und HIEPLER, 1958)	Synonyma	Größe	Wahrscheinliche Funktion
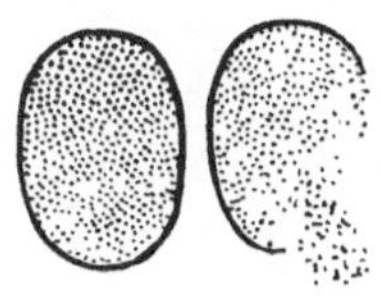	Granulomer α	ovale Granula, Granulations denses (FEISSLY, GAUTIER u. MARCOVICI, 1957). microbodies (?) (BERNHARD u. LEPLUS, 1955) specific granules Lysosomen	Längsdurchmesser: 0,195 μ; Querdurchmesser: 0,12 μ; Länge: Breite = 5:3; dreigeschichtete Granulamembran: 50 Å, feingranulärer Inhalt: 40 bis 120 Å. Etwa 80% des Granulomer	Träger von Gerinnungsfaktoren: Thrombocytenfaktoren 1 und 3 (SCHULZ u. HIEPLER, 1959). Enthält vorwiegend Plättchenfaktor 3, der aus den Granula entleert wird („liberalisierte α-Substanz"; SCHULZ, 1960) und lysosomale Enzyme (saure Phosphatase, β-Glucuronidase. Kathepsin) (MARCUS, ZUCKER-FRANKLIN, SAFIER u. ULLMAN, 1966)
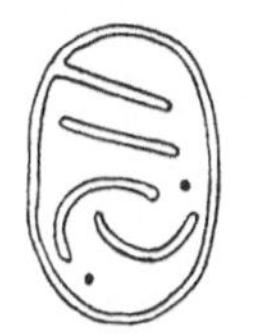	Granulomer β	Mitochondrien	sehr klein: 0,16—0,22 μ, wenige Mitochondrieninnenmembranen; osmiophile Schicht: 55 Å, osmiophobes Intervall: 50 Å	Erhaltungsstoffwechsel der Thrombocyten. Enthält ATPase (WHITE u. KRIVIT, 1965)
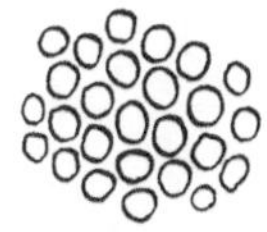	Granulomer γ	Mikrobläschen (Golgi-Apparat), endoplasmic reticulum (?) élément clair (FEISSLY, GAUTIER u. MARCOVICI, 1958)	240—440 Å; Mittelwert: 355 Å; herdförmig oder verstreut, oft ein tubuläres System bildend	Träger von Gerinnungsfaktoren (Thrombocytenfaktoren 1 und 3). Stofftransport im Thrombocyten. Aufnahme von Stoffen aus dem Blutplasma durch „Membran-Vesikulation" (BENNETT, 1956) oder „Cytopempsis" (MOORE u. RUSKA, 1957)
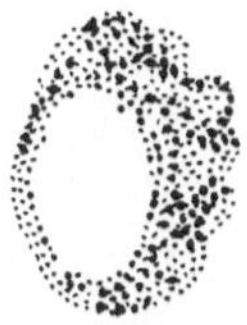	Granulomer δ	Cytosomen mit Speichersubstanzen, Siderosomen (LINDNER, 1957; RICHTER, 1958)	0,25—0,3 μ; enthält 55 Å große, kontrastreiche Körnchen. Kommt nur in wenigen Plättchen vor	Speicherung von Eisenhydroxydmicellen des molekularen Ferritins oder von Kupferproteid
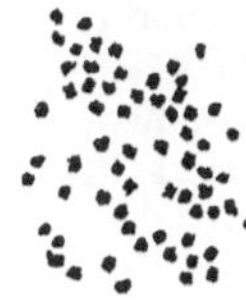	Granulomer ε (DAVID-FERREIRA, 1964)	Glykogengranula	180—300 Å; liegen in kleinen Gruppen oder bilden größere Aggregate von mehreren hundert Granula	Kohlenhydratstoffwechsel
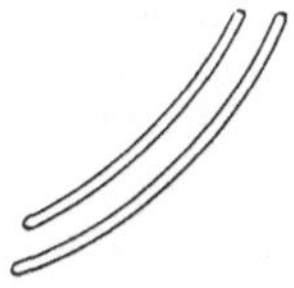	Mikrotubuli	marginales Bündel, annuläres Bündel, endoplasmatischer Ring (FAWCETT u. WITEBSKY, 1964)	Querdurchmesser: 200 bis 250 Å; 5—20 Mikrotubuli bilden ein marginales Bündel. Jeder Mikrotubulus enthält 6—12 filamentöse Untereinheiten (BEHNKE und ZELANDER, 1966, 1967)	Cytoskelet: Erhaltung der scheibenförmigen Gestalt der Plättchen. Struktur für Pseudopodien. Retraktion der Plättchen (?). Kontraktiles Protein (?)
	Hyalomer		homogene bis feinkörnige Grundsubstanz	Träger von Gerinnungsfaktoren (Thrombocytenfaktoren 2 und 4). 95% des Plättchen-Serotonins (SCHULZ, STROBACH u. HIEPLER, 1964). Enthält Katalase und Lactat-Dehydrogenase

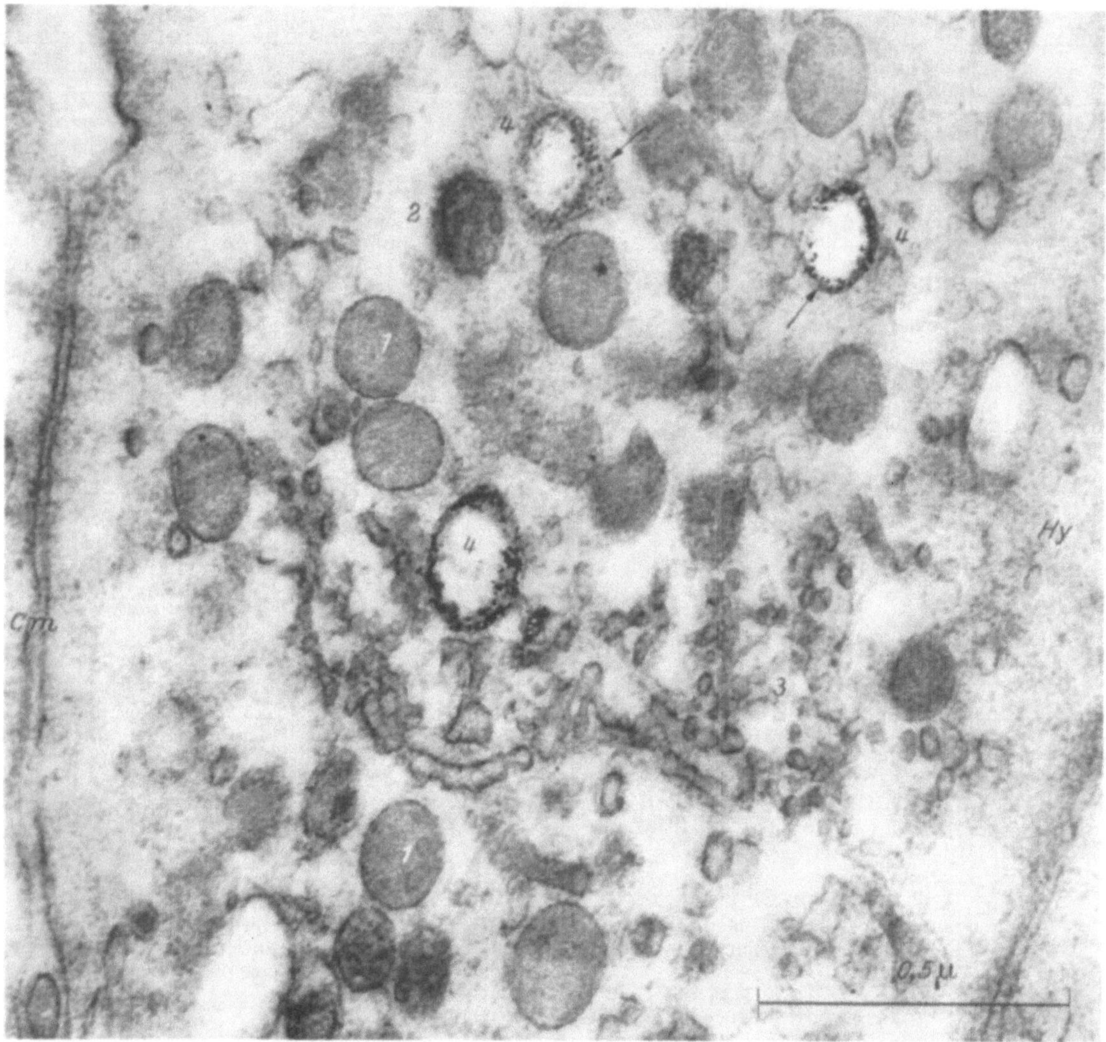

Abb. 29. Ausschnitt eines Thrombocyten. Normales menschliches Blut. *Cm* Zellmembranen von zwei sich berührenden Thrombocyten; *Hy* homogene bis feingranuläre Grundsubstanz des Hyalomers; *1* Granulomer-α. Die Granulamembran mißt 50 Å. *2* Granulomer-β, Mitochondrium. *3* Granulomer-γ, Zone aus Mikrobläschen und Tubuli (Reste einer Golgi-Zone). *4* Granulomer-δ, Cytosomen mit zahlreichen kontrastreichen Körnchen, wahrscheinlich Ferritin. Die einzeln liegenden Körnchen bei den Pfeilen (→) messen 55 Å. Einbettung in Butylmethacrylat. Archiv-Nr. 186 B/58. Elektronenmikr. Vergr. 16600:1, Abb. 91300:1

Fig. 29. Part of a normal human blood platelet. Higher magnification of the different organelles. The cytoplasm contains a homogeneous and finely granular ground substance of hyalomere (*Hy*), alpha granulomere with a 50 Å wide membrane, beta granulomere or mitochondria (*2*), gamma granulomere or foci of microvesicles and tubules as remnants of the Golgi apparatus (*3*), delta granulomere or cytosomes with multiple small particles resembling ferritin (*4*). The single particle measures 55 Å (→). *Cm* cell membranes of two different platelets. Embedding in butylmethacrylate. ×91,300

(1958) sowie von LINDNER (1958) beobachteten Eisenhydroxydmicellen des molekularen Ferritins in Zellen anderer Organe. Die Pfeile auf Abb. 29 zeigen auf einzeln gelegene Körnchen. Größere Körnchen sind aus mehreren kleinen zusammengesetzt. Frei im Hyalomer liegende Ferritinkörnchen lassen sich nicht oder nur selten nachweisen. HAGUENAU, HOLLMANN, LEVY und BOIRON (1963) bestätigten unsere Befunde zum Granulomer δ. Sie fanden in Thrombocyten des Menschen elektronenmikroskopisch eine Phagocytose von Ferritin. WES-

SEL und GEDIGK (1959) nehmen an, daß kolloidale Eisenteilchen durch Membranvesikulation in das Cytoplasma der Zellen eingeschleust und die von den Zellmembranen abgeschnürten Mikrobläschen zu Siderosomen umgebaut würden.

BRÜSCHKE (1964) wies histochemisch in den Thrombocyten des Kaninchens nach intravenösen Injektionen hoher Dosen von Ferrisaccharat siderophile Granula nach. Er bezeichnete die mit Eisen beladenen Thrombocyten als ,,Siderothrombocyten" und nahm an, daß der injizierte kolloidale Eisenkomplex von den Oberflächen der Thrombocyten aufgenommen werde. Nach der Phagocytose von kolloidalem Eisen durch die Blutplättchen stellte BRÜSCHKE (1964) im peripheren Blut eine Thrombocytopenie fest.

e) Granulomer ε (Glykogengranula)

Das Granulomer ε besteht aus den 180 bis 300 Å großen sphärischen Glykogengranula. JEAN und GAUTIER stellten elektronenmikroskopisch 1961 das Glykogen der Thrombocyten erstmals mit speziellen Färbemethoden dar. DAVID-FERREIRA (1964) schlug in Fortsetzung unserer Nomenklatur die Bezeichnung Granulomer ε vor. Die Glykogengranula können schon bei einfacher Fixierung mit Osmiumsäure im Hyalomer nachgewiesen werden (Abb. 24), ihre Elektronendichte ist gering. Bei kombinierter Fixierung mit Osmiumsäure und Kaliumpermanganat sowie Nachkontrastierung der ultradünnen Schnitte mit Uranylacetat oder Bleihydroxyd nach der von WATSON (1958) angegebenen Methode zeigen die Glykogengranula der Thrombocyten die gleiche Größe und Verteilung, aber eine viel stärkere Elektronendichte (Abb. 30). Die Glykogengranula liegen in kleinen Gruppen zwischen den anderen Bestandteilen des Granulomers. In den peripheren Zonen der Plättchen bilden sie dagegen größere Aggregate von mehreren hundert Granula (J. F. DAVID-FERREIRA und K. DAVID-FERREIRA, 1962). Nach Inkubation in Diastase verlieren die Glykogengranula elektronenoptisch ihre ,,färberischen" Eigenschaften (JEAN und RACINE, 1962). Das Glykogen zeigt in den Thrombocyten die gleiche Ultrastruktur wie in anderen Organen. Kleinere Teilchen sind als Untereinheiten größerer. komplexer Glykogenteilchen aufzufassen (DROCHMANS, 1962). Glykogengranula in Blutplättchen wiesen auch BIAVA (1963) und KJAERHEIM (1966) elektronenoptisch nach. Eine Zusammenstellung der verschiedenen Methoden für die elektronenmikroskopische Darstellung von Glykogen gab THEMANN (1963). Der Glykogengehalt der Thrombocyten beträgt 92 μg/10^9 Plättchen (OLSSON, DAHLQUIST und NORDÉN, 1963). In chemischen und chromatographischen Analysen konnten in Thrombocyten des Menschen außer Glykogen auch Glucose, Galaktose, Mannose, Fucose, Ribose, Glucosamin, Galaktosamin, Glucuronsäure und N-Acetyl-neuraminsäure nachgewiesen werden (WOODSIDE und KOCHOLATY, 1960). Eine Übersicht über die Biochemie der Kohlenhydrate der Blutplättchen gaben MARCUS und ZUCKER (1965).

7. Zahl, Lebensdauer, Alterung und Untergang der Thrombocyten

Die normale Zahl der Blutplättchen im peripheren venösen Blut beträgt beim Erwachsenen nach FONIO 200000—300000 pro mm^3, nach HOFMANN-FLÖSSNER 600000 bis 900000. Die Zahl der Plättchen ist im venösen Blut etwa 15% höher als im cutanen; im arteriellen Blut etwa 12% höher als im venösen. Neugeborene haben geringere Thrombocytenwerte als Erwachsene. Nach dem 60. Lebensjahr sinkt die Plättchenzahl etwas ab (MORITA, 1958; DIEM, 1962). Die Plättchenzahl und -verteilung unterliegt physiologischen Schwankungen und hängt von Körperbau, körperlicher Anstrengung, Umgebungstemperatur und Tagesrhythmus (HOLZKNECHT, 1959) ab. Bei der Frau fällt die Plättchenzahl vor der Menstruation und steigt nachher wieder an. Die höchsten Thrombocytenzahlen sind im Intermenstruum festzustellen (HALLER, 1965).

Die Lebensdauer der Thrombocyten im peripheren Blut kann mit Hilfe verschiedener radioaktiver Substanzen bestimmt werden. Sie beträgt nach Messungen an radioaktiv markierten Blutplättchen beim Menschen 5 bis 11 Tage, bei der Ratte 4—5 Tage und beim Kaninchen 3—4 Tage (Literaturübersichten:

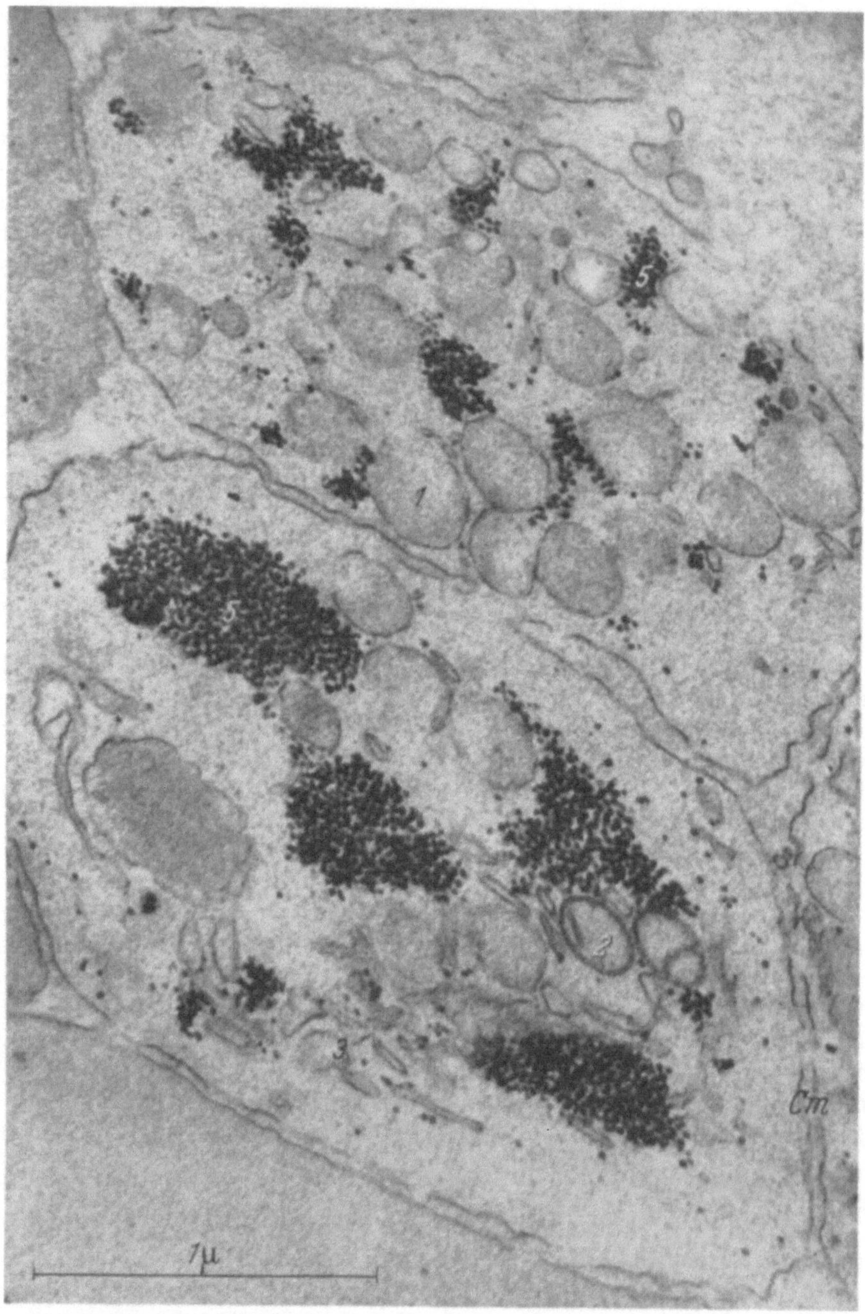

Abb. 30. Normale Thrombocyten des Menschen. *1* Granulomer-α. *2* Granulomer-β, Mitochondrien. *3* Granulomer-γ, Mikrotubuli und Mikrobläschen. *5* Granulomer-ε, Gruppen von kontrastreichen Glykogengranula. Die einzelnen Glykogengranula messen 180—200 Å. *Cm* Zellmembranen von sich berührenden Thrombocyten. Fixierung in Kaliumpermanganat. Araldit-Einbettung. Färbung mit Uranylacetat. Aufnahme: J. F. David Ferreira [Int. Rev. Cytol. **17**, 116 (1964)]. Archiv-Nr. 1109 A. Elektronenmikr. Vergr. 11350:1, Abb. 45400:1

Fig. 30. Normal human blood platelets. Beside the usual organelles as alpha granulomere (*1*), beta granulomere (*2*), gamma granulomere (*3*) the platelets contain foci of epsilon granulomere (*5*) or contrast-rich glycogen granules. The single glycogen granule measures 180 to 200 Å. *Cm* cell membranes of two different platelets. The platelets were fixed in potassium permanganate, embedded in Araldite, and sections were stained with uranyl acetate. ×45,400. Courtesy of J. F. David-Ferreira [Int. Rev. Cytol. **17**, 116 (1964)]

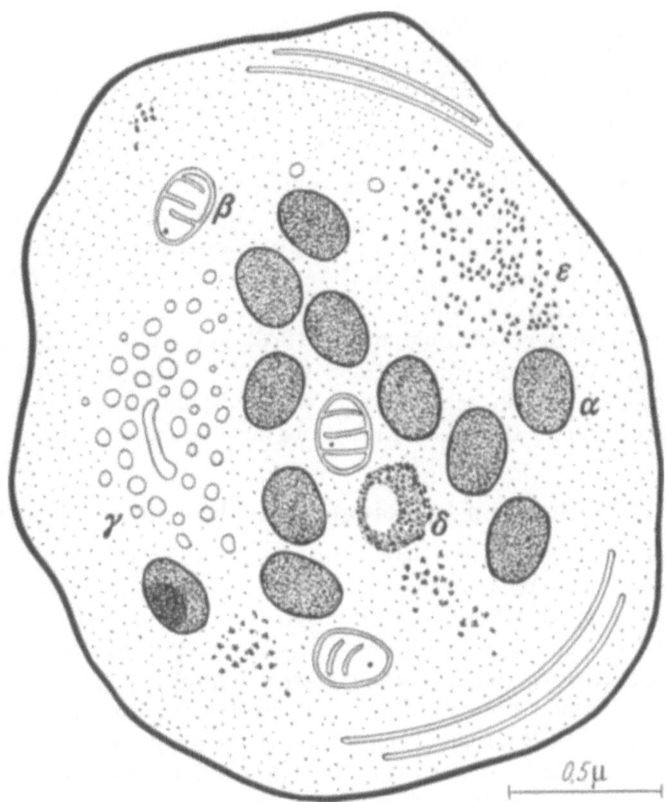

Abb. 31. Schema der verschiedenen Bestandteile des Granulomers. Normaler Thrombocyt des Menschen. Längsschnitt durch die Äquatorebene. Granulomer-α, ovale Granula mit dichter Grundsubstanz und Membran. Granulomer-β, kleine Mitochondrien mit wenigen Innenmembranen. Granulomer-γ, Mikrobläschen, Tubuli und Vacuolen. Granulomer-δ, Siderosom. Granulomer-ε, Glykogengranula. Unter der Zellmembran längsgeschnittene Mikrotubuli des marginalen Bündels. Vergr. 60000:1

Fig. 31. Schematic diagram of a normal human blood platelet demonstrating the different components of the granulomeres. The section is taken through the equatorial plane. Alpha granulomere is represented by ovale granules with dense ground substance, beta granulomere as small mitochondria with a few cristae, gamma granulomere as microtubules and microvesicles, delta granulomere as siderosomes, and epsilon granulomere as glycogen granules. Longitudinal sections of microtubules of the marginal bundle are shown near the cell membrane. ×60,000

ODELL, 1961; MARCUS und ZUCKER, 1965). Nach in vitro-Markierung von Thrombocyten des Menschen mit radioaktivem ^{51}Cr (AAS und GARDNER, 1958) bestimmten BLEIFELD und GEHRMANN (1966) eine Lebensdauer von 7 bis 11 Tagen. Der Verlauf der Lebensdauerkurve der Thrombocyten ist bis zu einem Wert von 10% der Ausgangsaktivität praktisch linear und geht dann in einen exponentiellen Teil über (vgl. Kurve). Die in vivo-Markierung normaler menschlicher Blutplättchen mit radioaktivem Diisopropylfluorphosphat (DFP^{32}) ergibt eine mittlere Thrombocytenlebensdauer von 8—14 Tagen (HEIMPEL und ADAM, 1966).

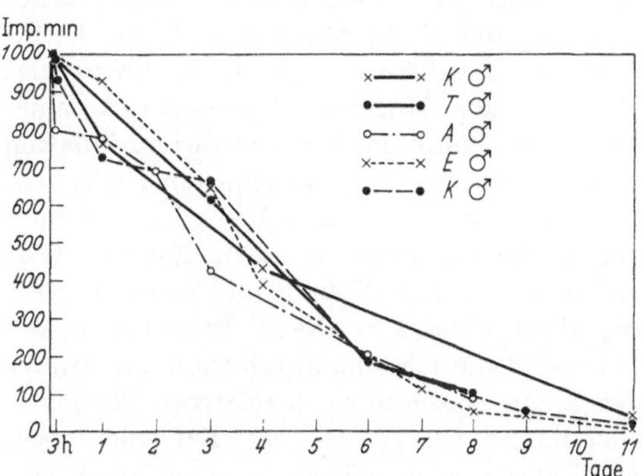

Lebensdauerkurven von Thrombocyten bei fünf gesunden Erwachsenen. Radioaktive Markierung der Thrombocyten mit ^{51}Cr. [Aus: W. BLEIFELD und G. GEHRMANN, Dtsch. med. Wschr. 91, 1594 (1966)]

Bei der Zellalterung zeigen die Thrombocyten elektronenmikroskopisch ein helles Hyalomer, sog. „clear platelets“ (David-Ferreira, 1964) oder Plättchen vom „paler type“ (Webber und Firkin, 1965). In alten Thrombocyten ist wahrscheinlich weniger Glykogen als in frisch aus dem Knochenmark ausgeschleusten (Doenecke, Lohmann und Schulz, 1966). Elektronenmikroskopische Untersuchungen an konservierten Plättchen zeigten bei zunehmendem Alter ein Verschwinden der α-Granula und eine Vacuolisierung der Plättchen; die Mitochondrien blieben dagegen gut erhalten (Feissly, Gautier und Marcovici, 1958). Firkin, O'Neill, Dunstan und Oldfield (1965) beobachteten an konservierten Plättchen in den α-Granula exzentrisch gelegene helle Zonen sowie eine Fragmentierung der α-Granula.

Die Blutplättchen werden durch das reticulo-endotheliale System, vorwiegend der Leber und der Milz, abgebaut, falls sie nicht für die Blutgerinnung, Wundstillung oder Abdeckung von Endotheldefekten verbraucht wurden. Nach der Auffassung von Davey (1966) kann ein geringer Teil der Plättchen auch in der Lunge abgebaut werden. Die Milz ist darüberhinaus das wichtigste Speicherorgan der zirkulierenden Plättchen (Davey, 1966).

8. Thrombocyten bei Säugetieren, Vögeln und Fischen

Die Thrombocyten der Säugetiere haben weitgehend die gleiche Ultrastruktur wie die des Menschen. Elektronenmikroskopisch wurden sie vorwiegend an folgenden Laboratoriumstieren untersucht: Ratte (Policard, Collet und Prégermain, 1959; Behnke, 1965; Sandborn, LeBuis und Bois, 1966), Maus (Kisch, 1957; Martin, 1967), Kaninchen (Silver, 1965; Schulz und Rabanus, 1965), Katze (Stehbens und Biscoe, 1967), Hund (Schulz, 1959), Goldhamster (Haydon und Taylor, 1965), Siebenschläfer (Myoxus glis) (Schulz, 1957) und Affe (Schumacher, 1965). Thrombocyten des Kaninchens enthalten häufig α-Granula mit osmiophilen Verdichtungszonen (Abb. 16 und 25) und winzige Fetttröpfchen. Von den Mammaliern, die extrem lange apnoische Perioden ertragen können, untersuchte Blessing (1967) beim Seehund (Phoca vitulina) aus der Gruppe der Robben (Pinnipedier) unter anderem die Blutgerinnung und die Ultrastruktur der Thrombocyten. Während des Tauchens über längere Zeit kommt es zu einer Stase des Blutes in den von der Zirkulation ausgenommenen Körperabschnitten. Die Tauchtiere müssen daher einen besonderen Schutz gegen eine Thrombose besitzen. Kraft (1962) stellte aus diesem Grunde die Gerinnbarkeit des Robbenblutes in Frage. Blessing (1967) fand, daß die Gerinnungsfähigkeit des Blutes der Seehunde durch einen relativen Blutplättchenmangel herabgesetzt ist. Bei einem Seehund, der nach einer Verletzung verblutet war, sah er jedoch elektronenmikroskopisch in den Lungencapillaren sehr viele Blutplättchen und Plättchenaggregate. Bei Tieren, die nicht oder nur sehr wenig geblutet hatten, konnte er dies nicht beobachten. Blessing (1967) hat seine Befunde so gedeutet, daß wahrscheinlich erst bei einer Blutung die besonders in der Milz sehr zahlreich vorhandenen Megakaryocyten Blutplättchen ausschütten und so die Gerinnungsfähigkeit des Blutes in einer lebensbedrohenden Situation heraufsetzen. Elektronenmikroskopisch sind die α-Granula der Thrombocyten des Seehundes etwas kleiner als die Mitochondrien des β-Granulomers und haben eine kontrast- und lipoidreiche Grundsubstanz. Das marginale Bündel ist in den Plättchen vorhanden. Übersichten über die älteren lichtmikroskopischen Befunde zur Morphologie der Blutplättchen der Säugetiere gaben Schridde (1911), Riess (1921) und Flössner (1923); Dekhuyzen (1901) berücksichtigte darüberhinaus die Struktur der Thrombocyten bei niederen Tieren.

Die kernhaltigen Thrombocyten der Vögel haben die gleiche Funktion wie die kernlosen Thrombocyten der Säugetiere (Lukas und Jamroz, 1961). Sie verhalten sich gegenüber verschiedenen Chemikalien (Wirth, 1950) sowie bei der Fibrinbildung (Meves sowie Dekhuyzen, zit. nach Schermer, 1958) gleich. Die Ultrastruktur der kernhaltigen Thrombocyten, der sog. Spindelzellen, beschrieb Schumacher (1965) beim Haushuhn (Gallus domesticus). Die Zellkerne sind oval und haben ein ungleichmäßig verteiltes Kernchromatin wie bei den Radspeichenkernen der Plasmazellen. Unterhalb der Kernmembran kommen gelegentlich ovale helle Zonen vor. Die Kernlänge beträgt 3,5 μ, die Kernbreite 2 μ. Im

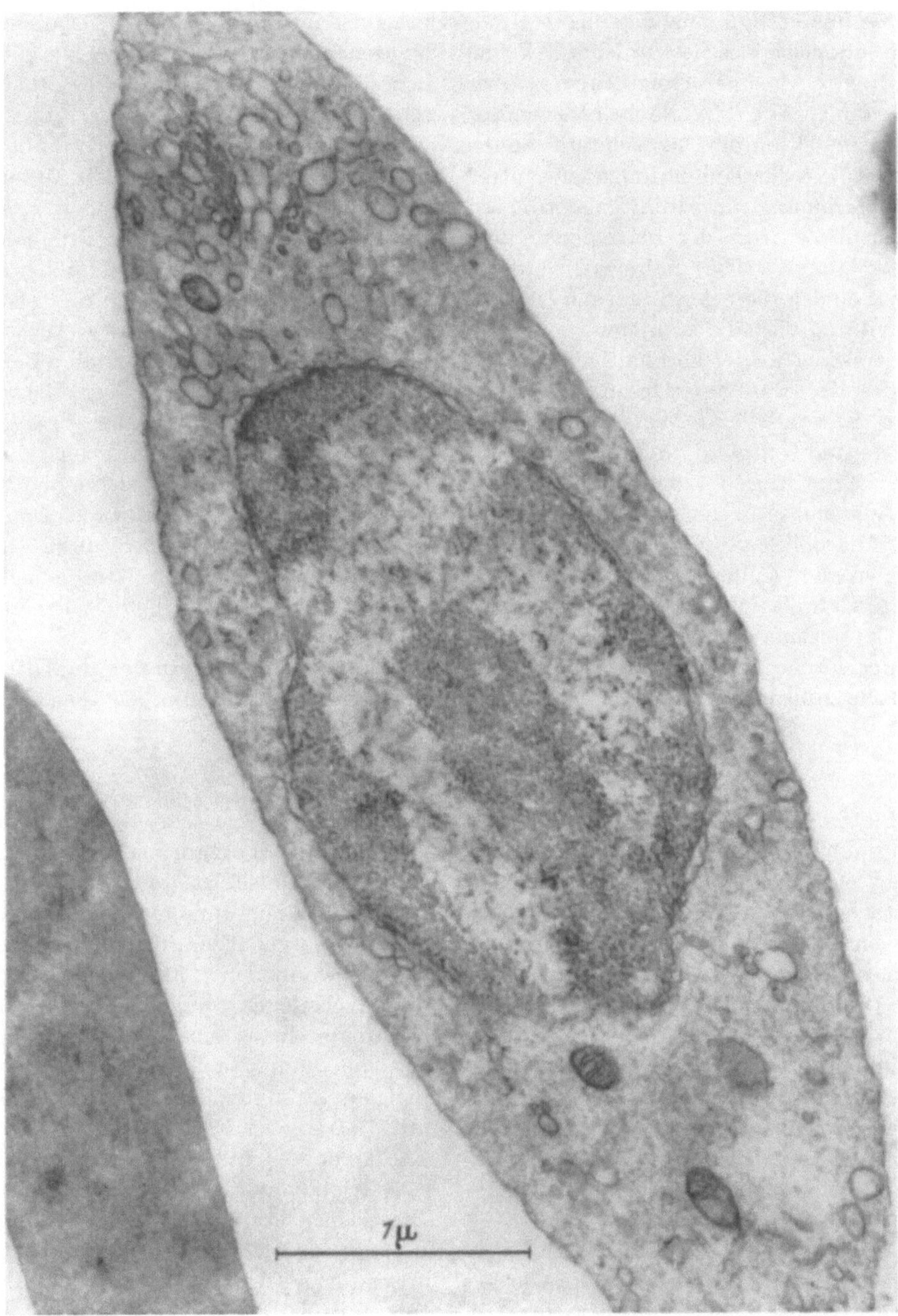

Abb. 32. Hühnerblut. Spindeliger Thrombocyt mit Zellkern, sog. Spindelzelle. Ungleichmäßig verteiltes Kernchromatin und leicht gewellte Kernmembran. Oben ein deutlich ausgebildeter Golgiapparat. Unten zwei kleine Mitochondrien mit 2—3 Cristae. Links im Bild Anschnitt eines Erythrocyten. Aufnahme: A. SCHUMACHER. Archiv-Nr. II/116 B/64. Elektronenmikr. Vergr. 8300:1. Abb. 32700:1

Fig. 32. Spindle-shaped blood platelet of the chicken. The platelet contains a nucleus with irregularly distributed chromatin substance and a slightly folded nuclear membrane. At the upper pole of the platelet a well defined Golgi apparatus is visible; at the lower pole two small mitochondria with a few cristae are shown. At the left side of the figure a part of an erythrocyte is present. Courtesy of A. SCHUMACHER, Vienna. · 32.700

Cytoplasma findet man nur vereinzelt Ribosomen, ein endoplasmatisches Reticulum, kleine Mitochondrien sowie einen Golgi-Apparat, aber keine α-Granula (Abb. 32). Nach intravenöser Injektion von Thrombin beobachtete SCHUMACHER (1965) in der Hühnerlunge eine intravasale Blutgerinnung mit radiär angeordneten Filamenten im Zentrum der Plättchenagglutinate. SCHUMACHER (1965) nahm an, daß im Kern der Spindelzellen gerinnungsphysiologische Aktivitäten vorhanden seien.

Die Ultrastruktur der kernhaltigen Thrombocyten des Krötenfisches (Opsanus tau) untersuchten FAWCETT und WITEBSKY (1964). Die Zellen sind ellipsoid und die zentral gelegenen Kerne weisen tiefe Einbuchtungen auf. Die Zellmembran zeigt als Ausdruck einer lebhaften Mikropinocytose zahlreiche Invaginationen. In der Zellperipherie besteht eine 0,3 μ breite Ektoplasmazone ohne Zellorganellen. Das Cytoplasma der kernhaltigen Thrombocyten der Fische enthält 200 Å im Durchmesser große Mikrotubuli, die mit denen des marginalen Bündels der Thrombocyten des Menschen und der Säugetiere verglichen werden können und die für die Erhaltung der scheibenförmigen Gestalt der Blutplättchen von Bedeutung sind. In den Thrombocyten der Fische liegen sie jedoch nicht unterhalb der Zellmembran, sondern umgeben zirkulär den Kern. Die Anzahl der Mikrotubuli ist in den Thrombocyten der Fische viel höher als in den Plättchen der Säuger und beträgt etwa 125 bis 175. FAWCETT und WITEBSKY (1964) schlugen für das annuläre Bündel die Bezeichnung „endoplasmatischer Ring" vor. Die Feinstruktur der Thrombocyten der jungen Forelle (Salmo gairdnerii) beschrieben BEAMS und SEHNON (1966). Sie fanden in den Thrombocyten ebenfalls viele Mikrobläschen und ein annuläres Bündel von Mikrotubuli. Die Thrombocyten der Fische enthalten jedoch, ebenso wie die kernhaltigen Spindelzellen der Vögel, kein α-Granulomer.

FRENCH (1967) beschrieb die Ultrastruktur der kernhaltigen Thrombocyten des Frosches.

9. Fraktionierung von Thrombocyten

Um Plättchenfaktoren und Enzyme bestimmten submikroskopischen Strukturen der Thrombocyten zuordnen zu können, werden außer histochemischen, immunchemischen und radioaktiven Markierungen besonders Fraktionierungsmethoden angewandt. Gemeinsam mit HIEPLER (SCHULZ und HIEPLER, 1959) versuchten wir, die verschiedenen Bestandteile des Granulomers aus intakten Thrombocyten des Menschen als unbeschädigte Partikel zu isolieren und in reinen Fraktionen elektronenmikroskopisch mit der Ultradünnschnittmethode und vergleichend gerinnungsphysiologisch zu untersuchen.

Zur Isolierung der Thrombocyten verwandten wir frisches Spenderblut. Es wurden neun Teile venöses Blut mit einem Teil 3,6%iges Trinatriumcitrat gut durchmischt und sofort 20 min bei 125 g zentrifugiert. In dem abgehobenen, überstehenden plättchenhaltigen Plasma wurden die Thrombocyten ausgezählt (300000—400000/mm³), das Plasma mit dem zweifachen Volumen einer 1%igen Lösung von Sequestren in 0,7%iger NaCl-Lösung (pH 7,25) verdünnt, und dann 15 min bei 200 g zentrifugiert. Durch die starke Verdünnung des Plasmas mit Sequestren-Lösung sedimentierten die Thrombocyten ohne Desintegration und Agglutination. Außerdem ließ sich der Niederschlag während der nachfolgenden Behandlung ohne mechanische Hilfsmittel resuspendieren. Eine Schädigung der unzerstört gewonnenen Thrombocyten wurde dadurch vermieden. Ohne Zusatz von Sequestren beobachteten wir eine Klümpchenbildung von Thrombocyten. Nach dem Waschen des Niederschlages, einmal mit Sequestren- und zweimal mit 0,9%iger NaCl-Lösung, wurden die Thrombocyten in NaCl-Lösung zu einer Konzentration von ca. 5 Mill./mm³ resuspendiert. Die Suspension ergab eine gleichmäßig trübe Lösung, die ein Maß für diffus verteilte und unzerstörte Thrombocyten innerhalb des Lösungsmittels darstellt (Fraktion A = intakte Thrombocyten) (Abb. 37a).

Bei der Bereitung des Thrombocytenextraktes sollte nur eine Zerstörung oder Aufschließung der Zellmembran erreicht werden, um den Austritt von unbeschädigtem Granulomer und Hyalomer zu ermöglichen. Die Verwendung eines Homogenisators oder das Zerreiben der Thrombocytenaufschwemmung im Mörser ergaben nur Zelltrümmer. Ein- oder mehrmaliges Einfrieren der Thrombocytenauf-

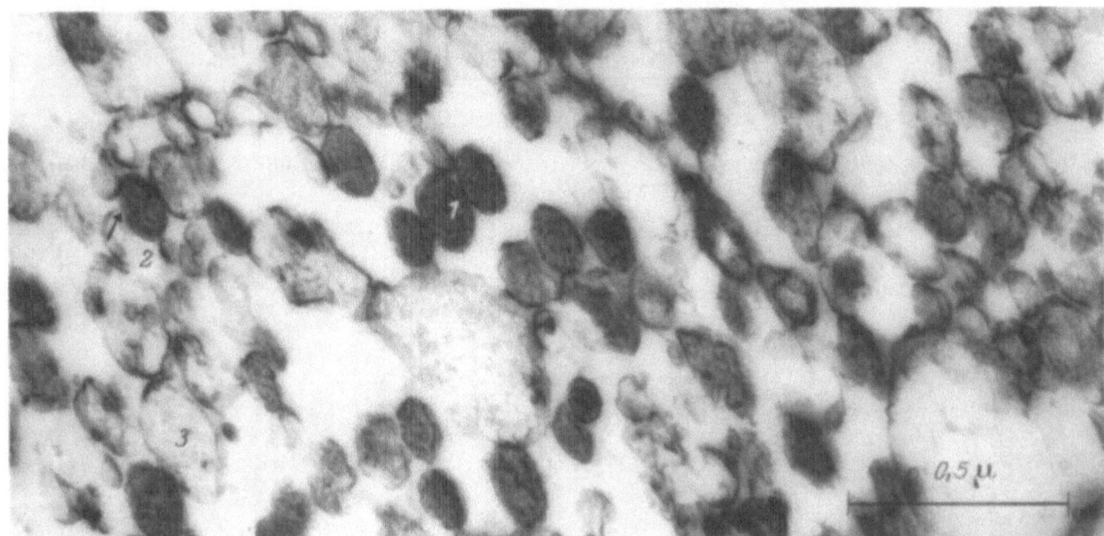

Abb. 33. Legende untenstehend

schwemmung bei —22° C über längere Zeit (3—15 Std) führte entweder zu einer Schwellung der Thrombocyten oder zu einem vollständigen Zerfall der Innenstrukturen. Zur Zerstörung der Zellmembranen der Thrombocyten bewährte sich folgende Methode: Der in 0,9%iger NaCl-Lösung aufgenommene Thrombocytenniederschlag wurde für kurze Zeit (15 min) auf —22° C in einer Tiefkühltruhe oder in einer Kältemischung (Aceton-Trocken-

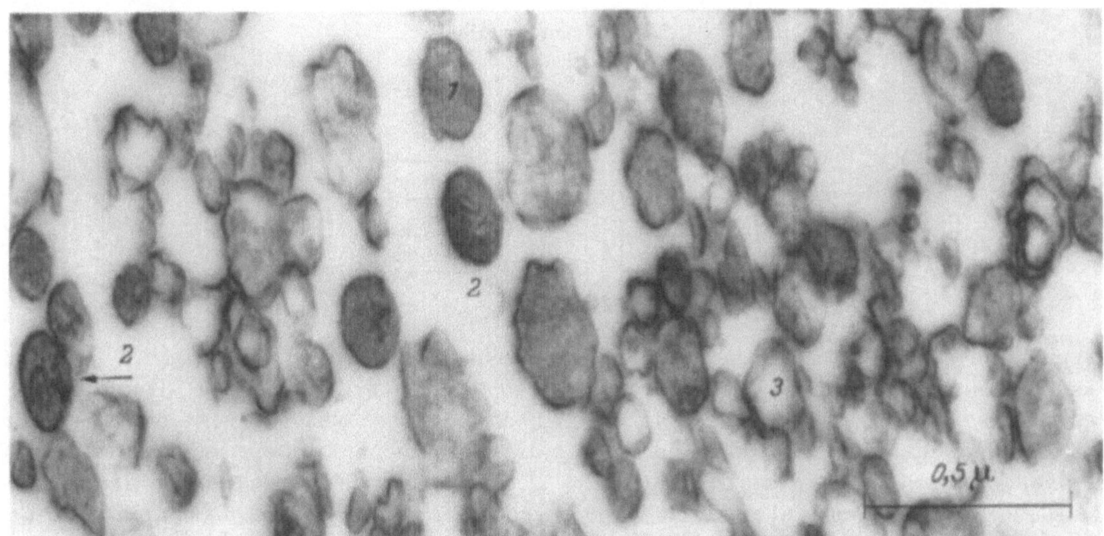

Abb. 34

Abb. 33 u. 34. Fraktionierung von Thrombocyten des menschlichen Blutes. Reine Partikelfraktionen des Granulomers. Plättchenfaktoren 1 und 3 positiv. *1* Granulomer-α. Dichte Grundsubstanz der Granula und intakte Granula-Membranen. *2* Granulomer-β. Nicht geschwollene Mitochondrien mit unveränderten Innenmembranen bei den Pfeilen (←). *3* Granulomer-γ. Archiv-Nr. 693 C/58, 412 D/58. Elektronenmikr. Vergr. 16600:1, Abb. 33: 66400:1, Abb. 34: 62000:1

Fig. 33 and 34. Granule fractions of human blood platelets, both positive for coagulation factors 1 and 3. Both figures demonstrate alpha granulomere as granules with intact membranes and dense ground substance (*1*) beta granulomere as mitochondria without swelling and with unaltered cristae (*2*, →), and gamma granulomere with slightly swollen vesicles (*3*). Fig. 33 × 66,400. Fig. 34 × 62,000

Fraktionierung der Thrombocyten

Frisches Spenderblut

Plättchenplasma (ca. 400000 Thrombocyten mm³). Plättchen mit Sequestrentechnik isoliert, gewaschen und in 0,9%iger NaCl-Lösung suspendiert

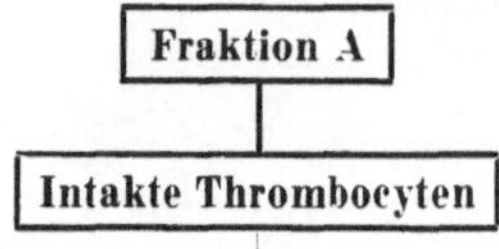

3mal je 15′ in Tiefkühltruhe oder in Kältemischung (Aceton-Trockeneis) bei −22°C schnell eingefroren und bei +37°C aufgetaut

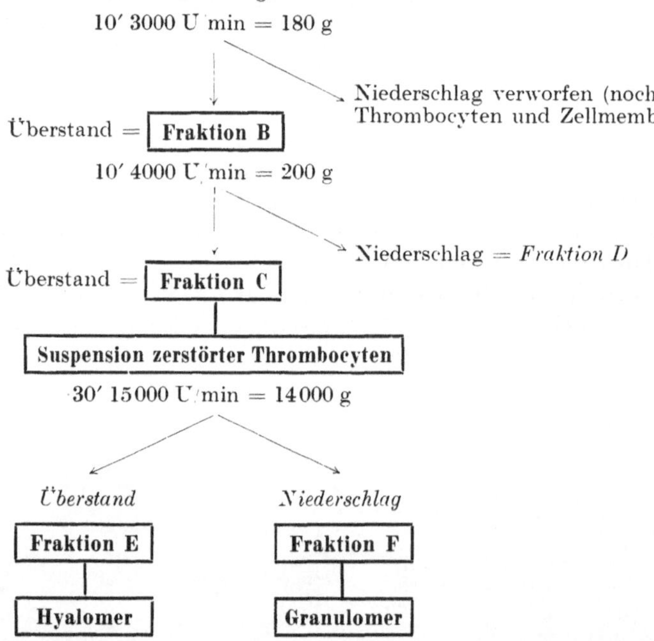

eis) eingefroren und sofort danach bei + 37° C wieder aufgetaut. Dreimaliges Wiederholen des Vorganges zerstörte die Zellmembran der Thrombocyten und löste das Granulomer und Hyalomer unbeschädigt aus den Zellen heraus. Da bei dieser Methode nicht alle Thrombocyten gleichzeitig zerstört werden, haben wir aus der Suspension des Thrombocytenextraktes diejenigen Niederschläge verworfen, die wir durch Zentrifugieren (je 10 min) bei 180 g und 200 g erhielten. Der Überstand ergab die Ausgangssuspension (Fraktion C = Suspension zerstörter Thrombocyten) (Abb. 37 b) für die weitere Unterfraktionierung des Thrombocytenextraktes. Die Trennung des Hyalomer (Fraktion E) vom Granulomer (Fraktion F) erreichten wir durch Zentrifugieren während 30 min bei 14000 g. Die Fraktionen A, C, E und F (vgl. obenstehende Übersicht) verwandten wir für die elektronenmikroskopischen Untersuchungen sowie für die vergleichenden gerinnungsphysiologischen und pharmakologischen Auswertungen.

Reine Partikelfraktionen des Granulomer sind auf den Abb. 33, 34 und 37 c wiedergegeben. Die ovalen Granula des Granulomer α haben intakte Membranen und eine dichte Grundsubstanz. Die Mitochondrien des Granulomer β sind unverändert und zeigen intakte cristae mitochondriales (Pfeile auf Abb. 33 und 34). Die Mikrobläschen des Granulomer γ sind auf etwa das Doppelte oder Dreifache ihrer

ursprünglichen Größe geschwollen. Es kann sich hierbei auch um geschwollene α-Granula handeln, aus denen Anteile der Grundsubstanz herausgelöst sind. Einige α-Granula zeigen in ihrer dichten Grundsubstanz ein makromolekulares Netz (Abb. 35). Die Hyalomerfraktionen bestehen elektronenmikroskopisch aus homogenem Material mit einigen darin eingebetteten Resten von Granula (Abb. 37d).

Die Isolierung und Trennung der verschiedenen Strukturbestandteile der Thrombocyten hat besonders schon FONIO (1957) versucht. Elektronenmikroskopische Abbildungen von ultradünnen Schnitten reiner Fraktionen von Granulomer und Hyalomer haben wir 1959 mitgeteilt (SCHULZ und HIEPLER). Weitere elektronenmikroskopische Untersuchungen an Granulomer-Fraktionen von Thrombocyten wurden von MARCUS, ZUCKER-FRANKLIN, SAFIER und ULLMAN (1966) sowie von FIRKIN (1966) mitgeteilt. MARCUS u. Mitarb. (1966) homogenisierten die Plättchen mit einem Teflon-Stößel und isolierten das Granulomer aus dem Plättchenhomogenat durch kontinuierliche Sucrosegradient-Ultrazentrifugation.

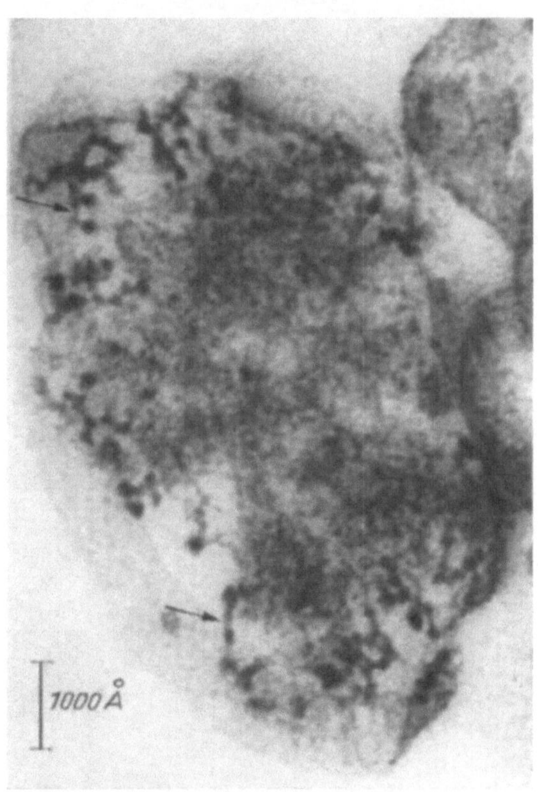

Abb. 35. α-Granulum aus einer Granulomer-Fraktion menschlicher Thrombocyten. In der dichten Grundsubstanz ein makromolekulares Netzwerk (s. Pfeile. Makromoleküle der Thrombokinase?). Archiv-Nr. 691 A/58. Elektronenmikr. Vergr. 16600:1. Abb. 121000:1

Fig. 35. Alpha granule of a granule fraction from human platelets. A macromolecular network is present within the ground substance possibly resembling macromolecules of thromboplastin. ×121.000

10. Lokalisierung von gerinnungsphysiologischen Aktivitäten und Enzymen in submikroskopischen Strukturen der Thrombocyten

Fraktionen von Granulomer und Hyalomer haben wir gemeinsam mit HIEPLER (SCHULZ und HIEPLER, 1959) auf die Plättchenfaktoren 1—4 getestet. Der Thrombocytenfaktor 1 (Plättchenaccelerator) und der Thrombocytenfaktor 3 (Plättchenfaktor der Thrombokinase) sind vorwiegend an die Granulomerfraktion gebunden. Eine Trennung der Granulomerfraktion in α-, β- und γ-Granula konnten wir wegen des annähernd gleichen Gewichtes der Partikel mit unseren Präparationsmethoden nicht erreichen. Der Plättchenfaktor der Thrombokinase ist wahrscheinlich dem Granulomer α zuzuordnen. Die osmiophile Grundsubstanz der α-Granula weist auf einen großen Gehalt an hochmolekularen Eiweißen und Phospholipoiden hin. Die von SHINOWARA (1957) hergestellten Präparate mit Faktor 3-Aktivität zeichnen sich durch eine hohe Lipoidkonzentration (77,5% Totallipoid, davon 46,7% Phospholipoid und 30,8% freies Cholesterin) sowie durch einen hohen Gehalt an ungesättigten Fettsäuren aus. Nach Untersuchungen von CHARGAFF, BANCROFT und STANLEY-BROWN (1936) sowie von VAN CREVELD und PAULSSEN (1951) ist die thromboplastische Aktivität der Thrombocyten an die Cephalinfraktion gebunden. Nach JÜRGENS (1954) sind Thrombokinasen phosphatidhaltige Lipoproteide mit einem Molekulargewicht von etwa 167 Mill. LÜSCHER (1958) nimmt an, daß die thromboplastisch aktive Komponente des Plättchen-

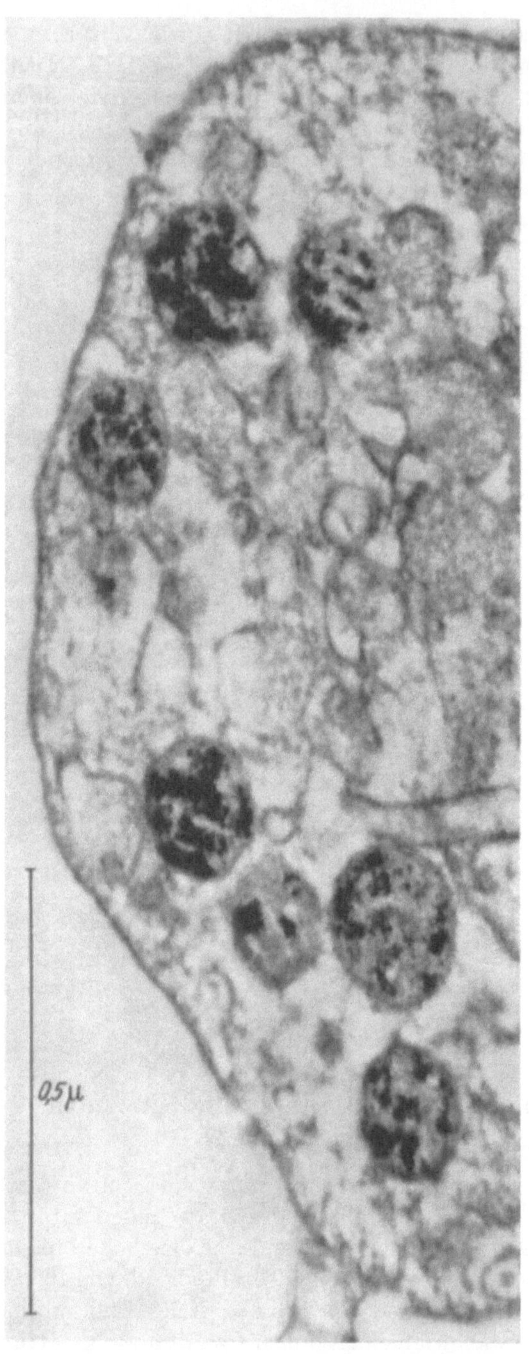

faktors 3 wahrscheinlich ein Calcium-Cephalin-Komplex des Lipoproteins sei. Eine weitere Stütze für die Lokalisation des Plättchenfaktors der Thrombokinase an die Granula des Granulomer α ist die elektronenmikroskopische Untersuchung von Thromben. In capillären Mikrothromben fanden wir, daß zuerst das Granulomer α aus den Thrombocyten entleert wird und die Gerinnung einleitet (vgl. Abb. 56). Den wenigen und kleinen Mitochondrien der Thrombocyten schreiben wir keine gerinnungsaktiven Wirkungen zu; sie dürften lediglich dem Erhaltungsstoffwechsel dienen. Über Beziehungen von Mitochondrien zu den Plättchenfaktoren ist nichts bekannt. Die Aktivitäten des Thrombocytenfaktors 2 (Thrombinaccelerator) und des Thrombocytenfaktors 4 (Heparin-Inhibitor) sind an die Hyalomerfraktion gebunden (SCHULZ und HIEPLER, 1959). Beziehen wir die Befunde auf den Gerinnungsablauf, so wird das Granulomer mit den Plättchenfaktoren 1 und 3 im Beginn und das Hyalomer mit den niedermolekularen Plättchenfaktoren 2 und 4 in der Hauptphase der Blutgerinnung wirksam. Das Serotonin der Plättchen kommt in hoher Konzentration im Hyalomer vor und ist nur gering an die Bestandteile des Granulomer gebunden (SCHULZ, STROBACH und HIEPLER, 1964) (vgl. Abschnitt C, I, 11).

MARCUS, ZUCKER-FRANKLIN, SAFIER und ULLMAN (1966) bestimmten Enzymaktivitäten an Granula- und Membranfraktionen menschlicher Blutplättchen. Die durch Sucrosegradient-Ultrazentrifugation isolierten Fraktionen wurden auf ihre Reinheit elektronenoptisch untersucht. Cytochrom-C-Oxydase als Mitochondrienenzym war nur in der Granulafraktion nachzuweisen. Drei saure hydrolysierende Enzyme, die saure Phosphatase, die β-Glucuronidasc und Kathcpsin, warcn in der

Abb. 36. Ausschnitt eines normalen Thrombocyten des menschlichen Blutes. Spezifische Lokalisation von Adenosintriphosphatase im Granulomer. Die Verteilung der elektronendichten Ablagerungen von Bleiphosphat in den Granula läßt eine Enzymaktivität vorwiegend des Granulomer-β (Mitochondrien) vermuten. Initialfixierung in Hydroxyadipaldehyd. 30 min Inkubation in komplettem Enzymsubstrat. Nachfixierung in Osmiumsäurelösung. Kontrastierung mit Uranylacetat. Abb. 118800:1.
Aufnahme: J. G. WHITE u. W. KRIVIT
[Blood **26**, 563 (1965)]

Fig. 36. Part of a normal human blood platelet demonstrating the localization of adenosin triphosphatase within the granulomere. The distribution of dense accumulations of lead phosphate within the granules seems to indicate that the enzyme reaction product is predominantly located within the beta granulomere or mitochondria. The platelets were fixed in hydroxyadipaldehyde, then incubated with the complete enzyme substrate for 30 minutes and postfixed in OsO_4. The sections were stained with uranyl acetate. ×118,800. Courtesy of J. G. WHITE and W. KRIVIT
[Blood **26**, 563 (1965)]

Granulafraktion enthalten. Die Autoren folgern daraus, daß die Granula der Thrombocyten die Funktionen von Lysosomen haben und metabolisch aktiv sind. Katalase und Lactat-Dehydrogenase lagen hauptsächlich in löslicher Form vor. Die Wirkung auf die Blutgerinnung, insbesondere auf die Bildung des Prothrombin-Aktivator, war in der Membranfraktion größer als in der Granulafraktion. Wurden die Lipoide aus beiden Fraktionen extrahiert, so war die Wirksamkeit beider Extrakte auf die Blutgerinnung gleich. RUDOLPH und SCHMITZ (1962) wiesen cytochemisch in Thrombocyten folgende Enzyme nach: DPN-Diaphorase, TPN-Diaphorase. Glucose-6-phosphatdehydrogenase und Succinodehydrogenase. Daher kann in den Thrombocyten sowohl ein Glucose- und Fettsäureabbau erfolgen als auch der Pentosephosphat- und der Citronensäurecyclus ablaufen. AUER und CASTENS (1967) fanden in normalen Thrombocyten des Menschen eine Enzymaktivität von Fettsäuresynthetase. Übersichten über die Plättchenenzyme gaben WALLER, LÖHR, GRIGNANI und GROSS (1959), LÜSCHER (1959), MORITA (1958), SEITZ (1965), BEESE, FARR, GRÜNER und HASCHEN (1966), MARCUS und ZUCKER (1965) sowie COUISIN, VAINER, MICHEL, GAUTIER und CAEN (1966). WHITE und KRIVIT (1965) fanden vorwiegend im β-Granulomer und in der Plättchenmembran eine Aktivität von Adenosintriphosphatase (vgl. Abb. 18 und 36).

11. Serotoninbestimmungen an Thrombocyten und an Fraktionen von Thrombocyten

Das Serotonin (5-Hydroxytryptamin) wird hauptsächlich in den enterochromaffinen Zellen des Darmes gebildet und in den Blutplättchen gespeichert (RAND und REID, 1951). Nach Auffassung von KÄHLER und HEILMEYER (1961) nehmen die Thrombocyten das 5-Hydroxytryptamin in der Darmwand aus dem Blutplasma auf. Nach TOH (1954) erfolgt die Speicherung des 5-Hydroxytryptamin durch die Plättchen erst in der Leber. In zirkulierenden Thrombocyten und in Megakaryocyten wird sehr wahrscheinlich kein 5-Hydroxytryptamin synthetisiert, da keine Vorstufen des Serotonins und auch keine Fermente des Tryptophanstoffwechsels nachzuweisen sind (ZUCKER, 1962). Fast die gesamte Menge des zirkulierenden Serotonins ist in den Thrombocyten vorhanden. Das Blutplasma, ausgenommen das Pfortaderblut, enthält kaum Serotonin. Darüberhinaus vermögen die Thrombocyten ein Mehrfaches ihres üblichen Gehaltes an Serotonin zu absorbieren (BORN und GILLSON, 1959). Man hat daher die Thrombocyten als Transportkorpuskeln des 5-Hydroxytryptamins bezeichnet.

In intakten Thrombocyten konnten wir mit Hilfe biologischer Untersuchungsmethoden (VANE, 1957) im Mittel einen Serotoningehalt von 52 ng pro 10^8 Thrombocyten nachweisen (SCHULZ, STROBACH und HIEPLER, 1964). Dieser Wert wurde aus mehreren Suspensionen mit verschiedenen Thrombocytenzahlen errechnet (vgl. Tabelle 3) und stimmt mit den Angaben anderer Autoren weitgehend überein. WEISSBACH und REDFIELD (1961) geben einen Serotoningehalt von 50 ng/10^8 Thrombocyten an. CROSTI und LUCCHELLI (1962), WEINER und UDENFRIEND (1957) fanden bei der Serotoninbestimmung mit Hilfe des Spektrophotofluorometers Werte von 65—80 ng/10^8 Thrombocyten. HARDISTY und STACEY (1955), ZUKKER und BORRELLI (1955) sowie SCHMID. SCHEIFFARTH, ZICHA und SIEDE (1960) fanden mit biologischen Untersuchungsmethoden einen Serotoningehalt von 57—76 ng/10^8 Thrombocyten. In papierelektrophoretischen Bestimmungen haben normale Plättchen einen Serotoningehalt von 20—60 ng/ml (ROBERTSON und ANDREWS, 1961). Der sehr hohe Serotoningehalt der Thrombocyten läßt darauf schließen, daß für die elektive Aufnahme und Anreicherung des Serotonins aktive Stoffwechselleistungen der Thrombocyten erforderlich sind (BORN und GILLSON, 1959). WEISSBACH und REDFIELD (1961) fanden eine Hemmung der Serotonin-Aufnahme durch Reserpin und durch 2,4-Dinitrophenol und nahmen an, daß sowohl die Atmung als auch glykolytische Stoffwechselvorgänge der Thrombocyten die Energie für die Aufnahme des Serotonins liefern. Für die maximale Aufnahme des Serotonins in Thrombocyten werden K^+ und PO_4^{3-} benötigt (WEISSBACH und REDFIELD, 1961). Die Aufnahme des Serotonins ist ferner von der Temperatur abhängig. Die Plättchen nehmen bei $+37°$ C 27- bis 42mal mehr 5-Hydroxytryptamin auf als bei 0—2° C (BORN und BRICKNELL, 1959). Die Fähigkeit der Thrombocyten, das ge-

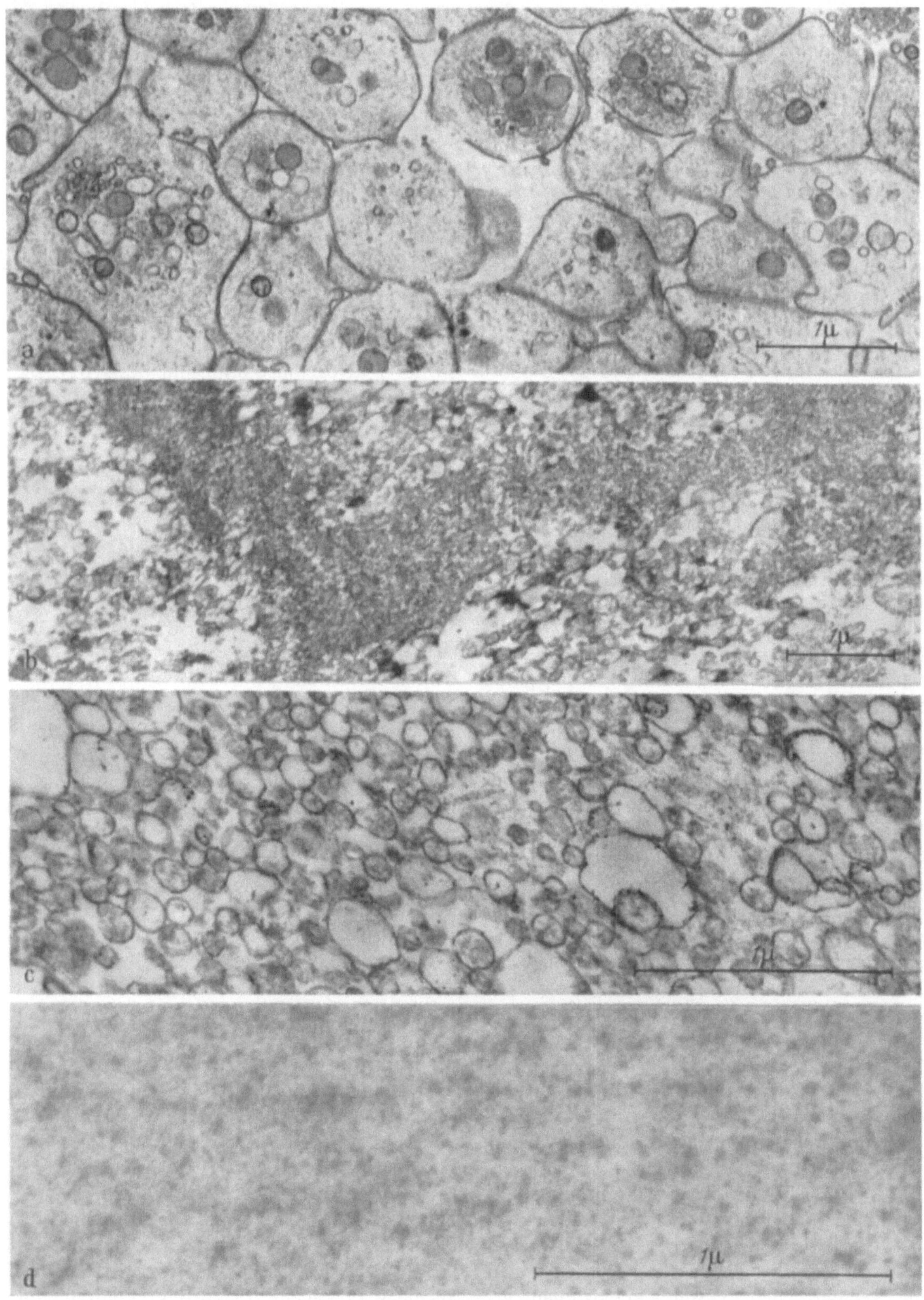

Abb. 37 (Legende s. S. 55)

Tabelle 3. *Serotonin-Mengen in Thrombocyten und in Blutplasma*

	Zahl der Thrombocyten	Versuch I	Versuch VII	Plasma-Wert abgezogen		Serotonin-Gehalt ng/10^8 Thrombocyten	Mittelwert
				Versuch I	Versuch VII		
Reines Plasma	—	60 ng/ml	13,2 ng/ml	—	—	36,5 ng*	
Plättchen-plasma	100000/mm³	< 15 ng	—	—	—	nicht zu berechnen	
	320000/mm³	—	40 ng	—	27 ng	8,5 ng	52 ng/10^8 Thrombocyten
	500000/mm³	200 ng	—	140 ng	—	28 ng	
	1100000/mm³	—	400 ng	—	387 ng	35 ng	
	1750000/mm³	600 ng	—	540 ng	—	31 ng	
Thrombocyten-suspension	100000/mm³	90 ng	—	90 ng	—	90 ng	
	500000/mm³	300 ng	—	300 ng	—	60 ng	
	1750000/mm³	1980 ng	—	1980 ng	—	113 ng	

* pro ml.

speicherte 5-Hydroxytryptamin zu binden, sinkt bei der Alterung der Plättchen innerhalb von 14 Tagen auf 40% ab (Schmid, Meythaler, Witte und Schricker, 1961). Pathologisch veränderte Plättchen mit „stachelförmigen" Fortsätzen sind nicht mehr in der Lage, Serotonin zu binden (Zucker und Borrelli, 1956). Udenfriend und Weissbach (1958) markierten 5-Hydroxytryptamin mit C^{14}-Tryptophan oder mit C^{14}-5-Hydroxytryptophan. Sie fanden in Plättchen eine Halbwertzeit von 24—73 Std. Das bedeutet, daß die Plättchen ihr 5-Hydroxytryptamin vorwiegend bei ihrer Desintegration verlieren. Übersichten über die Wirkungen des 5-Hydroxytryptamins auf die Blutgerinnung und Hämostase gaben Marcus und Zucker (1965), Erspamer (1966), Garattini und Valzelli (1965) sowie Kähler (1967).

Uns interessierte besonders die Frage, ob das Serotonin in den Granula des Granulomer oder im Hyalomer vorkommt. Zur Lokalisierung des Serotonins an submikroskopischen Strukturen der Thrombocyten führten wir mehrere Fraktionierungsversuche durch (Schulz, Strobach und Hiepler, 1964). Aus Suspensionen zerstörter Thrombocyten wurden reine Fraktionen von Hyalomer und Granulomer hergestellt (Abb. 37a—d). Von den Fraktionen wurde jeweils ein Teil für die elektronenmikroskopische Untersuchung, ein anderer Teil für die Serotoninbestimmungen verwandt. Durch die elektronenmikroskopische Untersuchung jeder einzelnen Fraktion kontrollierten wir die Reinheit der Fraktionen. Wir fanden — bezogen auf die wiedergefundenen Serotonin-Mengen — 95% des Serotonins in den Hyalomer-Fraktionen und 5% des Serotonins in den Granulomer-Fraktionen (vgl. Tabelle 4). In vivo kommt das Serotonin in hoher Konzentration im Hyalomer der Thrombocyten vor und es ist nur gering an die Bestandteile des Granulomer gebunden. Dieser Befund macht verständlich, daß das Serotonin beim Plättchenzerfall sofort wirksam wird. Baker, Blaschko und Born (1959), Wood (1965) sowie Wurzel, Marcus und Zweifach (1965) vermuteten, daß das 5-Hydroxytryptamin vorwiegend im Granulomer der Thrombocyten lokalisiert sei. Mondt und Weber (1966) fanden in einer bei 3000 g (30 min) gewonnenen

Abb. 37a—d. Fraktionierung von Thrombocyten des menschlichen Blutes. a Fraktion A (reine Thrombocytenfraktion). b Fraktion C (Suspension zerstörter Thrombocyten mit Bestandteilen des Granulomers und Hyalomers). c Fraktion F (Granulomer-Fraktion). d Fraktion E (Hyalomer-Fraktion). Archiv-Nr. 2599 A, 2584 C, 2579 B, 2980 D/63. Elektronenmikr. Vergr. a 5700:1, b 4400:1, c 10700:1, d 14800:1. Abb. a 22800:1, b 17500:1, c 42000:1, d 58000:1

Fig. 37a—d. Different subfractions of human blood platelets. a Fraction A: pure platelet fraction. × 22,800. b Fraction C: Suspension of destroyed platelets with components of granulomere and hyalomere. × 17,500. c Fraction F: granulomere fraction. × 42,000. d Fraction E: hyalomere fraction. × 58,000

Tabelle 4. *Serotonin-Mengen in Fraktionen von Thrombocyten*

Versuch	Fraktion C (Suspension zerstörter Thrombocyten)	Wiedergefunden in		Wieder-gefunden in E + F (in %)	Gefunden in*	
		Fraktion E (Hyalomer)	Fraktion F (Granulomer)		Fraktion E (Hyalomer) (in %)	Fraktion F (Granulomer) (in %)
II	—	1800 ng	40 ng	—	97,5	2,5
III	8800 ng	7050 ng	800 ng	89.5	90	10
IV	16200 ng	8100 ng	400 ng	52,5	95	5
V	15800 ng	5600 ng	160 ng	36,5	97	3
VI	21600 ng	24000 ng	1000 ng	116,0	96	4
				74	95	5

* Bezogen auf die wiedergefundene Menge.

Partikelfraktion von homogenisierten Plättchen des Schweineblutes 56% des Gesamtgehaltes an Serotonin und in der löslichen Fraktion 36% des Serotonins. Die von ihnen hergestellten Fraktionen wurden aber nicht elektronenmikroskopisch auf ihre Reinheit kontrolliert. Tranzer, Da Prada und Pletscher (1966) nehmen an, daß in Kaninchenthrombocyten das Serotonin in 500—1500 Å großen dichten osmiophilen Granula, die sich von den α-Granula unterscheiden, enthalten sei. Nach Zufuhr von Reserpin stellten sie eine deutliche Abnahme dieser dichten Granula fest. die Zahl der α-Granula blieb dagegen unverändert. Nach vergleichenden elektronenmikroskopischen und autoradiographischen Untersuchungen (Rosenthal, Horn, Graber und Heyssel, 1967) ist die Aktivität des ^{3}H-5-Hydroxytryptamins besonders in den Plättchengranula lokalisiert, sie kommt aber auch im Hyalomer vor. Reserpin hat keinen Einfluß auf die Verteilung des ^{3}H-5-Hydroxytryptamins in den Thrombocyten, vermindert aber die Plättchenaufnahme. Sehr wahrscheinlich hemmt Reserpin den Transport von ^{3}H-5-Hydroxytryptamin in der Zellmembran der menschlichen Thrombocyten.

Crawford, Sutton und Horsfield (1967) untersuchten vergleichend biochemisch und elektronenmikroskopisch die Thrombocyten von sechs Patienten mit Carcinoidsyndrom. Bei sehr hohem Serotoningehalt der Plättchen beobachteten sie in den Thrombocyten geschwollene Tubuli und viele Vacuolen. Dieselben Veränderungen traten auch an normalen Plättchen auf, die mit Serotonin (1 µg/ml plättchenreiches Plasma, 60 min) inkubiert waren. Das α- und β-Granulomer waren unverändert. Crawford, Sutton und Horsfield (1967) nehmen an, daß das Serotonin an einem „extra-granulären System" der Thrombocyten lokalisiert ist, so daß die von uns erhobenen Befunde (Schulz, Strobach und Hiepler, 1964) bestätigt werden.

II. Pathologie der Thrombocyten

1. Membranvesikulation und Phagocytose durch Thrombocyten

a) Modellversuche mit unbelebten Stoffen

Bedeutsam für die allgemeine Pathologie sind Untersuchungen über die Phagocytose der Thrombocyten. Nimmt man die Einteilung der Phagocyten nach LUBARSCH (1925) vor, muß man heute die Thrombocyten als „obligate Phagocyten" bezeichnen. Die Lehre von der Phagocytose stützt sich in erster Linie auf die Beobachtungen von METSCHNIKOFF (1884), nach denen körperfremde Bestandteile und Krankheitserreger von den Zellen aktiv aufgenommen werden. Bei der Phagocytose strekken die Zellen, wie bei den Amöben, Fortsätze aus und ziehen fremde Teilchen in sich hinein. Die Phagocytosefähigkeit der Blutplättchen wurde schon auf Grund lichtmikroskopischer Untersuchungen angenommen. CAJAL beobachtete 1896 an den fusiformen Zellen des Frosches, die er als physiologische Äquivalente der Blutplättchen ansah, eine Phagocytose. TOCANTINS wies 1938 darauf hin, daß die Thrombocyten bei der Abwehr fremder Teilchen und Mikroorganismen eine wichtige Rolle spielen. BESSIS und TABUIS (1955) beobachteten in vitro phasenkontrastmikroskopisch eine Pinocytose der Thrombocyten. BLOOM, GUSTAVSON und SWENSSON (1955) untersuchten elektronenmikroskopisch an Auftropfpräparaten die Reaktion der Blutplättchen auf submikroskopisch kleine Teilchen von Quarz, Titandioxyd, Kobalt und Kohle. Sie beobachteten eine Anlagerung der Partikel an die Plättchenoberfläche. Nach Aufnahme der Quarzpartikel sah BLOOM (1954) eine Desintegration der Thrombocyten unter Bildung zahlreicher dendritischer Fortsätze. Erst elektronenmikroskopische Untersuchungen, die mit der Ultradünnschnittmethode durchgeführt wurden, erbrachten den sicheren Beweis einer in vivo-Adsorption und Phagocytose von unbelebten und belebten Stoffen durch die Thrombocyten. DAVID-FERREIRA (1960, 1961) beobachtete an Kaninchen nach intravenöser Injektion von Thorotrast in zirkulierenden Thrombocyten der Lungencapillaren eine Phagocytose von Thorotrastteilchen (Abb. 39). Die aufgenommenen Partikel lagen innerhalb von Vacuolen und Tubuli. Ähnliche Befunde sahen wir bei der in vivo-Phagocytose von kolloidalem Siliciumdioxyd durch Thrombocyten des Kaninchens (Abb. 38) (SCHULZ, 1960, 1961). Weitere elektronenmikroskopische Untersuchungen nach Verabreichung von Ferritin (HAGUENAU, HOLLMANN, LEVY und BOIRON, 1963) und von Latex-Teilchen (GLYNN, MOVAT, MURPHY und MUSTARD, 1965) demonstrierten die Fähigkeit der Thrombocyten zu phagocytieren. Die Aufnahme von Latex-Teilchen ist mit einer Plättchenaggregation und einer Freisetzung von ADP aus den Plättchen verbunden (MOVAT, WEISER, GLYNN und MUSTARD, 1965).

Die in die Blutgefäße injizierten kolloidalen Teilchen werden von der Thrombocytenmembran durch Membranvesikulation aufgenommen. Nach BENNETT (1956) soll der Vorgang der Membranvesikulation Ionen und größeren Teilchen die Passage durch die Zelle ohne Aufbrechung der Zellmembran ermöglichen (vgl. Schema, Abb. 46). Die erste Phase der Membranvesikulation, d.h. die Einstülpung eines kurzen Membranabschnittes mit darin gelegenen Teilchen, konnten wir häufig beobachten. In der zweiten Phase liegen die Teilchen in den Thrombocyten exzentrisch in Vacuolen (Abb. 38 und 40), in der dritten Phase frei im Hyalomer. Vielfach werden die Teilchen auch mit Hilfe von Pseudopodien eingeschleust. Auf Abb. 39a erkennt man ein Pseudopodium, das schon weitgehend eine Gruppe von kolloidalen Thoriumdioxydteil-

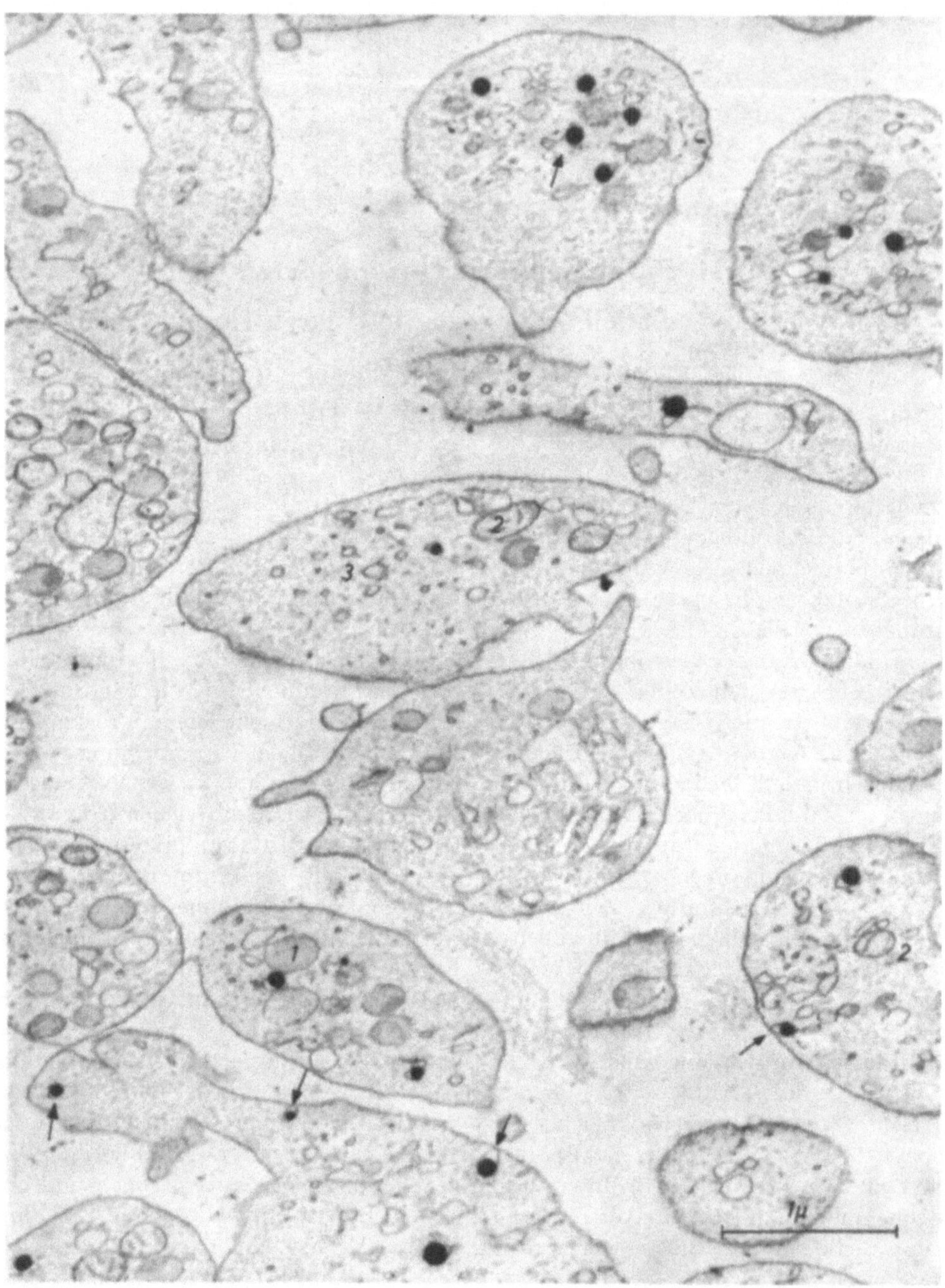

Abb. 38. Thrombocyten des Kaninchens, 15 min nach i.v. Injektion von kolloidalem SiO_2. Bei den Pfeilen (↓) unten liegen SiO_2-Teilchen in Mikrobläschen, die noch unmittelbar mit der Thrombocytenmembran verbunden sind. Beim Pfeil oben geöffnete Bläschenmembran. *1* Granulomer-α; *2* Granulomer-β (Mitochondrien); *3* Granulomer-γ. Archiv-Nr. 1879 D/60. Elektronenmikr. Vergr. 5700:1, Abb. 22800:1

Fig. 38. Blood platelets of the rabbit 15 minutes after intravenous injection of colloidal SiO_2. Arrows (→) at the bottom point to silicium dioxide particles within microvesicles which are still in contact with the cell membrane of the platelet. In the upper portion of the figure the arrow points to an opened vesicle membrane. *1* alpha granulomere; *2* beta granulomere; *3* gamma granulomere. ×22.800

chen umschließt, auf Abb. 39b eine superficielle Vacuole mit eingeschlossenen Teilchen und beginnender Verschmelzung der Zellmembran und auf Abb. 39c eine Vacuole mit Thorotrastteilchen im Innern des Thrombocyten. Übersichten und Begriffsbestimmungen über die morphologischen Aspekte der Stoffaufnahme und der intracellulären Stoffverarbeitung gaben SCHMIDT (1965) sowie STAUBESAND (1965). Die mikropinocytotische Aufnahme kolloidaler Partikel beansprucht weniger als 60 sec (Lit. bei STAUBESAND, 1965).

b) Fettphagocytose, Fetttransport und Fettabgabe durch Thrombocyten

Die Frage der Fettphagocytose der Thrombocyten stellte sich auf Grund klinischer Beobachtungen über Gerinnungsvorgänge des Blutes nach intravenösen Fettinfusionen. CULLEN und SWANK (1954) sowie MUSTARD (1961), MUSTARD und MURPHY (1962) wiesen nach Fettinfusionen eine gesteigerte Adhäsivität der Plättchen nach: SHOULDERS jr., HARTMANN und MENG (1959) sowie MANDEL, MERMALL, PRESTON und SILVERMAN (1958) fanden verkürzte Gerinnungszeiten. Elektronenmikroskopisch wurden Thrombocyten des Menschen in vier Fällen nach Infusion von 500 cm^3 10%igem Lipofundin ® untersucht (SCHULZ und WEDELL, 1962). 2 Std nach Beginn der Fettinfusion finden sich in 30% der Thrombocyten Fettpartikel. Die Teilchengröße des phagocytierten Fettes beträgt 200—800 Å, durchschnittlich 300 Å. Die Fettpartikel sind rund, homogen und deutlich osmiophil. Kleine Fetttropfen sind stets von Membranen umgeben, größere nicht immer. Innerhalb von Mikrobläschen liegen die Fetttropfen meist exzentrisch (Abb. 40b, c). An einzelnen Stellen erkennt man invaginierte Membranabschnitte der Thrombocyten mit darin eingeschlossenen Fettpartikeln (Abb. 40a). Größere Fettpartikel haben häufig einen unscharfen Rand mit feinen zerfließenden Ausziehungen. 3—4 Std nach Beginn der Fettinfusion, d.h. auf dem Höhepunkt der Hyperlipämie, zeigen 70% der Thrombocyten Fettpartikel, wobei die Größe der phagocytierten Fettteilchen zunimmt (Abbildung 41a). Einige Fetttropfen kommen auch innerhalb von α-Granula oder in Cytosomen vor; vermutlich handelt es sich dabei um Speicherungsvorgänge. In den α-Granula erkennt man vermehrt osmiophile, rundliche Verdichtungszonen (Abb. 41c und 51). Einige Fetttröpfchen sind von winzigen Bläschen umgeben (Abb. 41d). 4 Std nach Ende der Fettinfusion sind noch 50% der Thrombocyten mit Fetteilchen beladen; 8 Std danach beobachtet man vermehrt ringartige Strukturen in den Thrombocyten, ähnlich den Befunden bei essentieller Hyperlipämie (vgl. Abschnitt C, II, 1c). 18 Std nach Ende der Fettinfusion erkennt man in einzelnen Thrombocyten Myelinfiguren. Diese Befunde lassen auf eine intracytoplasmatische Umwandlung des infundierten Fettes in Phosphatide bzw. in Lipoproteide schließen (WEDELL und SCHULZ, 1963). Das Ausmaß der Fettphagocytose der Thrombocyten ist vom Angebot, d.h. vom jeweiligen Blutfettspiegel, abhängig. Die umfangreichste Fettphagocytose stellten wir auf dem Höhepunkt der Hyperlipämie fest. Bei postprandialer Hyperlipämie sahen wir ebenfalls eine Fettphagocytose der Thrombocyten. Nach Einnahme einer fettreichen Mahlzeit kommen aber nur in 5% der zirkulierenden Thrombocyten Fettpartikel vor. Die Aufnahme von kleinsten Fetteilchen ist nach unseren Befunden auf dem Wege der Membranvesikulation (BENNETT, 1956) möglich. Ob der Fettabbau nach der lipolytischen Theorie von VERZÁR (1938) oder nach der Partitionstheorie von FRAZER (1938) erfolgt, ist nicht sicher zu beurteilen, da die aufgenommenen Fettpartikel zwar in den Thrombocyten liegen, aber meist noch von einer Membran umschlossen und noch nicht intracytoplasmatisch sind. Große Fettpartikel weisen manchmal keine Membran mehr auf. Wahrscheinlich fließen die kleinen Fetttröpfchen zu größeren zusammen und verlieren dabei ihre Membran. Die unscharfen zerfließenden Ränder der Fetttröpfchen sprechen offenbar für einen Fettabbau. Die korpuskuläre Aufnahme von feinemulgierten Fetttröpfchen durch Membranvesikulation wurde auch an anderen Zellen beobachtet und am Dünndarmepithel von BERGENER (1962) sowie an der Leberzelle von CAESAR (1961) sowie von BREITFELLNER und STOLPMANN (1965) nachgewiesen. Nach Untersuchungen von CARDELL jr., BADENHAUSEN und PORTER (1967) werden die Fette mehr durch selektive Diffusion von Monoglyceriden und Fettsäuren der Micellen als durch Pinocytose unhydrolysierter Triglyceride absorbiert.

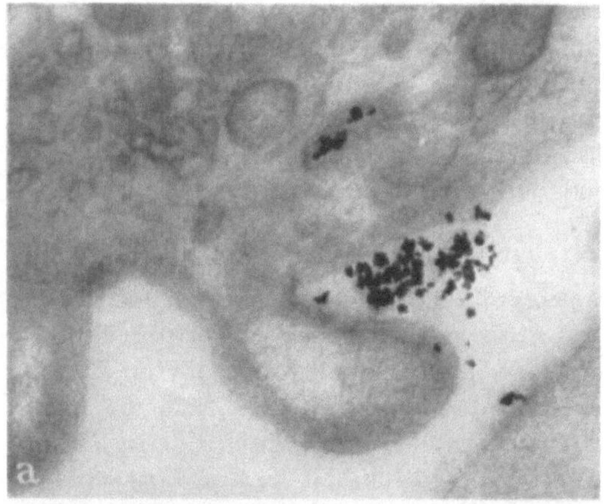

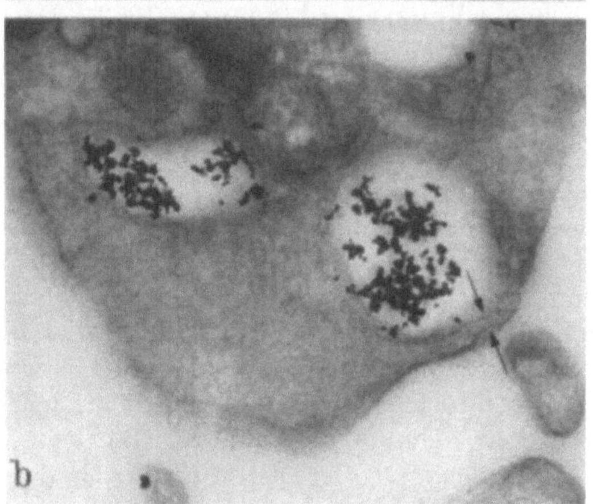

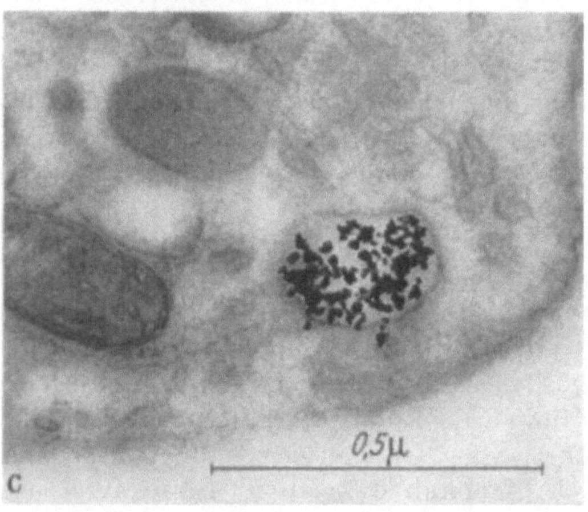

Abb. 39a—c. Phagocytose von Thorotrast durch die Zellmembran menschlicher Thrombocyten. In-vitro-Versuch. a Pseudopodium, das schon weitgehend eine Gruppe von kolloidalen Thoriumdioxydteilchen umschließt. b Superfizielle Vacuole mit eingeschlossenen Thorotrastteilchen. Zwischen den Pfeilen (→ ←) erkennt man den Zellausläufer und die beginnende Verschmelzung der Zellmembran, sog. Lötstelle. c Vacuole mit Thorotrastteilchen im Innern des Thrombocyten. Abb. 76000:1. Aufnahmen: J. F. DAVID FERREIRA [Z. Zellforsch. 55, 96 (1961)]

Fig. 39a—c. Phagocytosis of thorotrast by human platelets in vitro. a Pseudopod enveloping a group of particles of thorium dioxide. b Superficial vacuole contains thorium dioxide particles. The junction point is indicated by the arrows. c A vacuole with particles is already incorporated inside the platelet. × 76,000. Courtesy of J. F. DAVID FERREIRA [Z. Zellforsch. 55, 96 (1961)]

Während der Fettinfusionen beobachteten wir einen Anstieg der Thrombocytenzahl. WITTE, BRESSEL, SCHRICKER und SCHÖN (1962) stellten auch einen Abfall der Thrombocyten mit dem Minimum 2 Std nach Ende der Infusionen fest. Wir nehmen an, daß es unter der Fettinfusion zu einer Thrombocytose mit maximaler Fettphagocytose kommt, die dann allmählich infolge Zerstörung der Thrombocyten durch das phagocytierte Fett in eine Thrombocytopenie umschlägt (vgl. Kurve).

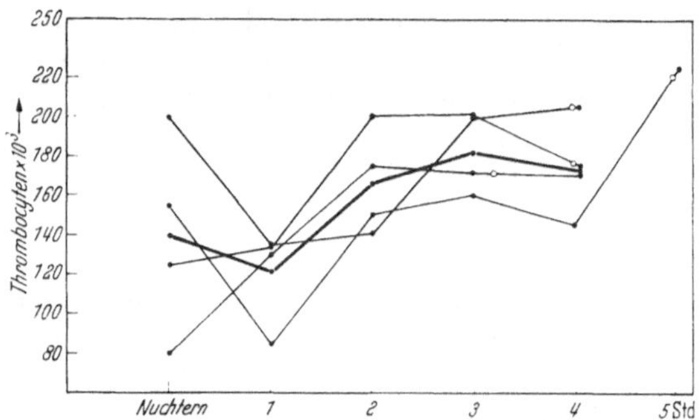

Thrombocytenwerte von vier Erwachsenen bei einer intravenösen Fettinfusion (500 cm³ Lipofundin®). • Bestimmungszeiten der Thrombocyten. ○ Ende der Fettinfusion. —— Mittelwertkurve

Auf Grund der Untersuchungen von CULLEN und SWANK (1954), MUSTARD (1961), MOOLTON, L. VROMAN, G. VROMAN und GOODMAN (1949) über eine gesteigerte Adhäsivität der Plättchen nach Fettzufuhr wird man auch eine verstärkte Haftung der Plättchen am Gefäßendothel für den Abfall der Thrombocyten verantwortlich machen müssen. SHIMAMATO (1961) beobachtete elektronenmikroskopisch nach peroraler Fettzufuhr von Cholesterol auf der Intima der Aorta von Kaninchen ein Anhaften von Thrombocyten. Auf Grund unserer Befunde läßt sich feststellen, daß die Thrombocyten des Menschen Fette aufnehmen und transportieren. Inwieweit die Fettphagocytose und der Fetttransport der Thrombo-

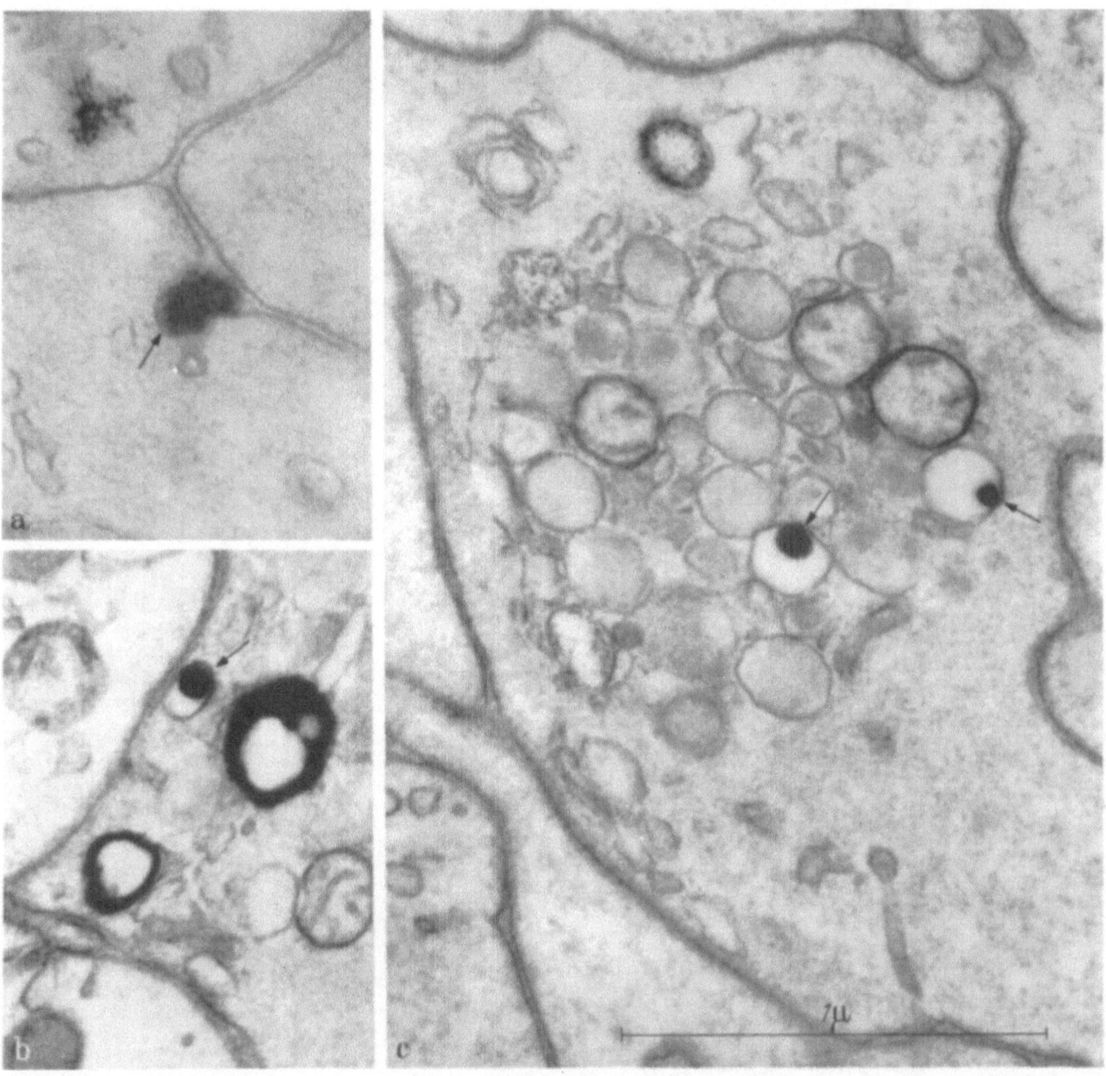

Abb. 40a—c. Membranvesiculation bei Fettphagocytose durch Thrombocyten des Menschen. 2 Std nach Beginn einer Fettinfusion. a Bei Pfeil (→) Membraninvagination. b und c Exzentrisch gelegene Fetttröpfchen in Mikrobläschen. Archiv-Nr. 2704 C. 2707 D. E/62. Elektronenmikr. Vergr. 15300:1. Abb. 58100:1

Fig. 40a—c. Membrane vesiculation during phagocytosis of lipids by human blood platelets 2 hours after the beginning of lipid infusion. a Invagination of the membrane marked by the arrow (→). b and c Lipid droplets are eccentrically located within microvesicles. ×58,100

cyten für die Entstehung und Progredienz der Arteriosklerose von Bedeutung sind, müssen weitere Untersuchungen zeigen. Man kann aber jetzt schon ganz allgemein sagen, daß die fettbeladenen Thrombocyten, wenn sie sich abscheiden, dieses Fett mit in die Abscheidung einbringen.

Infundiertes feinemulgiertes Fett führt auch zu einer Akkumulation von Blutplättchen in den Gefäßen (Abb. 53) und im Bereich geschädigter Endothelzellen zu Mikrothromben. In den Agglutinaten fanden wir größere Fettpartikel zwischen den Blutplättchen und reihenförmig den Endothelien aufgelagert (Abb. 57). Die Ursachen für die Entstehung der Mikrothromben bei Hyperlipämie sind nach unseren Befunden die gesteigerte Fettphagocytose der Thrombocyten mit anschlie-

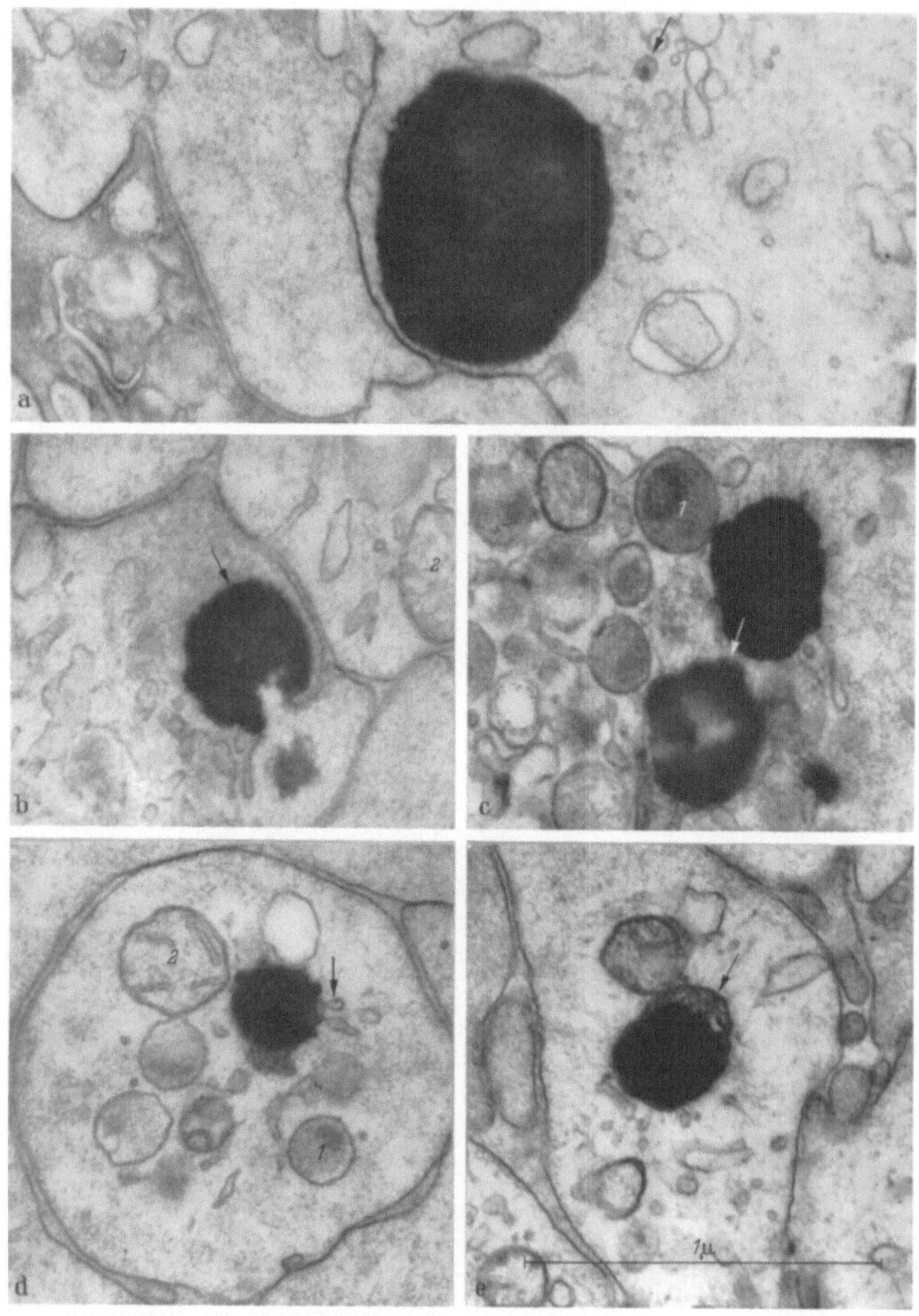

Abb. 41 (Legende s. S. 63)

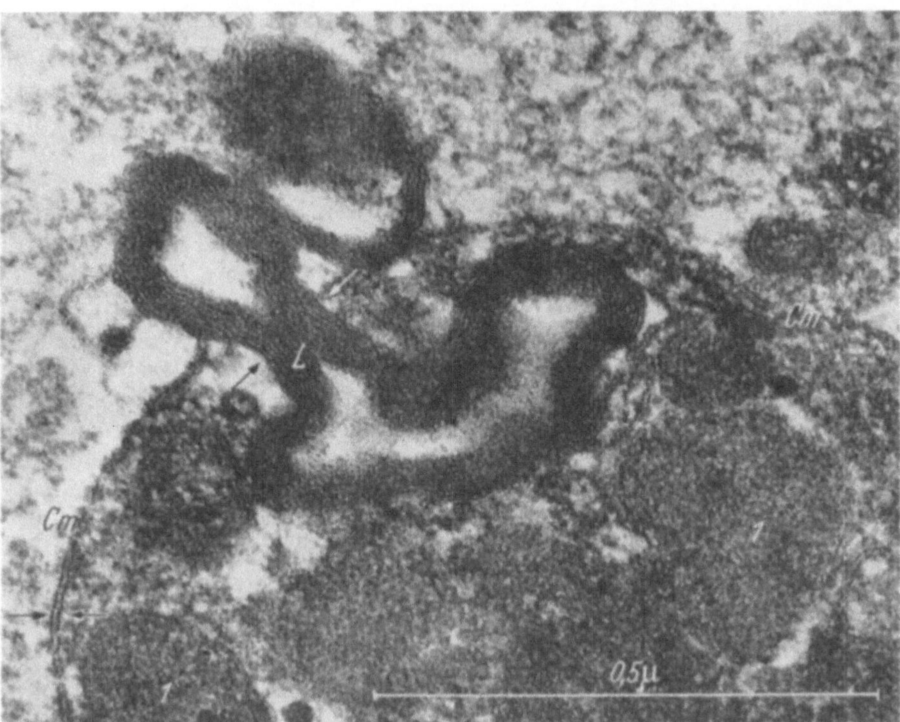

Abb. 42. Abgabe von Lipoidmicellen (*L*) durch die Zellmembran (*Cm*) eines Thrombocyten des menschlichen Blutes. Zwischen den Pfeilen (→ ←) Lipoidmicellen (*L*), die schon zu einem Teil die Plättchenmembran durchdrungen haben. Bei der Ausstoßung wird ein Teil der Zellmembran an der Oberfläche der Micellen mitgenommen. Bei den Pfeilen links unten (→ ←) erkennt man die dreigeschichtete Zellmembran des Thrombocyten. *1* Granulomer-α. Abb. 132000:1. Aufnahme: J. G. WHITE u. W. KRIVIT [Blood **27**, 179 (1966)]

Fig. 42. Release of lipid micelles from human blood platelets through the cell membrane (*Cm*). Between the arrows (→ ←) the micelle has penetrated about one-third through the surface membrane. A portion of the cell wall is taken along with the micelle during the extrusion process. At the left lower corner the three layers of the platelet membrane are clearly visible. *1* alpha granulomere. × 132,000. Courtesy of J. G. WHITE and W. KRIVIT [Blood **27**, 179 (1966)]

ßendem Thrombocytenzerfall und die durch die Fette, insbesondere durch die ungesättigten Fettsäuren bedingte Endothelschwellung mit nachfolgenden Defekten in der Zellmembran der Endothelien. Gleichartige Endothelläsionen sieht man elektronenmikroskopisch auch bei experimenteller Fettembolie der Lunge (RUBIA und SCHULZ, 1963). Der Einfluß der Hyperlipämie auf die Thrombogenese wurde in lichtmikroskopischen Untersuchungen an den Coronararterien des Katzenherzens von BSCHOR und DEININGER (1964) bestätigt. Übersichten

Abb. 41a—e. Phagocytierte Fetttropfen in Thrombocyten des Menschen. 4 Std nach Beginn einer Fettinfusion Bei Pfeil (↓) in Abb. a ein kleines Fettkügelchen in einem Mikrobläschen. Der große Fetttropfen mißt 0,8 μ im Durchmesser. Die Pfeile (↓) in Abb. b—d zeigen auf umgebende Membranen oder Bläschen. In Abb. e Fettspeicherung in einem Cytosom oder α-Granulum. *1* Granulomer-α, meist mit Verdichtungszonen; *2* Granulomer-β (Mitochondrien). Archiv-Nr. 2706 C, 2704 B, 2680 E, 2667 D, 2748 A/62. Elektronenmikr. Vergr. 15300:1, Abb. 58100:1

Fig. 41a—e. Phagocytosed lipid droplets within human blood platelets 4 hours after the beginning of lipid infusion. a A very small lipid droplet is indicated by the arrow within a microvesicle. The large lipid inclusion measures 0.8 μ in diameter. In figures b, c and d the arrows mark the surrounding membranes or vesicles. In figure e lipid is stored in a cytosom or alpha granule. *1* alpha granulomere with osmiophilic density; *2* beta granulomere, mitochondria. × 58,100

über die allgemeinen Beziehungen der Lipide und insbesondere der freien Fettsäuren zur Blutgerinnung gaben FERGUSON (1960), WOODSIDE, THERRIAULT und KOCHOLATY (1964), BÖHLE, BAUKE, HARMUTH und BREDDIN (1965), WITTE, RETTENMAIER und SCHRICKER (1965), HECHT (1965), SCHETTLER und SANWALD (1966), sowie CONNOR, HOAK und WARNER (1966).

Die Abgabe der Plättchenlipoide wurde elektronenmikroskopisch von WHITE und KRIVIT (1966) studiert. Die Autoren beobachteten in den α-Granula menschlicher Thrombocyten eine Umwandlung der homogenen Grundsubstanz in lamelläre Strukturen unter Bildung von Lipoidmicellen. Vor Beginn der Plättchenaggregation werden die Lipoidmicellen durch die Plättchenmembran abgegeben. Auf Abb. 42 erkennt man Lipoidmicellen, die schon zu einem Teil die Plättchenmembran durchdrungen haben. Bei dem Ausstoßungsvorgang wird ein Teil der Plättchenmembran von der Oberfläche der Micellen mitgenommen. Beim Vergleich der Plättchenmicellen mit Micellen aus extrahierten Plättchenlipoiden und mit Kephalin des Gehirns sind nach den Befunden von WHITE und KRIVIT (1966) die Teilchengröße und die micellare Konfiguration untereinander ähnlich. Die Plättchenmicellen, die sich wahrscheinlich aus den α-Granula herleiten, stellen offenbar ein aktives Plättchenlipoid dar, das von den Thrombocyten bei der Blutgerinnung mitwirkt. Die Lipoproteinkomplexe der Plättchengranula seien die maskierten Formen der Plättchenlipoide.

c) Thrombocyten bei essentieller Hyperlipämie

Wir untersuchten die Thrombocyten in einem Fall von essentieller Hyperlipämie (SCHULZ und WEDELL, 1962). Der Cholesteringehalt betrug klinisch 590 mg-%o, die Gesamtfettsäuren betrugen 3624 mg-%o und die Polyensäuren 555 mg-%o. In etwa 55% der Thrombocyten finden sich 0,3—0,4 μ große kontrastreiche Lipoidteilchen, die im Innern meist elektronenoptisch leer sind (Abb. 43). Ferner erkennt man viele α-Granula mit osmiophilen Verdichtungszonen, die wahrscheinlich Phospholipoide oder Lipoproteide darstellen. Eine Übersicht über die Klinik, Biochemie und Pathologie der essentiellen Hyperlipämie gaben KINSELL, SCHLIERF, KAHLKE und SCHETTLER (1967).

d) Adsorption und Phagocytose von Influenza-Viren durch Thrombocyten

Blutplättchen können, wie Erythrocyten, Myxoviren an ihre Oberfläche adsorbieren (JERUSHALMY, KOHN und DE VRIES, 1961). Influenza-Viren des Stammes FM1 lassen sich in vitro in intracellulären Vacuolen der Thrombocyten des Menschen nachweisen (DANON, JERUSHALMY und DE VRIES, 1959). Wir untersuchten die Virusadsorption an die Oberfläche der Thrombocyten und die Virusphagocytose durch die Thrombocytenmembran mit dem Influenza-Virusstamm A/PR 8 (SCHULZ und LANDGRÄBER, 1966).

Thrombocyten des Menschen, die in vitro 30 min mit A/PR 8-Influenza-Viren inkubiert waren, liegen dicht nebeneinander und sind stellenweise agglutiniert. Fast alle zeigen eine beginnende viscöse Metamorphose mit zahlreichen über 1 μ langen Filopodien. Diese sind entweder gestreckt, gekrümmt oder schmiegen sich dem Zelleib an (Abb. 44a). Die Thrombocytenmembran ist überall vollständig erhalten. Zahlreiche Thrombocyten sind weitgehend degranuliert. Die Influenzaviren sind meist an die Oberfläche der Plättchen adsorbiert und liegen einzeln oder in Reihen dicht nebeneinander. Viele Viren befinden sich in den Vacuolen der Blutplättchen, manchmal bis zu sechs in einer Schnittebene (vgl. Pfeile auf Abb. 44a, b). Innerhalb der Vacuolen liegen sie stets exzentrisch an die Vacuolenmembran adsorbiert. Einige Viren finden sich im Hyalomer und zeigen nur einen Zentralkörper. Auf Abb. 44b erkennt man eine Einstülpung der Plättchenoberfläche mit einem eingelagerten Virus. Man hat den Eindruck, daß die Pseudopodien die Viren umgreifen und einzuschleusen versuchen. An anderen Stellen ist die Thrombocytenmembran den Viren leicht entgegengewölbt oder muldenförmig eingesenkt. Die äußere Mucoproteinschicht der Viren geht meist kontinuierlich in die Zellmembran der Thrombocyten über. Die Viren sind sphärisch bis ellipsoid und haben einen Gesamtdurchmesser von 100 mμ. Der Zentralkörper mißt

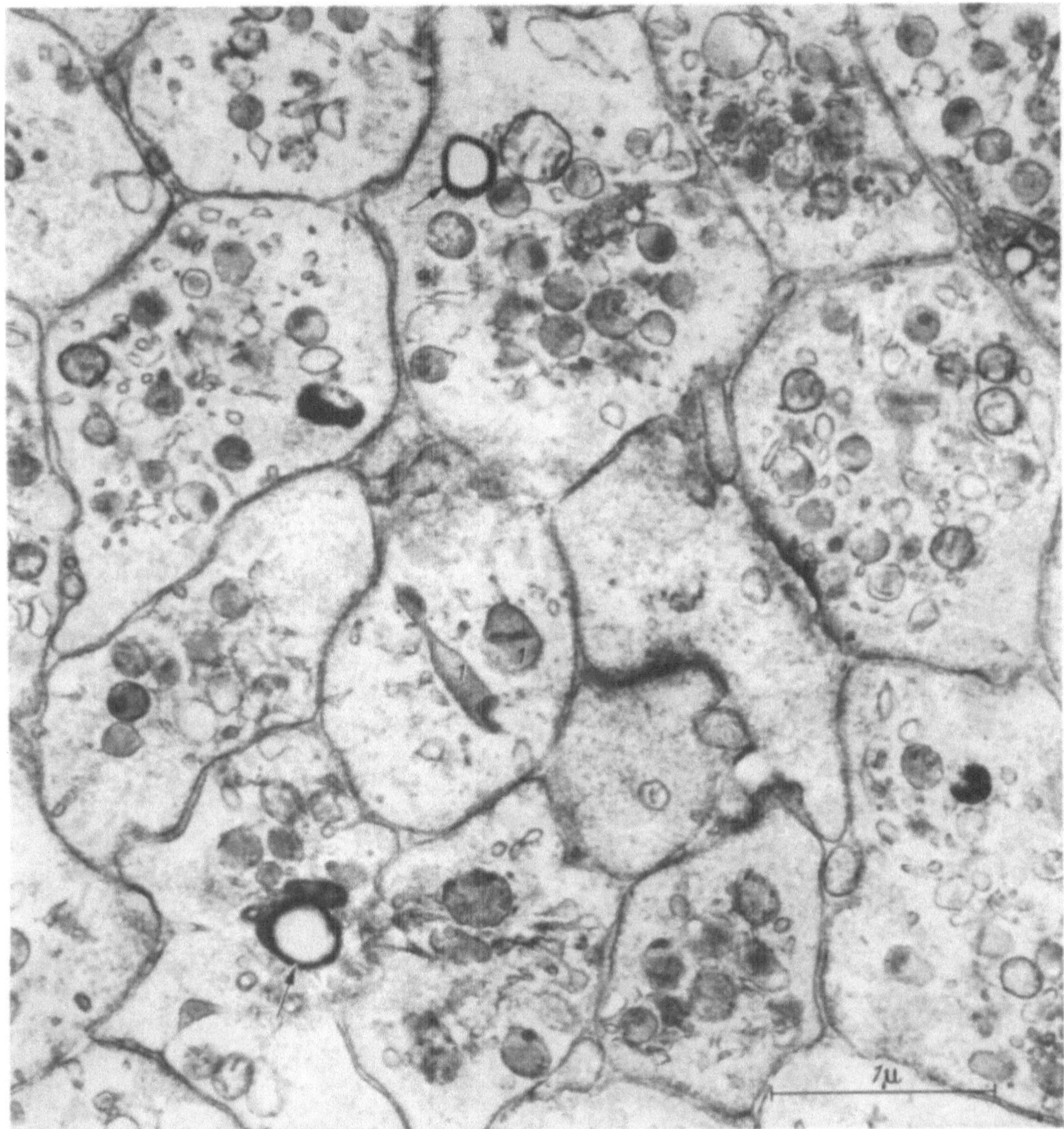

Abb. 43. Thrombocyten des Menschen bei essentieller Hyperlipämie. Bei den Pfeilen (↑) Lipoidstrukturen. *1* α-Granula mit Verdichtungszonen. Archiv-Nr. 2745 A/62. Elektronenmikr. Vergr. 8200:1, Abb. 31200:1

Fig. 43. Human blood platelets in essential hyperlipemia. The arrows (↑) indicate lipid inclusions. The alpha granules show small osmiophilic densities (*1*). ×31.200

60 mμ. Er enthält etwa 70 Å dicke Ribonucleoproteidkörnchen und ist von einer 35—50 Å dicken kontrastreichen Membran begrenzt. Darauf liegt eine etwa 10 mμ breite, unscharf begrenzte, homogene äußere Hülle. Innerhalb der Hülle sind 60—85 Å dicke kontrastreiche Körnchen nebeneinander angeordnet. Manchmal erkennt man auch rosettenförmig oder wie Knospen von Kakteen gruppierte Viren. Filamentöse Influenzaviren konnten wir nicht nachweisen.

Bei in vivo-Versuchen ergibt die Untersuchung in den Capillaren der Rattenlunge, 5 min nach intravenöser Injektion einer Virussuspension, spindelige Thrombocyten mit wenigen, nur angedeuteten Pseudopodien und er-

haltener Membran. Auch in vivo sind zahlreiche sphärische Influenzaviren an die Oberfläche der Thrombocyten adsorbiert. Dieser Befund ist besonders gut auf Abb. 45a zu erkennen. Einige Viren liegen zwischen kurzen Pseudopodien oder in Vacuolen der Thrombocyten (Abb. 45d). Ferner finden sich capilläre Plättchenthromben, vermischt mit segmentkernigen Leukocyten. Das Blutplasma ist mit Leukocytengranula, Viren und liberalisierten α-Granula der Thrombocyten angereichert. Die Zellmembranen der Endothelien zeigen ebenfalls adsorbierte Viren und Einstülpungen. Einige Viren sind von den Endothelien phagocytiert und liegen in intracytoplasmatischen Vacuolen (Abb. 45b). An die Erythrocytenmembran sind in den untersuchten Schnitten — im Gegensatz zu den Thrombocyten — nur wenige Influenzaviren adsorbiert. Die homogene äußere Hülle der Viren ist in vivo etwa dreimal so breit wie in vitro und mißt bis zu 30 mμ.

Die Aufnahme von A/PR 8-Influenzaviren durch Thrombocyten vollzieht sich in vitro und in vivo in verschiedenen Phasen. Zunächst beobachtet man eine feste Adsorption der Viren an die Oberfläche der Blutplättchen, danach folgt die Phagocytose. Voraussetzung für die Phagocytose der Viren ist die Adsorption. Die Plättchenadsorption kann mit der Hämadsorption der Influenzaviren an die Oberfläche der Erythrocyten verglichen werden (Hotchin, Cohen, H. Ruska und C. Ruska, 1958). Motulsky wies 1953 darauf hin, daß die Agglutination der Thrombocyten nach Virusadsorption einen Abfall der Thrombocyten hervorrufe. Die Virusadsorption führt zu Stofffreisetzungen aus den Plättchen, die eine Agglutination verursachen. Movat, Mustard, Taichman und Uriuhara (1965) wiesen elektronenmikroskopisch in einem anderen Versuchsmodell nach, daß die Plättchenphagocytose von Antigen-Antikörper-Komplexen mit einer Freisetzung von Serotonin, ADP und von Enzymen aus den Plättchen verbunden ist und daß diese freigesetzten Stoffe eine Plättchenaggregation einleiten. Die Agglutination der Thrombocyten durch Influenzaviren kann durch spezifische Influenza-Antiseren verhindert werden (Motulsky, 1953; Lu, 1958). Die Verbindung zwischen Viren und Plättchen läßt sich auch mit fluoresceinmarkierten Antiseren im Fluorescenzmikroskop belegen (Lu, 1958). Nach Untersuchungen von Jerushalmy, Kohn und de Vries (1961) sind an der Oberfläche der Thrombocyten ähnliche Virusreceptoren wie an der Oberfläche der roten Blutzellen vorhanden. Zum Unterschied gegenüber Erythrocyten werden Influenza- und Newcastle-Viren an die Thrombocyten sowohl in Abwesenheit von Kationen als auch nach vorhergehender Elution adsorbiert. Auch eine Vorbehandlung der Plättchen mit receptorzerstörenden Enzymen vermag die Adsorption der Viren an die Thrombocytenoberfläche nicht aufzuheben. Blutplättchen können nach voraufgegangenem einfachen Cyclus von Adsorption und Elution immer noch geringe Mengen desselben Virus adsorbieren. Ferner verläuft die Elution der Viren, d.h. die Ablösung der Viren von der Thrombocytenoberfläche, viel langsamer und unvollständiger

Abb. 44a u. b. Lebensfrische Thrombocyten des Menschen, 30 min nach in vitro-Inkubation mit einer Suspension von A/PR 8-Influenzaviren. a Mit Sequestren gewaschene Thrombocyten. Beginnende Agglutination der Blutplättchen mit Filopodien und weitgehender Degranulation. Zahlreiche adsorbierte Viren an der Oberfläche der Thrombocyten. Bei den Pfeilen (→) phagocytierte Viren in Vacuolen. b Ungewaschene Thrombocyten. Bei den Pfeilen (→) adsorbierte und exzentrisch in Vacuolen gelegene, phagocytierte Viren. Die Hülle der adsorbierten Viren geht kontinuierlich in die Zellmembran der Thrombocyten über. Links ein Pseudopodium mit eingestülpter Zellmembran und eingelagertem Virusteilchen. Bei Pfeil rechts unten frei im Hyalomer gelegene Viren. Archiv-Nr. 4200 E /65,II/1543 E/65. Elektronenmikr. Vergr. a 7700:1, b 15000:1, Abb. a 28500:1, b 55300:1

Fig. 44a and b. Native human blood platelets 30 minutes after incubation with a suspension of A/PR 8-influenza virus in vitro. a Blood platelets washed with Sequestrene. Beginning platelet agglutination is demonstrated by the fusion of long finger-like projections and advanced degranulation. Several adsorbed virus particles at the surface of the platelets. The arrows (→) indicate phagocytosed viruses within small vacuoles. ×28.500. b Unwashed platelets. Arrows (→): adsorbed and phagocytosed viruses are visible within vacuoles frequently eccentrically oriented. The coat of the adsorbed viruses is in continuity with the cell membrane of the platelets. At the left side of the figure there is a long pseudopod with invaginated cell membrane and beginning incorporation of the virus particle. The right arrow indicates free viruses within the hyalomere. ×55.300

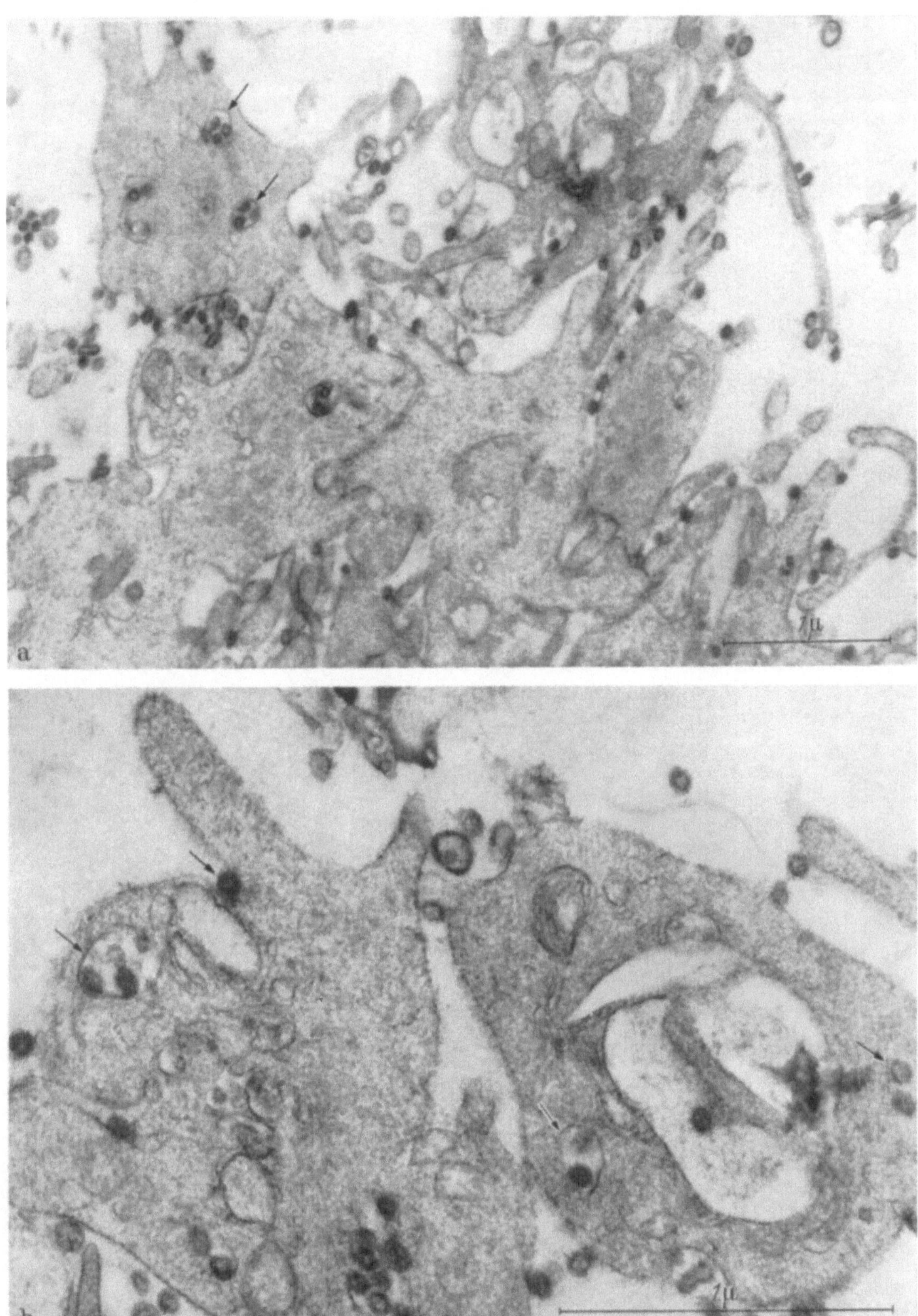

Abb. 44 (Legende s. S. 66)

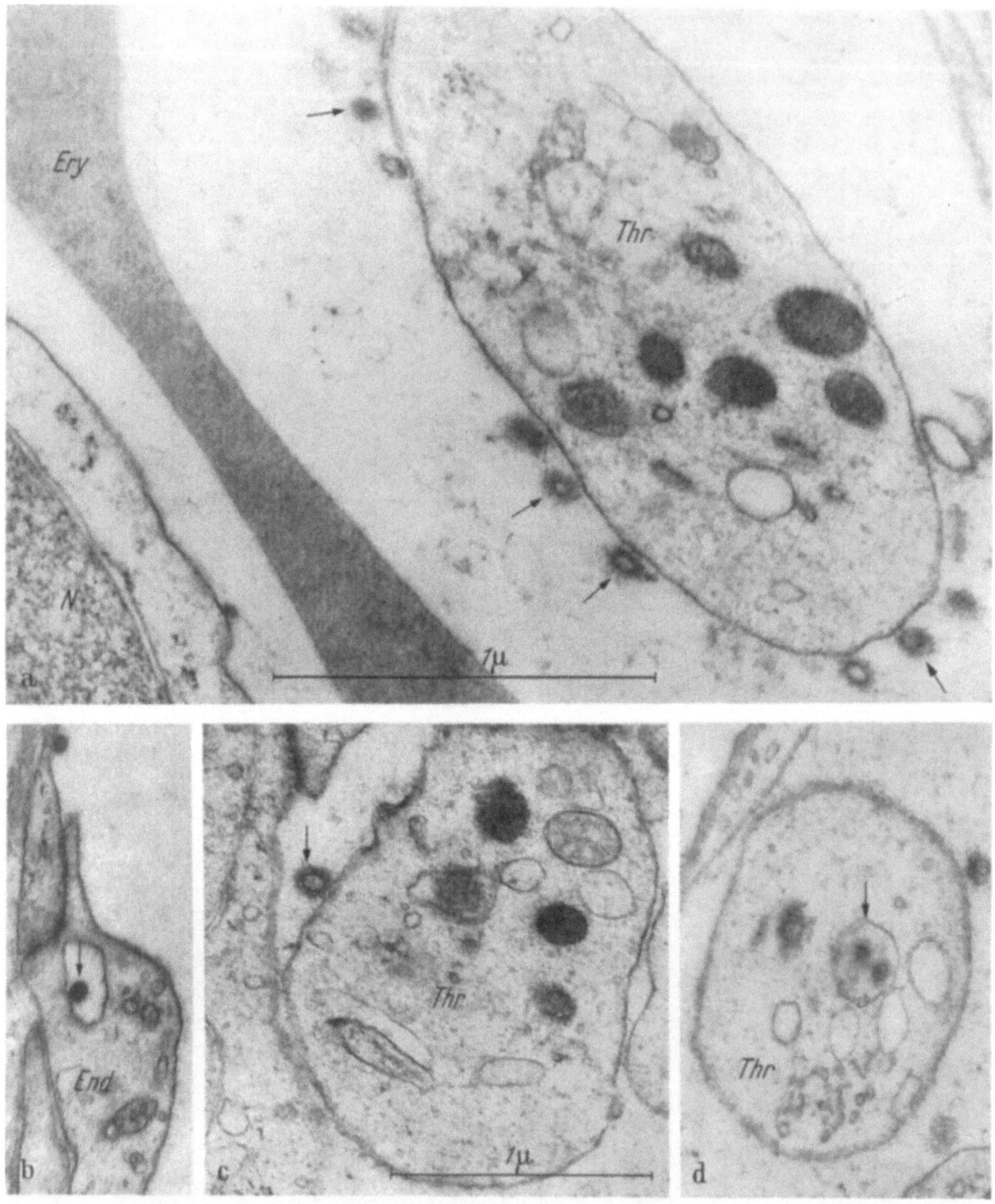

Abb. 45a—d. Ausschnitte aus mehreren Capillaren der Rattenlunge, 5 min nach i.v. Injektion einer Suspension von A/PR 8-Influenzaviren. Bei den Pfeilen (→) adsorbierte und phagocytierte Viren durch Thrombocyten (*Thr*) und Endothelien (*End*). In Abb. d zwei in einer Vacuole eines Thrombocyten gelegene phagocytierte Viren. *Ery* Erythrocyt; *N* Kern einer Endothelzelle. Archiv-Nr. II/1597 D, 1590 A, 1592 B, 1586 E/65. Elektronenmikr. Vergr. a 15000:1, b—d 10200:1, Abb. a 58300:1, b—d 38800:1

Fig. 45a—d. Different parts of capillaries of the rat lung 5 minutes after intravenous injection of a suspension of A/PR 8-influenza virus. The arrows (→ →) show adsorbed and phagocytosed viruses within the blood platelets (*Thr*) and within endothelial cells (*End*). In Fig. 45d, two phagocytosed viruses are within one vacuole of a platelet. *Ery* erythrocyte; *N* nucleus of an endothelial cell. a ×58.300, b—d ×38.800

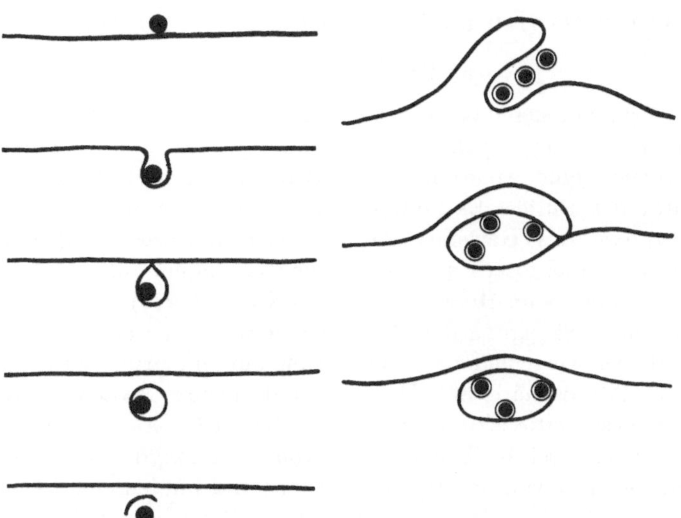

Abb. 46. Linke Reihe: Schema der Membranvesikulation der Thrombocyten mit Entstehung eines mikropinocytotischen Bläschens, in das ein Partikel kolloidaler Größenordnung eingeschlossen wird. Modifiziert nach H. St. Bennett [J. biophys. biochem. Cytol. 2. Suppl., 100 (1956)]. Rechte Reihe: Schema der Entstehung einer Vacuole bei phagocytischer Invagination der Zellmembran des Thrombocyten. Durch Vermittlung von Pseudopodien werden drei sphärische Viren phagocytiert

Fig. 46. Left row: schematic drawing of membrane vesiculation in blood platelets and the development of a micropinocytotic vesicle with inclusions of colloidal size. Modified after H. St. Bennett [J. biophys. biochem. Cytol. 2. Suppl., 100 (1956)]. Right row: schematic drawing of the development of a vacuole by invagination of the cell membrane of the platelet during phagocytosis. Three spherical virus particles are phagocytosed by means of pseudopods

als von den Erythrocyten. Dieses Phänomen der inkompletten Elution führen die Autoren auf eine Inkorporation von Viren in die Blutplättchen zurück. Die Phagocytose der Viren vollzieht sich elektronenmikroskopisch überwiegend durch Vermittlung von Pseudopodien (vgl. Schema, Abb. 46). Die Ultrastruktur der Influenzaviren stimmt mit den Modellvorstellungen von Frisch-Niggemeyer (1959) sowie den Ergebnissen von Horne und Wildy (1963) weitgehend überein. Die Verbreiterung der Virushülle im zirkulierenden Blute führen wir auf ein in die Oberfläche eingelagertes Wirtsprotein zurück, das aus dem Blutplasma stammt. Innerhalb der homogenen Virushülle beobachteten wir nebeneinander angeordnete, 60—85 Å dicke kontrastreiche Körnchen, die Hämagglutinin - Untereinheiten entsprechen könnten. Sie umgeben rosettenförmig den infektiösen Zentralkörper. Das Hämagglutinin stellt biochemisch ein Mucoprotein dar. Die äußere Mucoproteinschicht der adsorbierten Viren geht nach unseren Befunden häufig kontinuierlich in die Zellmembran der Thrombocyten über. Danach muß man annehmen, daß bei der Adsorption des Virus an die Zelle das Hüllenprotein und Hämagglutinin an die Zellmembran der Plättchen abgegeben werden.

Die Thrombocytenmembran ist auf Grund ihrer Struktur und ihrer Pseudopodien besonders zur Adsorption und Phagocytose befähigt. Die ausgeprägte Adsorption der Influenzaviren an die Oberfläche der Thrombocyten läßt darauf schließen, daß in der Thrombocytenmembran, neben anderen Substanzen, zahlreiche neuraminsäurehaltige Receptoren vorhanden sind. Darüber hinaus führen die Virusadsorption und die Virusphagocytose zur Degranulation und Agglutination der Thrombocyten. Dadurch läßt sich eine Thrombocytopenie erklären. Wahrscheinlich kann der Abfall der Thrombocytenwerte bei anderen Virusinfektionen ebenfalls auf eine Virusadsorption und Virusphagocytose der Blutplättchen zurückgeführt werden. Eine thrombocytopenische Purpura ist z.B. bei Rubeolen bekannt (Banatvala, Horstmann, Payne und Gluck, 1965).

2. Thrombocyten nach Einwirkung verschiedener Gase

a) CO-Vergiftung

Bei der Atmung verbindet sich das Kohlenoxyd mit dem Hämoglobin der Erythrocyten zu COHb und verursacht eine Abnahme der O_2-Transportkapazität des Blutes. Es kommt zur allgemeinen Hypoxie des Gewebes mit nachfolgenden Parenchymnekrosen in verschiedenen Organen, besonders im Herzmuskel und Gehirn. Die maximale Sättigung des Blutes mit Kohlenoxyd bei verschiedener CO-Konzentration in der Atmosphäre hat HALDANE (1895) in einer Dissoziationskurve festgelegt. Elektronenmikroskopisch beobachteten wir in den Lungencapillaren von Ratten bei experimenteller akuter CO-Vergiftung mit einem COHb-Gehalt des Blutes zwischen 55% und 70% außer einer schweren Schwellung der Endothelien obturierende Plättchenthromben (NIDEN und SCHULZ, 1965). Die Plättchenthromben waren schon 13 min nach Versuchsbeginn vorhanden und zeigten bereits das Stadium der Degranulation und der Fibrinbildung. Die Entwicklung der Thromben muß daher schon in den ersten Minuten der CO-Inhalation eingesetzt haben. Die Plättchenthromben traten nur in solchen Capillaren auf, deren Endothelien durch die CO-Einwirkung geschädigt waren. Wir folgerten daraus, daß die primäre Schädigung in der Capillarwand liegt und die Plättchenthromben eine Folge dieser Capillarwandschädigung sind. Für das Auftreten dieser Veränderungen ist die Konzentration des eingeatmeten CO wichtiger als die Konzentration des COHb und als die Dauer der Gaseinwirkung. Beim Menschen können nach Kohlenoxydvergiftung neben capillären Thromben auch in größeren Gefäßen, wie Venen und Arterien, Thromben auftreten, wenn „durch eine Alterung der Wandung ein prädisponierendes Moment für die Thrombenbildung geschaffen worden ist“ (HEDINGER, 1923). KROETZ (1936) beschrieb mehrere Fälle von Coronarthrombose nach akuter und chronischer leichter Kohlenoxydvergiftung und ging besonders auf die Pathogenese ein. Auch DRINKER (1938) führte die Thrombosen in Cerebral- und Coronararterien bei CO-Vergiftung auf eine primäre Schädigung der Capillarwand zurück. MARCACCI, GUARINO und IORIO (1957) haben an Kaninchen den Einfluß des Kohlenmonoxyd auf die Blutgerinnung untersucht und fanden eine verlängerte Recalcifizierungszeit sowie eine deutlich erhöhte Heparinsensibilität. v. WACHTER (1957) berichtete über Blutgerinnungsstörungen in vier Fällen von akuter CO-Vergiftung. Bei allen Patienten bestand eine Minderung des Quick-Wertes, die auf eine Störung im Bereich der Faktoren Prothrombin (II), Pro-Accelerin (V) und Konvertin (VII) hinwies. Er beobachtete eine erhebliche Verzögerung im Ablauf des Prothrombin-Konsumptionstestes, die er auf eine Inaktivierung der Thrombocytenfaktoren zurückführte. In einem Fall bestanden ausgeprägte Hautblutungen als Ausdruck einer toxischen Gefäßwandschädigung, in einem weiteren Fall eine erhebliche Verminderung der Thrombocyten im peripheren Blut. Die zeitlich begrenzte Thrombocytopenie nach CO-Intoxikation führte v. WACHTER (1957) auf einen erhöhten Thrombocytenverbrauch bei Mikrothrombosen zurück. Nach Abklingen der Vergiftungserscheinungen war das Coagulogramm wieder normal. Für die Bestimmung der einzelnen Blutgerinnungsstörungen bei CO-Vergiftung ist der Zeitpunkt der Untersuchung entscheidend.

b) Sauerstoffmangel bei Unterdruck

Nach $1^1/_2$stündigem Sauerstoffmangel durch Atmung in der Unterdruckkammer, entsprechend einer Höhe von 10000 m, kommt es in den Capillaren der Rattenlunge zu Endotheldefekten mit Mikrothromben (SCHULZ, 1959). Auf Abb. 56 erkennt man im Cytoplasma einer geschädigten Endothelzelle mehrere eingelagerte Thrombocyten und α-Granula, die sich aus Thrombocyten entleert haben. Die Entwicklung von Mikrothromben bei Unterdruckatmung hängt sehr wahrscheinlich mit der Abstoßung größerer Endothelblasen und den dadurch entstehenden Defekten in der Endotheloberfläche zusammen. Diesen Defekten lagern sich Thrombocyten auf. MEESSEN (1940, 1941) beobachtete lichtmikroskopisch in zwei Fällen von kollapsbedingtem allgemeinen Sauerstoffmangel die Entwicklung von Plättchen-

thromben auf frischen arteriosklerotischen Herden. Zustände allgemeiner Oligämie und Hypoxämie können die Agglutinationsfähigkeit der Thrombocyten akut steigern und führen häufig zu multizentrischen Thrombosen auf schon vorher bestehenden Veränderungen der Gefäßwand (Büchner, 1966; Sameni, 1966). Die Aggregation von Thrombocyten hat Swank (1962) beim Entblutungsschock gesehen: Hirsch, Breuer, Künzel, Marx und Sachweh (1964) fanden sie mit der Methode von Swank nach kompletter Ischämie des Gehirns im venösen Gehirnblut und Gaehtgens (1964) nach einer Ischämie von 20 min im venösen Blut des Beines. Kaninchenthrombocyten, die nach 2 Std Sauerstoffmangel im Unterdruck, entsprechend einer Höhe von 10000 m, aus Venenblut isoliert wurden, zeigen elektronenmikroskopisch Membrandefekte und eine geringe Schwellung (Lange, 1965).

c) Durchströmungsversuche in vitro nach Einwirkung von CO, CO_2, N_2 und Luft

Lebensfrische Thrombocyten des Menschen wurden getrennt CO, CO_2, N_2 und Luft ausgesetzt und nach einer Einwirkung von 20 min, 1 und 2 Std elektronenmikroskopisch untersucht (Doenecke, Lohmann und Schulz, 1966). Die von uns angewandte Methode stützt sich auf das Ficksche Prinzip der freien Diffusion von Gasen in eine Flüssigkeit. Das plättchenreiche Plasma wurde in ein vorgewärmtes Reaktionsgefäß gebracht, das von dem jeweiligen wasserdampfgesättigten Gas durchströmt wurde. Der Gasdurchfluß betrug ca. 1 l/min. Die Schichtdicke des plättchenhaltigen Plasmas im Reaktionsgefäß betrug 2—3 mm. Die Gassättigung des Plasmas war 10 min nach Versuchsbeginn erreicht. Nach zweistündiger Inkubation von CO und N_2 sind die Thrombocytenmembranen weitgehend zerstört. Die Membranläsionen sind wahrscheinlich durch die im Blutplasma gelösten Gase induziert. Eine Einwirkung der Gase von 20 min verursachte keine elektronenmikroskopisch sichtbaren Membranschäden. Das Granulomer α und β blieb in allen Versuchen gut erhalten. Die unveränderte Mitochondrienstruktur nach einer bis zu 2 Std dauernden Hyp- bzw. Anoxie ist als wesentlicher Befund zu werten. Wahrscheinlich läuft der Stoffwechsel der Thrombocyten unter hypoxischen Bedingungen über die Glykolyse ab. An den Innenstrukturen der Thrombocyten sahen wir elektronenmikroskopisch keine wesentlichen Veränderungen, die mit Sicherheit auf die Einwirkung der Gase zurückgeführt werden könnten. Die Befunde lassen darauf schließen, daß die Initialschädigungen bei der Thrombose nach CO-Vergiftung und nach O_2-Mangelatmung im Unterdruck (vgl. Abschnitte C, II, 2a, b) zumindest nicht in erster Linie in den Thrombocyten, sondern in der Gefäßwand und in den Geweben liegen (Meessen, 1958; Meessen u. Schulz, 1966). Das schließt nicht aus, daß nach Einwirkung der Gase biochemische und fermentative Schädigungen der Thrombocyten und der Thrombocytenmembran vorliegen können und daß Stofffreisetzungen erfolgen, die eine Plättchenagglutination hervorrufen.

3. Thrombocyten bei konstitutioneller Thrombopathie v. Willebrand-Jürgens

Die auf den Åland-Inseln in Finnland heimische Blutungskrankheit wurde erstmals 1926 durch v. Willebrand beschrieben. Auf Grund seiner Untersuchungen, die er gemeinsam mit R. Jürgens durchführte, bezeichnete er 1933 diese hämorrhagische Diathese als „konstitutionelle Thrombopathie", weil sie pathogenetisch im wesentlichen auf einer Thrombocytenfunktionsstörung beruht. Die Erblichkeit dieses Blutungsübels wurde auf den Åland-Inseln durch mehrfaches Auftreten in 6 Generationen von zwei großen Sippenverbänden sichergestellt. Das v. Willebrand-Jürgens-Syndrom wird regelmäßig dominant-autosomal vererbt. Es besteht keine Geschlechtsgebundenheit. Die Penetranz des pathogenen Gens ist hoch, die Expressivität der klinischen Erscheinungen variiert aber erheblich. Die zahlreichen Verwandtenehen haben zu einer starken Verbreitung der hämorrhagischen Diathese auf Åland beigetragen. Auf einigen kleineren Inseln findet sich das Blutungsleiden bei mehr als 10% der Bevölkerung. Lehmann (1967) hat genealogische Hinweise dafür, daß vielleicht die erste „Thrombopathie-Mutation" auf der Insel Sottunga entstanden ist. Klinisch bestehen Haut-, Gelenk- und Schleimhautblutungen, eine verlängerte Blutungszeit bei normaler Thrombo-

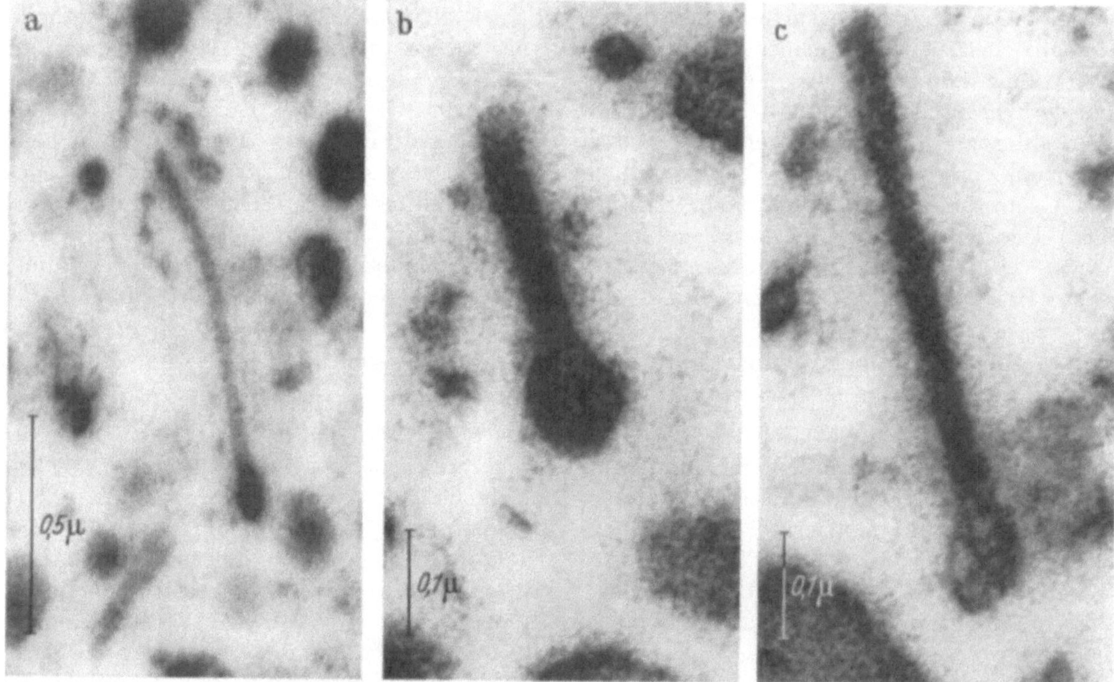

Abb. 47a—c. Trommelschlegelgranula in Thrombocyten bei konstitutioneller Thrombopathie (v. WILLEBRAND-JÜRGENS). II/58. Sippen-Nr. 54a/I. Katrin S. Der Stab des Trommelschlegels in Abb. a ist 0,8 µ lang. Einbettung in Butylmethacrylat, 25 Std nach der Blutentnahme. Erste Darstellung von Trommelschlegelgranula von H. SCHULZ, R. JÜRGENS u. E. HIEPLER [Thrombos. Diathes. haemorrh. (Stuttg.) 2, 300—323 (1958)]. Archiv-Nr. 22 A/57, 171 B, D/58. Elektronenmikr. Vergr. a 16600:1, b, c 23000:1. Abb. a 57000:1, b 144000:1, c 138000:1

Fig. 47a—c. Drumstick granules in blood platelets in von Willebrand-Jürgens disease. II/58 clan no. 54a/I. Katrin S. The drumstick in figure a measures 0.8 µ in length. The platelets were embedded in butylmethacrylate 25 hours after sampling of the blood. First demonstration of drumstick granules in blood platelets by H. SCHULZ, R. JÜRGENS and E. HIEPLER [Thrombos. Diathes. haemorrh. (Stuttg.) 2, 300 (1958)]. a ×57.000, b ×144,000, c ×138,000

cytenzahl, eine Verminderung des Faktors VIII (antihämophiles Globulin) sowie in vielen Fällen eine Funktionsschwäche der Thrombocyten mit minderwertiger Thromboplastinbildung. Es liegt hierbei eine Störung in der Freisetzung des Thrombocytenfaktors 3 vor. Mehrere hämorrhagische Diathesen, die im Schrifttum unter anderem mit „Pseudohämophilie" (ALEXANDER und GOLDSTEIN, 1953), „vasculäre Hämophilie" (SCHULMAN, SMITH, ERLANDSON und FORT, 1955) oder „Angiohämophilie" (KLESPER und ACHENBACH, 1957) bezeichnet werden, lassen sich der konstitutionellen Thrombopathie zuordnen. GROSS und MAMMEN (1958) gaben eine Übersicht der sehr umfangreichen Literatur zu diesem Thema und schlugen vor, die genannten Erkrankungen zum erweiterten „v. Willebrand-Jürgens-Syndrom" zusammenzufassen.

Die ersten elektronenmikroskopischen Untersuchungen, die wir 1957/58 gemeinsam mit R. JÜRGENS und HIEPLER an 6 genealogisch stark belasteten Fällen von åländischer Thrombopathie v. Willebrand-Jürgens durchführten, ergaben an den Thrombocyten eine Anisocytose mit vielen 1,3 bis 1,8 µ großen Mikroplättchen und einigen bis zu 5 µ großen Riesenplättchen. Die schwersten Veränderungen fanden sich am Granulomer-α. Viele Granula wiesen die Gestalt eines Trommelschlegels auf. Der Stab des Trommelschlegels ist gewöhnlich 0,35 µ lang, er kann aber auch bis zu 0,8 µ lang sein. Die Stabbreite beträgt meist 410 Å. Im Kopf des Trommelschlegels beobachtet man hin und

wieder ein 75 Å breites Netzwerk. Bei Fall IV (Oskar S., 81 Jahre alt, Vater der Familie S. aus Vöglö, Åland) lassen sich in den Thrombocyten auch zahlreiche feine stäbchen- und hakenartige Gebilde nachweisen. Die Trommelschlegelgranula aus der ersten Mitteilung von SCHULZ, JÜRGENS und HIEPLER, die in Band 2 der Zeitschrift ,,Thrombosis et Diathesis haemorrhagica" 1958 erschien, sind in Abb. 47 wiedergegeben. Wir nehmen an, daß sich die Stäbe der Trommelschlegelgranula aus der Grundsubstanz der α-Granula entwickeln. Andere α-Ganula sind kleiner als in den Kontrollfällen und haben einen Längsdurchmesser von 177 mμ, der Querdurchmesser beträgt 100 mμ. Die Mikrobläschen des Granulomer-γ sind, im Gegensatz zu normalen Blutplättchen, um 100 Å größer, messen 250—540 Å und sind manchmal kettenförmig angeordnet. Die Mitochondrien (Granulomer-β) und das Granulomer-δ sind unverändert. In den Thrombocytenfraktionen fanden wir außerdem Reste von Endothelblasen, die als Zeichen einer Endothelschädigung anzusehen sind. In einer Untersuchungsserie aus dem Jahre 1959, die an 9 weiteren Fällen von åländischen Bluterfamilien durchgeführt wurden (SCHULZ, 1960; ERIKSSON, HIEPLER, JÜRGENS, LEHMANN u. SCHULZ, 1961), ließen sich mit verbesserten Fixierungs- und Einbettungsmethoden die elektronenmikroskopischen Befunde an den Thrombocyten bestätigen. Wir beobachteten wiederum in zahlreichen Thrombocyten bis zu 1 μ lange und 500—2000 Å breite Trommelschlegelgranula, die von einer Membran umgeben sind. Ihr Inhalt stimmt mit der Grundsubstanz der α-Granula überein. Häufig sind die Trommelschlegelgranula schräg geschnitten und erscheinen als kurze, unscharf begrenzte Stäbe. Die Zahl der Trommelschlegelgranula wechselt von Fall zu Fall: in einem Fall (Levi, J., 1/VI/XI) sahen wir fast in jedem Thrombocyten mehrere Trommelschlegel in einer Schnittebene (Abbildung 48), in manchen anderen Fällen dagegen nur selten einen. Einige α-Granula haben kugelige osmiophile Verdichtungszonen mit hellem Hof. JONES (1960) sowie JEAN, RACINE, GAUTIER u. MARX (1963) bezeichneten solche α-Granula als ,,Ochsenaugenformen". In mehreren Blutplättchen erkennt man auch bis zu 0,65 μ große Riesengranula, die etwa fünfmal größer als normale α-Granula sind (Abb. 49). Unsere Befunde wurden von MARX und JEAN (1964) an 10 weiteren Fällen mit v. Willebrand-Jürgens-Syndromen bestätigt. Sie fanden bei allen Patienten eine Anisocytose der Plättchen und Strukturanomalien des α-Granulomer mit Stab- und Ochsenaugenformen. Zusätzlich stellten sie in den Thrombocyten eine Vermehrung von Fetttröpfchen fest (JEAN, RACINE, MARX u. GAUTIER, 1963). Die Abweichungen des Glykogengehaltes der Thrombocyten (Granulomer-ε) waren gegenüber der Norm nur gering (JEAN u. GAUTIER, 1961). Auch LECHNER, STOCKINGER u. GRAF (1967) konnten unsere elektronenmikroskopischen Befunde an 10 weiteren Fällen von angeborenem und an 3 Fällen von erworbenem v. Willebrand-Jürgens-Syndrom bestätigen. Die Tabelle 5 zeigt, daß abnorme α-Granula bei Patienten mit v. Willebrand-Jürgens-Syndrom viel häufiger vorkommen als bei einem Kollektiv von Normalpersonen. Auffallend ist jedoch, daß der Prozentsatz an abnormen α-Granula bei den einzelnen Patienten verschieden ist. Die Zahl der pathologischen α-Granula hängt offenbar nicht mit der Schwere der Krankheit zusammen, denn es läßt sich weder eine Korrelation mit dem klinischen Schweregrad noch mit der Länge der Blutungszeit oder der Verminderung von Faktor VIII herstellen (LECHNER, STOCKINGER u. GRAF, 1967). Die am häufigsten nachzuweisenden Typen von pathologischen α-Granula sind die Trommelschlegelgranula und die Stäbchenformen. LECHNER, STOCKINGER u. GRAF (1967) unterscheiden zwischen schmalen und breiten Stäbchengranula, wobei als Grenze eine Dicke von 100 mμ angenommen wird. Sogenannte Ochsenaugengranula und Riesengranula sind seltener; ihre Häufigkeit geht oft nicht mit der der Trommelschlegelgranula parallel. Trommelschlegelgranula wurden zuerst bei konstitutioneller Thrombopathie v. Willebrand-Jürgens beschrieben, später auch bei anderen Thrombopathien, so daß die Trommelschlegelgranula nicht als eine spezifische Veränderung des v. Willebrand-Jürgens-Syndroms angesehen werden können. Allerdings finden sich bei anderen Thrombopathien nie so hohe Prozentsätze an Trommelschlegel- und Stäbchengranula wie bei manchen Fällen von v. Willebrand-Jürgens-Syndrom. Darauf haben kürzlich LECHNER, STOCKINGER u. GRAF (1967) erneut hingewiesen.

Die elektronenmikroskopischen Befunde belegen, daß in einem großen Prozentsatz der Fälle von angeborenem v. Willebrand-Jürgens-

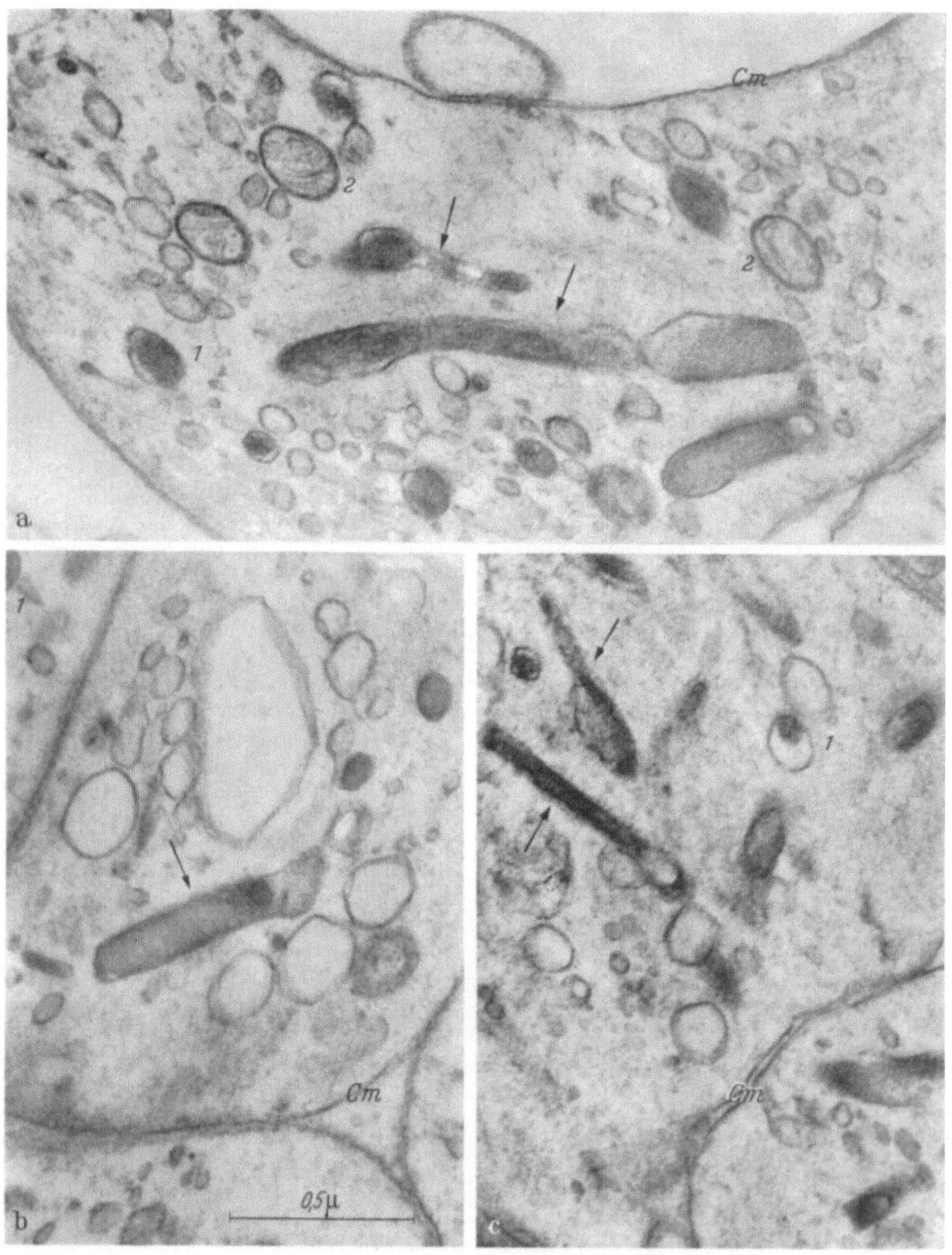

Abb. 48 (Legende s. S. 75)

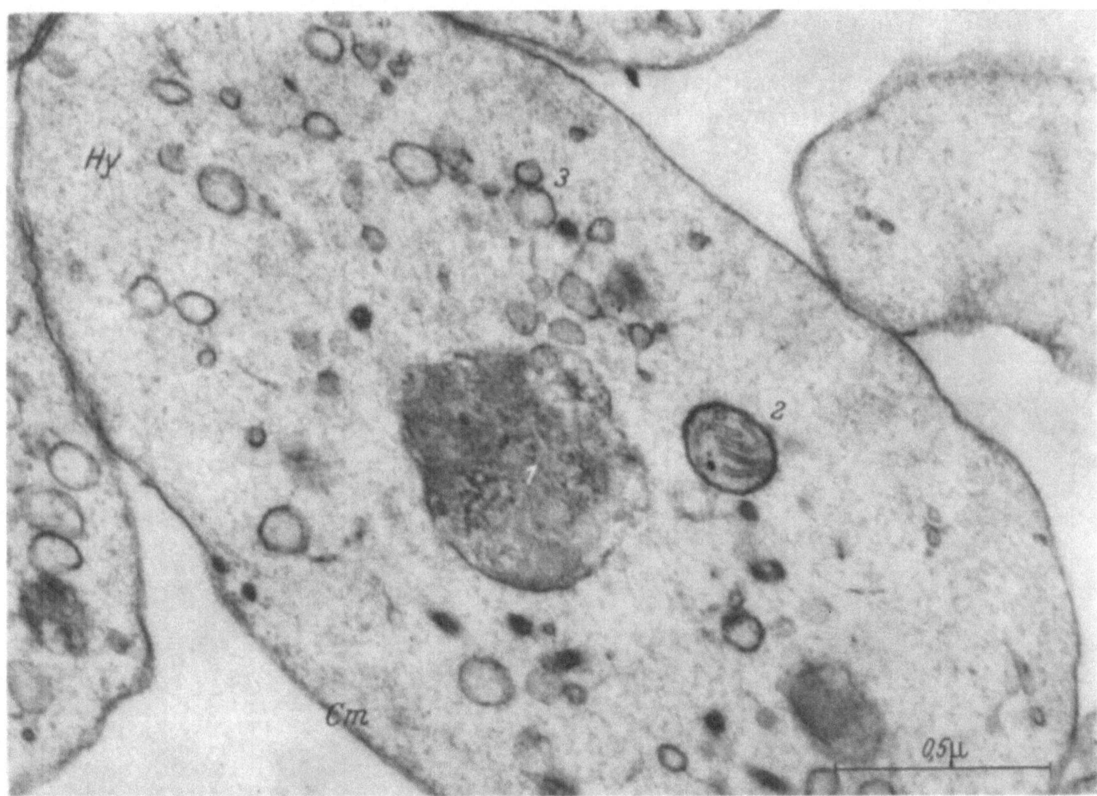

Abb. 49. Ausschnitt eines Thrombocyten bei konstitutioneller Thrombopathie (v. WILLEBRAND-JÜRGENS). 1/VI/XI. Levi J. In Bildmitte ein bis zu 0,65 μ großes Riesengranulum des Granulomers-α (*1*). *2* Granulomer-β. normales Mitochondrium; *3* Mikrobläschen des Granulomers-γ; *Hy* feinfädige Strukturen des Hyalomers; *Cm* Zellmembran des Thrombocyten. Einbettung in Vestopal-W. Archiv-Nr. 1534 E/60. Elektronenmikr. Vergr. 14800:1. Abb. 58000:1

Fig. 49. Part of a blood platelet in von Willebrand-Jürgens disease. Case no. 1/VI/XI. Levi J. A giant alpha granule (*1*) in the center of the platelet measures 0.65 μ. The beta granulomere (*2*). the mitochondrium and the gamma granulomere with microvesicles (*3*) appear to be normal. The hyalomere (*Hy*) shows fine reticular structures. *Cm* cell membrane. Embedding in Vestopal-W. ×58.000

Syndrom Strukturanomalien der Thrombocyten vorliegen, die nach der ursprünglichen Auffassung von R. JÜRGENS (1933) für eine Beteiligung der Thrombocyten bei der konstitutionellen Thrombopathie v. Willebrand-Jürgens sprechen. Wir beschränken uns hier auf die Wiedergabe und Interpretation der morphologischen Befunde an den Thrombocyten, ohne auf die differenten gerinnungsphysiologischen Befunde und auf die im Gang befindliche Diskussion der v. Willebrand-Jürgens-Syndrome im einzelnen einzugehen. Zum Problem, ob es

Abb. 48a—c. Ausschnitte aus Thrombocyten bei konstitutioneller Thrombopathie (v. WILLEBRAND-JÜRGENS). 1/VI/XI. Levi J. Bei den Pfeilen (→) zum Teil mehrere, in einer Schnittebene getroffene Trommelschlegelgranula. *1* Granulomer-α. In einigen α-Granula im Innern eine kontrastreiche Substanz mit hellem Hof. *2* Granulomer-β. Mitochondrium; *Cm* Zellmembranen der Thrombocyten. Einbettung in Vestopal-W. Archiv-Nr. a 1532 C/60. b 1532 B/60. c 1530 B/60. Elektronenmikr. Vergr. 14800:1. Abb. 58000:1

Fig. 48a—c. Parts of blood platelets in von Willebrand-Jürgens disease. Case no. 1/VI/XI. Levi J. Several drumstick granules are marked by arrows (→ →). Some of the alpha granules (*1*) demonstrate osmiophilic densities. *2* beta granulomere. mitochondrium; *Cm* cell membrane. Embedding in Vestopal-W. ×58.000

sich bei der v. Willebrand-Jürgensschen Erkrankung um eine primäre genetische Thrombocytenstörung oder um einen kombinierten genetischen Defekt an Plasma und Thrombocyten handelt, äußerten sich MARX und JEAN (1964), MARCUS und ZUCKER (1965), BOWIE, DIDISHEIM, THOMPSON jr., und OWEN jr. (1966) sowie LANDBECK (1967).

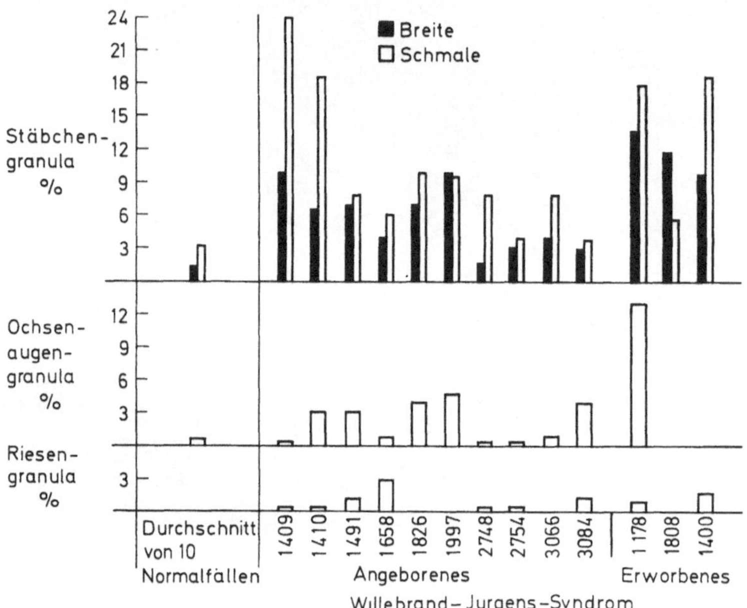

Tabelle 5. *Häufigkeit von abnormen α-Granula beim v. Willebrand-Jürgens-Syndrom. Angegeben ist der Prozentsatz von Thrombocyten, die solche Granula enthalten.* [Aus K. LECHNER, L. STOCKINGER und J. GRAF, Thrombos. Diathes. haemorrh. (Stuttg.) Suppl. 24, 188 (1967)]

4. Thrombocyten bei Thrombasthenie Glanzmann-Naegeli

Die Thrombasthenie Glanzmann-Naegeli ist eine gesicherte und ausreichend abgrenzbare hämorrhagische Diathese, die vorzugsweise durch flächenhafte Haut- und Schleimhautblutungen, durch eine verlängerte Blutungszeit bei normalen oder erhöhten Plättchenzahlen, durch eine fehlende Plättchenaggregation und durch eine thrombocytogene Störung der Retraktion gekennzeichnet ist. Der Erbgang ist autosomal recessiv, bei einem Teil der Fälle dominant.

In älteren elektronenmikroskopischen Untersuchungen, die an aufgetropften ganzen Thrombocyten durchgeführt wurden, fanden BRAUNSTEINER (1955), BRAUNSTEINER und PAKESCH (1956) sowie MARX und KÖPPEL (1956, 1957) bei der Thrombasthenie Glanzmann-Naegeli eine Störung der Plättchenausbreitung und eine verlangsamte Pseudopodienbildung. BRÜSTER und SACHSSE-KLINKE beobachteten 1959 bei einem zehnjährigen Kinde mit Thrombasthenie eine verminderte Agglutinationstendenz der Thrombocyten, eine fehlende Pseudopodienbildung sowie ein spärliches Granulomer mit verzögertem Zusammenschluß zu einem sogenannten Pseudonucleus. Mit der Ultradünnschnittmethode wurden bei der Thrombasthenie unterschiedliche Befunde erhoben. GROSS, GEROK, LÖHR, VOGELL, WALLER und THEOPOLD (1960) fanden in 4 Fällen, die einen verminderten ATP-Gehalt der Thrombocyten hatten, eine Schwellung der Mitochondrien bei annähernd normaler Mitochondrienzahl sowie eine deutliche Zunahme der cytoplasmatischen Vacuolen. MARX und JEAN (1962) beobachteten in 4 Fällen einer Familie eine Anisocytose der Plättchen, eine vermehrte Zahl von Stäbchengranula, eine Hypervacuolisation, eine Verminderung des Granulomer-β mit Mitochondrienschwellung, einen unterschiedlichen Glykogengehalt und eine Steatose der Plättchen. CASTALDI (1964) hob die starke Vacuolisierung der Thrombocyten bei Thrombasthenie hervor. Er stellte

außerdem einen Mangel an α-Granula fest und beobachtete hin und wieder abnorm große Plättchen. Bei der Retraktion des Coagulums fehlte die dichte Plättchenaggregation. In dem von LECHNER, STOCKINGER und GRAF (1967) untersuchten Fall fanden sich in den Plättchen zahlreiche Vacuolen, viele Ochsenaugengranula und eine normale Mitochondrienzahl, wobei die Struktur der Mitochondrien häufig verwaschen war. CAEN, CASTALDI, LECLERC, INCEMAN, LARRIEU, PROBST und BERNARD (1966) stellten in 15 weiteren Fällen eine fehlende Plättchenagglutination fest. In den Plättchen fanden sie eine geringe Steatose, einige Stäbchengranula und sehr viele Mikrobläschen und Vacuolen. In einer neueren Untersuchung fand RODMAN (1967) in den Blutplättchen bei Thrombasthenie — gegenüber der Norm — eine geringere Anzahl von Mikrotubuli in den Pseudopodien. RODMAN (1967) nimmt an, daß bei Thrombasthenie das verminderte Vorkommen von Mikrotubuli in den Pseudopodien die mangelhafte Retraktion der Plättchen erklärt. Trotz der unterschiedlichen elektronenmikroskopischen Einzelbefunde sind den bisher untersuchten Fällen von Thrombasthenie Glanzmann-Naegeli die fehlende Plättchenaggregation, die mangelhafte Retraktion und die Veränderungen des Granulomer-γ gemeinsam. Alle Untersucher fanden in den Thrombocyten eine Zunahme der cytoplasmatischen Vacuolen nach Größe und Zahl.

Biochemische Untersuchungen an thrombasthenischen Plättchen ergaben einen sehr geringen Gehalt an Plättchenfibrinogen. Dieses enthält nur 2,7% des gesamten Plättchenproteins gegenüber 10% der Norm. Thrombasthenische Plättchen aggregieren nicht bei Anwesenheit von Thrombin oder ADP. Das Thrombosthenin ist in normalen Mengen in den Plättchen vorhanden (NACHMAN und MARCUS, 1967). Von den Fermenten des Kohlenhydratstoffwechsels weisen die Glyceraldehyd-3-phosphat-dehydrogenase (GAPDH) und die Pyruvatkinase (PK) Verminderungen auf 20 bis 35% der Norm auf. Der Glucoseverbrauch, die Lactatbildung und der ATP-Gehalt sind deutlich herabgesetzt. Die Untersuchung des Aminosäurestoffwechsels der thrombasthenischen Plättchen ergab eine starke Vermehrung der Monoaminodicarbonsäuren bzw. ihrer Säureamide. Taurin, ein in normalen Plättchen reichlich vorhandener Metabolit S-haltiger Aminosäuren, war in den Thrombasthenie-Plättchen vermindert. Offenbar liegt der Thrombasthenie Glanzmann-Naegeli eine Störung der energieabhängigen Plättchenfunktionen zugrunde. Das schließt nicht aus, daß die thrombasthenischen Plättchen nicht noch weitere strukturelle oder biochemische Defekte aufweisen. Es gelang GROSS, GEROK, LÖHR, VOGELL, WALLER und THEOPOLD (1960) mit Zusätzen von Magnesiumionen und ATP die Gerinnsel aus plättchenhaltigem Patientenplasma zu normaler Retraktion zu bringen. Weitere Untersuchungen sprachen dafür, daß ATP dabei nur in Form eines Magnesium-Komplexes wirksam wird.

5. Thrombocyten bei Wiskott-Aldrich-Syndrom

Das Wiskott-Aldrich-Syndrom wird recessiv geschlechtsgebunden vererbt und kommt nur bei Knaben vor. Klinisch stehen eine chronische hämorrhagische Diathese, ein chronisches Ekzem, das kurz nach der Geburt auftritt, sowie rezidivierende Infekte im Vordergrund. Die hämorrhagische Diathese ist durch eine schwere Thrombocytopenie bei zahlenmäßig normalen, aber meist vermindert plättchenbildenden Megakaryocyten bedingt. Elektronenmikroskopisch fanden LECHNER, STOKKINGER und GRAF (1967) eine Anisocytose der Thrombocyten mit überwiegend kleinen Plättchen, eine deutliche Verminderung sämtlicher Komponenten des Granulomers, einschließlich des Glykogens und eine Vermehrung von schmalen Stäbchengranula. Diese Befunde stimmen mit den elektronenmikroskopischen Ergebnissen von JEAN (1963) sowie mit den Angaben von GELZER und GASSER (1961) und AMIET (1963) in mehreren Fällen von Wiskott-Aldrich-Syndrom gut überein.

6. Thrombocyten bei Thrombocythämie

Thrombocythämien werden von Thrombocytosen unterschieden. Thrombocytosen sind reaktive, vorübergehende Plättchenvermehrungen, die in der Regel ohne klinische Mani-

festation einhergehen. Unter Thrombocythämien faßt man andauernde essentielle Plättchenvermehrungen zusammen, die entweder Symptom einer generalisierten Knochenmarks- bzw. Systemerkrankung oder aber eigenständige Krankheitsbilder sein können (VAN DE LOO, 1967). Thrombocythämien zeigen in der Regel eine hämorrhagische Diathese mit Zahnfleischblutungen und Schleimhautblutungen des Magen-Darmkanals und des Urogenitaltraktes. In anderen Fällen konnte zusätzlich das Auftreten von Thrombosen und Thrombembolien beobachtet werden. Eine Splenomegalie ist fast obligat und im Knochenmark besteht eine Megakaryocytose.

Für das Auftreten der Hämorrhagien bei Thrombocythämie werden heute vorwiegend qualitative Plättchendefekte ursächlich angeschuldigt. Elektronenmikroskopische Untersuchungen in bisher 17 untersuchten Fällen von Thrombocythämien zeigten eine Anisocytose der Plättchen und ein pathologisches Granulomer. Die α-Granula sind nicht nur gering vermindert, sondern auch atypisch gestaltet. Es finden sich vermehrt Riesengranula sowie einige Stäbchen- und Ochsenaugenformen. Die Mitochondrien des Granulomer-β sind vermindert. Die Tubuli und Mikrobläschen des Granulomer-γ sind vermehrt, während Fetttröpfchen und Abweichungen des Glykogengehaltes der Thrombocyten — im Gegensatz zu den hereditären Thrombopathien — nur selten beobachtet werden (JEAN, 1963; JEAN und BOSISIO, 1963; JEAN, RACINE, GAUTIER und MARX, 1963; JEANNERET, 1964; JEAN, MARX und GAUTIER, 1966; LECHNER, STOCKINGER und GRAF, 1967). In einem weiteren Fall (BUSSI, JEAN und LE COULTRE, 1966) weisen die Thrombocyten gegenüber der Norm eine Mikrocytose auf, das Hyalomer zeigt eine geringere Elektronendichte und der Glykogenbestand ist etwa auf die Hälfte der Norm reduziert. TERENT'EVA, TOTSKAYA und LORIE (1964) fanden bei Thrombocythämien eine extreme Polymorphie der Plättchen und zahlreiche Vacuolen im Hyalomer. Wahrscheinlich sind diese Veränderungen der Ausdruck einer pathologischen Thrombocytopoese (vgl. Abschnitt B II 4 und JEAN, MARX und GAUTIER, 1966).

Für den qualitativen Defekt der Thrombocyten bei Thrombocythämie sprechen auch eine Reihe biochemischer Befunde. Die Plättchen haben einen Mangel an Serotonin und ATP und sie zeigen in vitro und in vivo eine verminderte Adhäsivität, die möglicherweise auf eine abnorme biochemische Zusammensetzung der Plättchenoberfläche schließen läßt (MCCLURE, INGRAM, STACH, GLASS und MATCHETT, 1966). MARCUS und ZUCKER (1965) fassen die primären Thrombocythämien als prämyeloproliferative Zustände auf, da die meisten Fälle später in einer Polycythaemia vera oder Leukämie enden. Man muß aber auch erwägen, daß biochemische Substanzen, die eine Thrombocytenvermehrung induzieren, im Überschuß wirksam werden können. Neuere Übersichten zum Problem der Thrombocythämien gaben MARCUS und ZUCKER (1965), BILE, DE BIASI und RUBERTELLI (1966) sowie VAN DE LOO (1967).

7. Thrombocyten bei Leukosen

Elektronenmikroskopische Untersuchungen an Thrombocyten bei Leukosen des Menschen wurden 1961 von REBUCK, RIDDLE und MONTO durchgeführt. HAGUENAU, HOLLMANN, LEVY und BOIRON untersuchten 1963 die Thrombocyten von 27 Patienten mit akuter und chronischer myeloischer oder lymphatischer Leukämie. In vielen Fällen, besonders bei chronischen Leukämien, beobachteten sie in den Blutplättchen eine deutliche Proliferation des endoplasmatischen Reticulums mit zahlreichen Bläschen und Vacuolen. Die Hyperplasie des Granulomers-γ führen die Autoren auf eine Zunahme der Pinocytose und Phagocytose der Thrombocyten zurück. In allen 27 Fällen konnten weder an der Oberfläche der Thrombocyten noch innerhalb von Vacuolen Viren nachgewiesen werden. Im Gegensatz zu den Leukosen des Menschen fanden DALTON und MOLONEY (1962) bei der experimentellen MOLONEY-Leukämie der Ratte typische Viren in den Thrombocyten. Die Viren liegen meist in intracytoplasmatischen Vacuolen der Blutplättchen. KIRSTEN (1967) fand in Thrombocyten und an deren Zellmembran das Erythroblastose-Virus der Maus und studierte besonders die Reifung der Virusteilchen an der Thrombocytenmembran.

8. Immunologie bei Thrombocyten

Die direkte Methode des fluorescenzmikroskopischen Antigen-Antikörper-Nachweises nach COONS kann in der Hämatologie auch zur spezifischen Darstellung von Thrombocyten und Fibrin benutzt werden.

HUMPHREY erzeugte 1955 experimentell erstmals Antikörper gegen Thrombocyten, indem er Kaninchen gegen Meerschweinchenthrombocyten immunisierte. SILBER, BENITEZ, EVELAND, AKEROYD und DUNNE (1960). VAQUEZ und LEWIS (1960) sowie SPRAGUE (1961) führten immunhistologische Untersuchungen mit markierten Kaninchen-Antikörpern gegen Humanthrombocyten bei der idiopathischen thrombopenischen Purpura durch. Gemeinsam mit KINDERMANN (1964) erzeugten wir beim Kaninchen spezifische Antikörper gegen menschliche Thrombocyten. Nicht agglutinierte, zweimal gewaschene Humanthrombocyten wurden mit FREUNDschem Adjuvans emulgiert und Kaninchen in mehreren Intervallen intracutan injiziert. Das quantitative Verhalten der Antikörperbildung wurde durch den Agglutinationstiter kontrolliert. Nach einer Immunisierungsperiode von 19 Wochen haben wir die Tiere getötet und das Serum mit Fluoresceinisothiocyanat gekoppelt. Das Immunserum ist nach der Kontrolle durch die Immunelektrophorese spezifisch. Das immunelektrophoretische Diagramm ergab eine ausgeprägte Vermehrung der β-2-Globuline, wie man es nur bei Hyperimmunseren findet. Die Präcipitationsteste auf der Ouchterlony-Platte ergaben noch geringe unspezifische Kreuzreaktionen des markierten Serums mit menschlichen Organextrakten und menschlichem Serum. Wir mußten deshalb das Immunserum entsprechend mit Organpulver und Humanserum absättigen. Dabei verblieb auf der Agarplatte nur noch eine geringe Restpräcipitation gegen Humanserum, obwohl wir die Thrombocyten vor der Immunisierung der Tiere sorgfältig gewaschen hatten. Mit den fluoresceinmarkierten Antikörpern konnten wir menschliche Thrombocyten, Plättchenagglutinate, Plättcheneiweiß und Megakaryocyten elektiv darstellen. Die Thrombocyten erscheinen in den Ausstrichen als hell aufleuchtende Zellen. Wenn die Thrombocyten zerstört werden, lassen sich die Fragmente ebenfalls noch immunhistologisch nachweisen. Die elektronenoptische Kontrolle ergab disintegrierte Plättchen mit Granulomer-Partikeln und Hyalomer. In vitro gebildete Plättchenagglutinate leuchteten nach Behandlung mit den markierten Antikörpern als kräftig fluorescierende Komplexe auf. In Ausstrichen von menschlichem Sternalmark zeigte sich eine spezifische Fluorescenz der reifen Megakaryocyten, die nur im Cytoplasma lokalisiert war. Diese Beobachtung bestätigt die lichtoptischen Befunde von WRIGHT (1906) sowie die elektronenmikroskopischen Befunde, nach denen die ausgereiften Thrombocyten vor der Plättchenliberation in prospektiven Plättchenfeldern erkennbar sind (vgl. Abschnitt B, I, 4—7). Als Voraussetzung für eine solche Antigengemeinschaft Thrombocyt-Megakaryocyt, die schon SPRAGUE (1961) fluorescenzmikroskopisch nachwies, muß die Thrombocytopoese in den Megakaryocyten nahezu abgeschlossen sein.

ROTTER, GÖING, GÜNTHER und SCHULTZ (1967) führten immunhistochemische Untersuchungen über den Verbleib der beim generalisierten Shwartzman-Phänomen aus dem Blut verschwindenden Thrombocyten durch. Sie fanden beim Kaninchen eine positive Fluorescenz von Plättchenaggregaten in den Lungencapillaren und in den Glomerulumschlingen der Niere, gleichzeitig aber auch eine Anfärbung der Kupfferschen Sternzellen der Leber sowie der Sinusendothelien der Milz. Bei der immunhistochemischen Darstellung von Thrombocyten und von frischen Plättchenthromben müssen die Immunseren mit Fibrinogen und Fibrin abgesättigt sein, da nach immunologischen Untersuchungen von NACHMAN, MARCUS und ZUCKER-FRANKLIN (1966) in den Thrombocyten 25% des gesamten Plättchenfibrinogens an die Plättchengranula gebunden ist. Dieses methodische Problem ist bei der immunhistochemischen Darstellung von Thrombocyten noch nicht zufriedenstellend gelöst.

Die vergleichenden elektronenmikroskopischen und immunhistochemischen Darstellungen von Fibrinogen und Fibrin sind in Abschnitt D, I, 4 besprochen. Auch Lipoproteine können in Thromben spezifisch mit fluoresceinmarkierten Antikörpern nachgewiesen werden (WOOLF, PILKINGTON und CARSTAIRS, 1966).

Neuere Übersichten über die allgemeine Plättchenimmunologie, unter besonderer Berücksichtigung der Plättchenisoantigene und der Plättchenantikörper, gaben SCHULMAN, MARDER, HILLER und COLLIER (1964), SALMON (1967) und FISCHER (1967).

9. Strahlenschäden an Thrombocyten

Eine Ganzkörperbestrahlung erzeugt eine Thrombocytopenie, die mit Hämorrhagien bei verlängerter Blutungs- und Gerinnungszeit, bei vermehrter Capillarfragilität und geschwächter Retraktion des Coagulums einhergeht. Eine Thrombocytopenie nach Ganzkörperbestrahlung wird bei Hunden, Meerschweinchen und Schweinen nach 200 R, bei Mäusen und Ratten nach 300 R und bei Kaninchen nach 500 R beobachtet. Der tiefste Stand der Thrombocytopenie wird allgemein nach 5—9 Tagen erreicht. Die Rückkehr zu normalen Thrombocytenwerten tritt nach etwa 14—21 Tagen ein (Literaturübersicht bei HALEY, 1965). Eine leichte Thrombocytopenie blieb bei der Maus während der ganzen restlichen Lebensdauer nach einer Ganzkörperbestrahlung von 600 R erkennbar. Während der Regenerationsphase erscheinen vereinzelt Megakaryocyten im Blut (COTTIER, 1961). Nach Ganzkörperbestrahlung von 200—450 R auf Ratten besteht vor Ein-

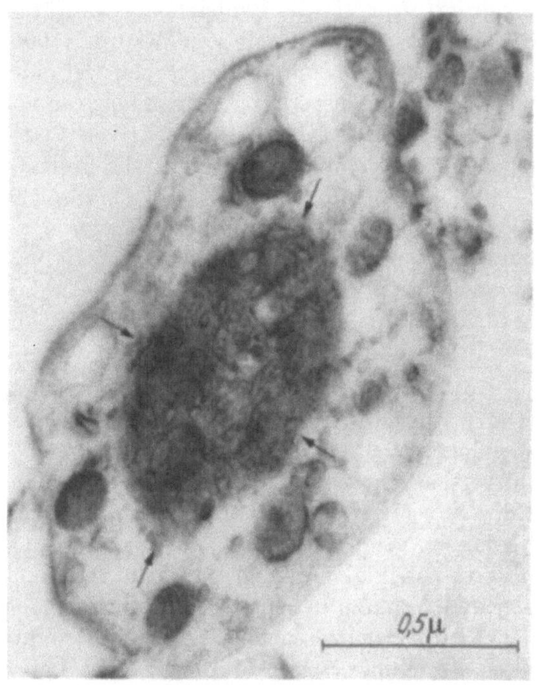

Abb. 50. Thrombocyt des Menschen. Beginnende viscöse Metamorphose. Bei den Pfeilen (→) zentrale Verdichtungszone aus Hyalomer mit eingelagerten Granula, sog. *Pseudonucleus*. Archiv-Nr. 366 A/58. Elektronenmikr. Vergr. 16600:1, Abb. 51500:1

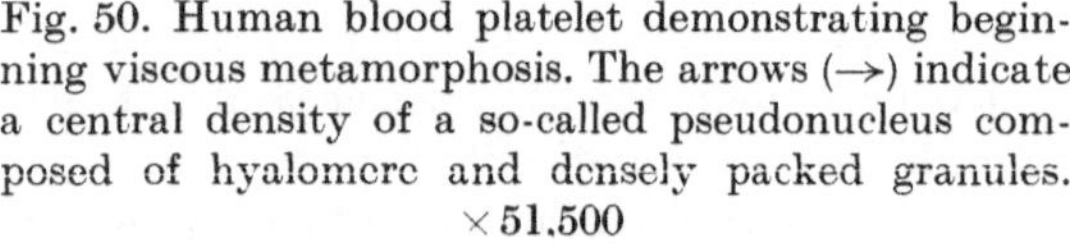

Fig. 50. Human blood platelet demonstrating beginning viscous metamorphosis. The arrows (→) indicate a central density of a so-called pseudonucleus composed of hyalomere and densely packed granules. ×51.500

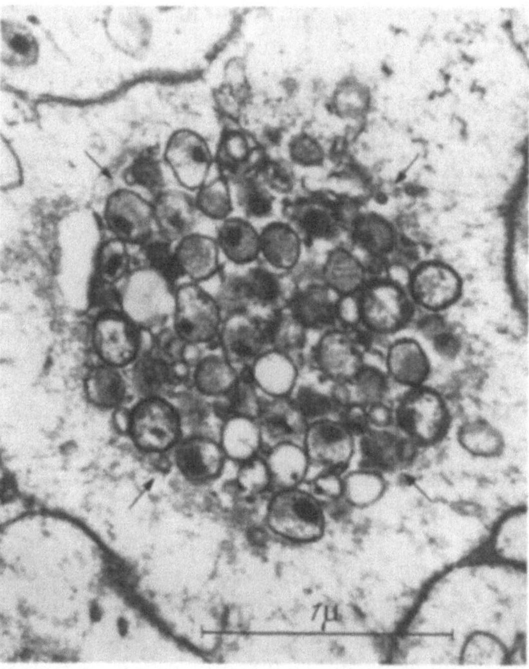

Abb. 51. Thrombocyt des Menschen. Alimentäre Hyperlipämie. Beginnende viscöse Metamorphose. Bei den Pfeilen (→) zentrale Verdichtungszone mit zusammengelagerten α- und γ-Granula und Hyalomer, sog. *Pseudonucleus*. In vielen α-Granula gespeicherte, kontrastreiche Lipoide. Archiv-Nr. 2742 D/62. Elektronenmikr. Vergr. 8800:1, Abb. 33000:1

Fig. 51. Human blood platelet during alimentary hyperlipemia. Beginning viscous metamorphosis is demonstrated by central density or so-called pseudonucleus composed of densely packed alpha and gamma granules and hyalomere (arrows →). Many of the alpha granules contain osmiophilic lipid inclusions. ×33.000

tritt der Thrombocytopenie am 5. Tag schon am ersten Tag nach der Bestrahlung ein Abfall der Megakaryoblasten. In der Regenerationsphase geht dem Anstieg der Plättchen ein Anstieg der Megakaryocyten um etwa 3 Tage voraus. Der Abfall der Megakaryocytenzahl nach der Bestrahlung ist wahrscheinlich auf eine Hemmung in der Zellteilung und auf einen Zelltod der Stammzellenvorstufen der Megakaryoblasten zurückzuführen (FEINENDEGEN, ODARTCHENKO, COTTIER und BOND, 1962). JACOBSON, MARKS und LORENZ (1949) beobachteten lichtoptisch an den Thrombocyten bestrahlter Tiere eine granuläre Degeneration sowie das Auftreten von Riesenplättchen. Auch LINDELL und ZAJICEK (1957) sahen nach Bestrahlungen Riesenthrombocyten im Blut. KIKUCHI und WAKISAKA (1952) fanden elektronenmikroskopisch viele degenerierte Plättchen mit Verlust der Pseudopodien und starker Vacuolisation. PETROVA (1958) sah nach Ganzkörperbestrahlungen bei Kaninchen mit 800—1200 R eine Thrombocytopenie mit Verringerung der Jugendformen der Thrombocyten. Elektronenmikroskopisch zeigten viele Plättchen einen Verlust der Pseudopodien und des Hyalomers. Weitere elektronenmikroskopische Untersuchungen an Thrombocyten nach Bestrahlung führten TOTSKAIA, TERENT'EVA und ABDULLAEV (1962) sowie LANGOSTREVI (1963) durch.

Gemeinsam mit SINGAL studierten wir akute Strahlenschäden an der Ratte nach isolierter Thoraxbestrahlung mit jeweils 500 R, 1000 R und 3000 R (Röntgenstrahlen von 200 kV, 20 mA mit 0,5 Cu/Filter; FHA 50 cm). Schon 2 Std nach 3000 R und 6 Std nach 1000 R beobachteten wir elektronenmikroskopisch in räumlich ausgedehnten Gefäßprovinzen des Lungencapillarbettes schwere Endothelschäden und capilläre Plättchenthromben mit vollständigem Verschluß der Gefäßlichtungen (Abb.58). 41 Tage nach 1000 R zirkulieren in den Lungencapillaren auch pathologisch veränderte, meist akkumulierte Thrombocyten mit vielen Vacuolen und auffallend hellen und vergrößerten α-Granula, offenbar als Ausdruck einer gleich-

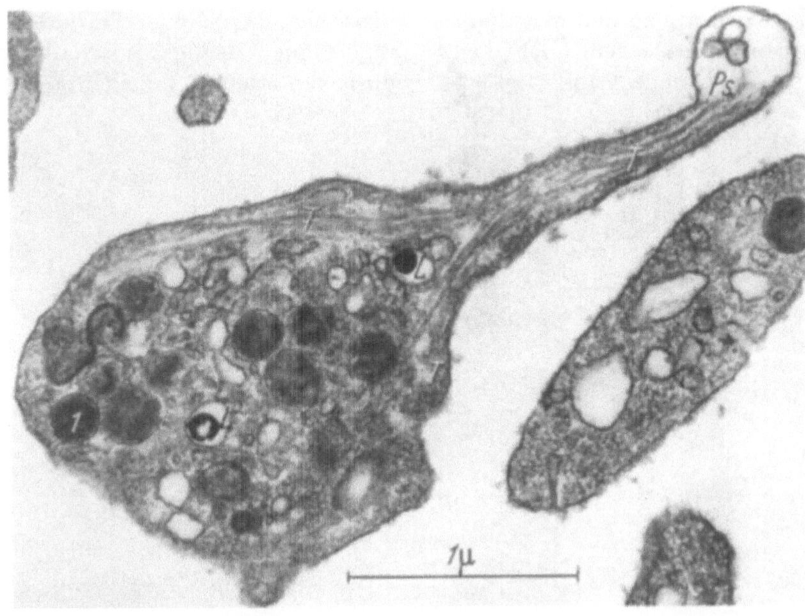

Abb. 52. Beginnende viscöse Metamorphose. Thrombocyt des Kaninchens mit längsgeschnittenen Mikrotubuli (*T*), die sich in ein Pseudopodium mit ausgeweiteter Spitze (*Ps*) erstrecken. *1* Granulomer-α; *L* Fettpartikel in zwei kleinen Vacuolen. Aufnahme: M. D. SILVER [Z. Zellforsch. **68**, 475 (1965)]. Abb. 30000:1

Fig. 52. Blood platelet of the rabbit at the stage of beginning viscous metamorphosis. Longitudinal sectioned microtubules (*T*) extend to the end of a pseudopod-like projection with expanded tip (*Ps*). *1* alpha granulomere; *L* lipid inclusions are present in two small vacuoles. Courtesy of M. D. SILVER [Z. Zellforsch. **68**, 475 (1965)]. · 30.000

zeitigen Strahlenschädigung der Megakaryocyten des Knochenmarkes. Die thrombosierten Gefäße können später fibrös veröden und sind zumindest als Teilursache einer Strahlenfibrose anzusehen. Plättchenthromben nach Strahleneinwirkungen wurden elektronenmikroskopisch auch in anderen Organen beobachtet (ANDRES, 1963; COTTIER, 1966). Die Befunde belegen, daß Thrombosen allgemein nach Strahlenschäden häufig sind.

Die Strahlenresistenz peripherer Thrombocyten ist — im Gegensatz zu den Megakaryocyten des Knochenmarkes — sehr hoch. SEBESTIK, PFISTERER, HUHN und STICH (1967) bestrahlten in Plasma suspendierte Kaninchenthrombocyten in vitro bei Zimmertemperatur mit 50000 R ^{60}Co-Gamma-Strahlung. Ein Einfluß der Strahlung auf die Lebensdauer der ^{51}Cr-markierten Thrombocyten nach Transfusion in unbestrahlte Empfänger war nicht festzustellen. Elektronenmikroskopische Untersuchungen zeigten ebenfalls keine strahlenbedingte Veränderung in den Feinstrukturen der Thrombocyten. Sichtbare morphologische Veränderungen an bestrahlten peripheren Blutplättchen, die zu einer Thrombocytopenie führen, können also erst oberhalb einer Strahlendosis von 50000 R erzielt werden.

D. Thrombose im elektronenmikroskopischen Bild

I. Capilläre Plättchenthrombose

1. Akkumulation der Thrombocyten

Außer den geschichteten grau-weißen Abscheidungsthromben und den roten Gerinnungsthromben kennt man die capillären Plättchenthromben. Die Lichtung der Blutcapillaren hat lichtoptisch meist eine homogene Beschaffenheit. Deshalb spricht man von einem „hyalinen" Thrombus und meint damit die physikalisch-optische Beschaffenheit und nicht die Zusammensetzung des Thrombus.

Die ersten lichtmikroskopischen Befunde über capilläre Plättchenthromben stammen von Zahn (1875), der durch Dehnung und Zerrung sowie durch Kompression von Mesenterialgefäßen des Frosches hyaline Thromben hervorrief. Hanau (1886) sowie Eberth und Schimmelbusch (1886) erzeugten hyaline Thromben durch Injektionen von Äther und Pyrogallussäure. Beneke (1913) nannte die hyalinen Thromben „Kongelationsthromben". Er verstand darunter eine „glasige Umwandlung von Eiweißkörpern verschiedener Herkunft zu Hyalin". Nach Dietrich (1921) und Letterer (1959) entstehen capilläre hyaline Thromben entweder aus homogenisierten Plättchenhaufen oder aus Fibrin. Capilläre Thromben finden sich nach thermischen Schäden (Kriege, 1889; Dietrich, 1921), nach Infektionskrankheiten (Dietrich u. Schröder, 1930), nach Serumgaben (Hughes u. Tonks, 1962), nach exogenen Vergiftungen (de Freitas Amorin, Franco de Mello und Saliba, 1951; Huth und MacClure, 1964), nach Geburten und Operationen (Allen, Barker und Hines, 1955) sowie nach Injektionen von Thrombin (Sandritter und Bergerhof, 1954; Grossi, Clifton und Cannamela, 1954). Jorgensen und Borchgrevink (1963) studierten capilläre Plättchenthromben in kleinen Hautwunden des Menschen. Skjörten (1964, 1966) fand hyaline Mikrothromben und Fibrinablagerungen in Glomerulumcapillaren bei bilateraler Nierenrindennekrose. Hyaline Thromben kommen hauptsächlich in Lunge und Niere, im Darm und im Gehirn vor.

Ausgehend von elektronenmikroskopischen Beobachtungen zur capillären Plättchenthrombose nach extrakorporalem Kreislauf und bei Sauerstoffmangel im Unterdruck (Schulz, 1959) untersuchten wir elektronenmikroskopisch die verschiedenen Stadien der capillären Plättchenthrombose in der Lunge nach Einwirkung von Röntgenstrahlen (Singal, 1962), nach Infusionen von Fett (Schulz und Wedell, 1962; Rubia und Schulz, 1963), nach Injektionen von Schlangengift und nach Gaben von Thrombin (Schulz, 1964; Schulz und Rabanus, 1965). Die in diesen Experimenten erhobenen Befunde stimmen bei den verschiedenen Versuchsbedingungen in vielen Punkten überein und lassen im Ablauf der Thrombose vier Stadien erkennen.

Das erste Stadium in der Bildung der capillären Plättchenthromben ist die *Akkumulation* der Thrombocyten. In den Capillaren erkennt man eine Anreicherung und Anschoppung unveränderter Thrombocyten (Abb. 53). Diese sind als einzelne Elemente gut auszumachen; zwischen ihnen liegt Blutplasma, und nur einige berühren einander. Häufig sammeln sich die Thrombocyten in Capillarnischen an (Abb. 57). In diesem Stadium sind sie noch normal geformt, spindelig bis oval. Die Zellmembran der Plättchen ist leicht gewellt; vereinzelt bestehen kurze Pseudopodien. Die Granula des Granulomers sind unverändert und gleichmäßig in den Plättchen verteilt. Die Thrombocyten lagern sich dem unveränderten Endothel in der Regel nur selten an.

In der Akkumulation der Thrombocyten sehen wir eine reversible Vorphase der Thrombose. Die Akkumulation von Thrombocyten hat Swank (1962) beim Entblutungsschock

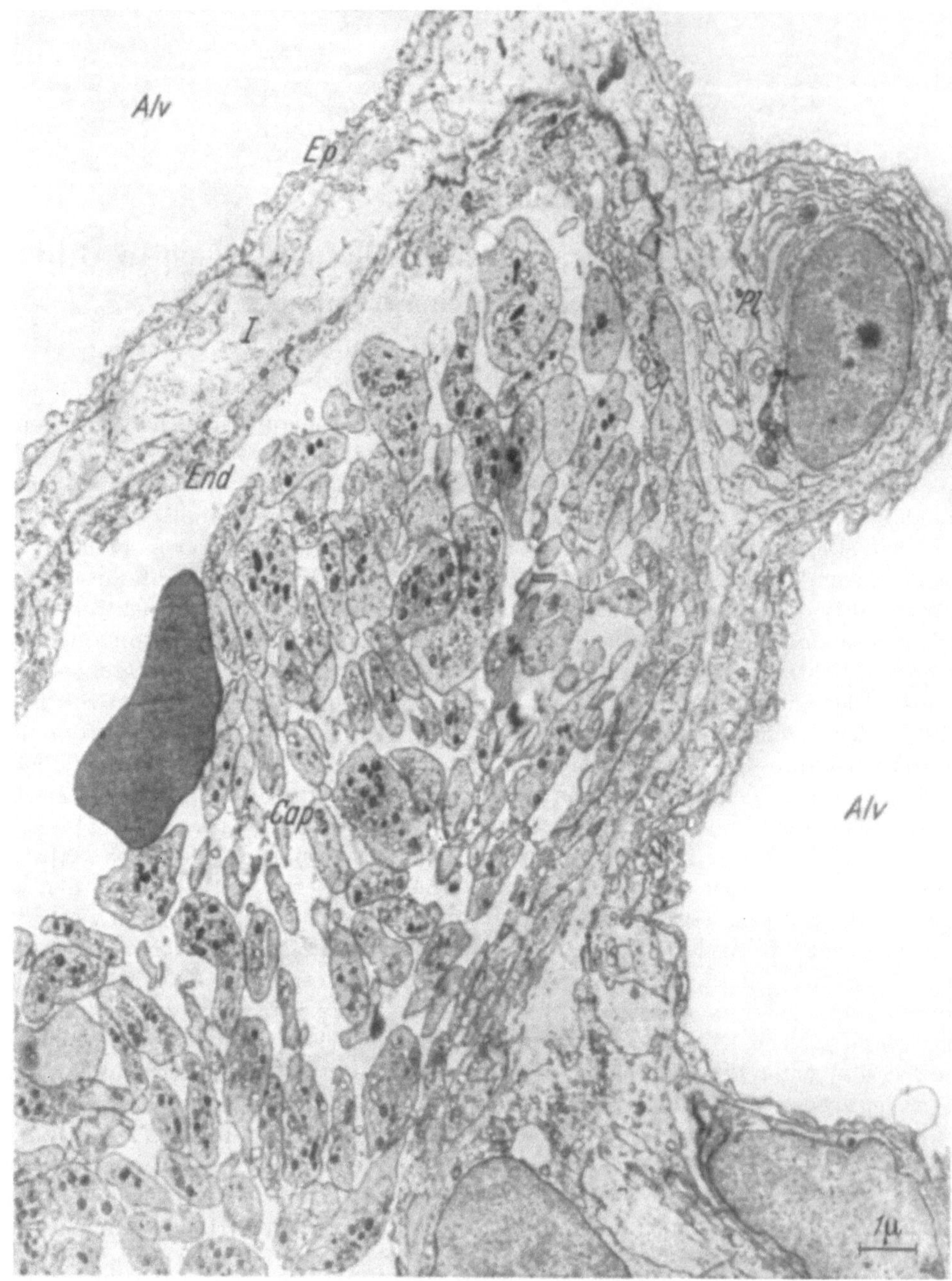

Abb. 53. Erstes Stadium der Bildung eines capillären Plättchenthrombus mit *Akkumulation* von Blutplättchen in einer Capillare (*Cap*) der Kaninchenlunge. 3 Std nach i.v. Infusion mit 50 ml Lipofundin ®. Links ein Erythrocyt. *Alv* Lungenalveolen; *Ep* Alveolarepithel; *End* Endothel; *Pl* Plasmazelle im Interstitium (*I*). Archiv-Nr. 3765 A/63. Elektronenmikr. Vergr. 1650:1, Abb. 6100:1

Fig. 53. The first stage in the formation of a capillary platelet thrombus is demonstrated by the *accumulation* of blood platelets within the capillary lumen (*Cap*) of a rabbit lung 3 hours after intravenous infusion of 50 ml of Lipofundin ®. A section of an erythrocyte is present at the left side of the capillary lumen. *Alv* alveolar spaces; *Ep* alveolar epithelium; *End* endothelium. A plasma cell (*Pl*) is shown in the interstitial alveolar septum (*I*). × 6,100

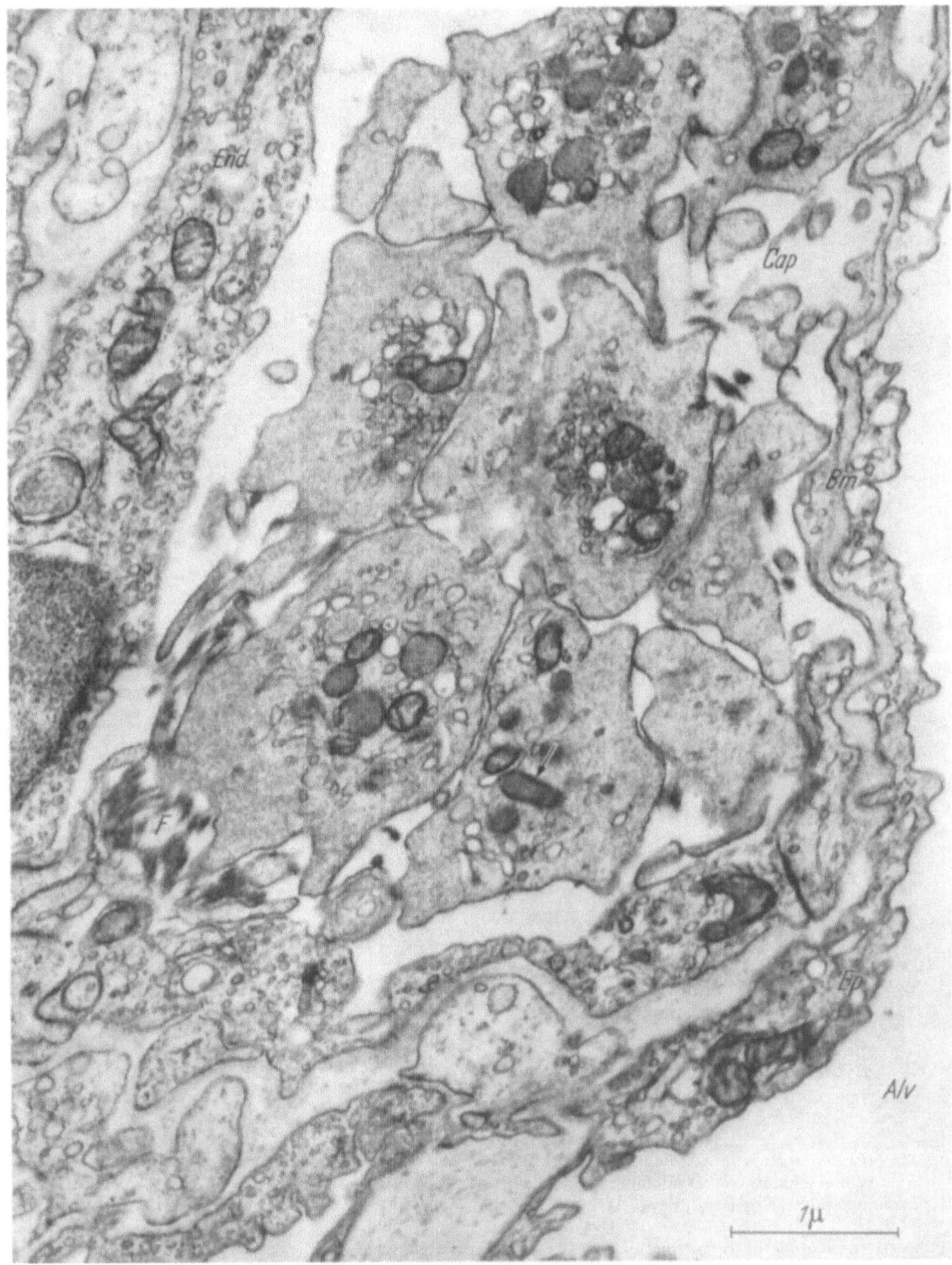

Abb. 54. Erstes Stadium der Bildung eines capillären Plättchenthrombus mit *Akkumulation* von Thrombocyten in einer Capillare (*Cap*) der Kaninchenlunge. 3 min nach i.v. Injektion mit 13.3 mg Schlangengift (*Bothrops jararaca*). *Frühe Fibrinbildung* (*F*). Bei Pfeil (↓) längliches α-Granulum. *Alv* Lungenalveole; *Ep* Alveolarepithel; *End* Endothel; *Bm* Basalmembran. Archiv-Nr. 3943 E/63. Elektronenmikr. Vergr. 5800:1. Abb. 27000:1

Fig. 54. The first stage in the formation of a capillary platelet thrombus is demonstrated by the *accumulation* of blood platelets within the capillary lumen of the rabbit lung 3 minutes after intravenous injection of 13.3 mg of snake venom (*Bothrops jararaca*). *Early fibrin formation* (*F*) is present at the left lower portion of the capillary. A rod-like alpha granule is marked by the arrow (↓). *Alv* alveolar space; *Ep* alveolar epithelium; *End* endothelium; *Bm* basement membrane. × 27,000

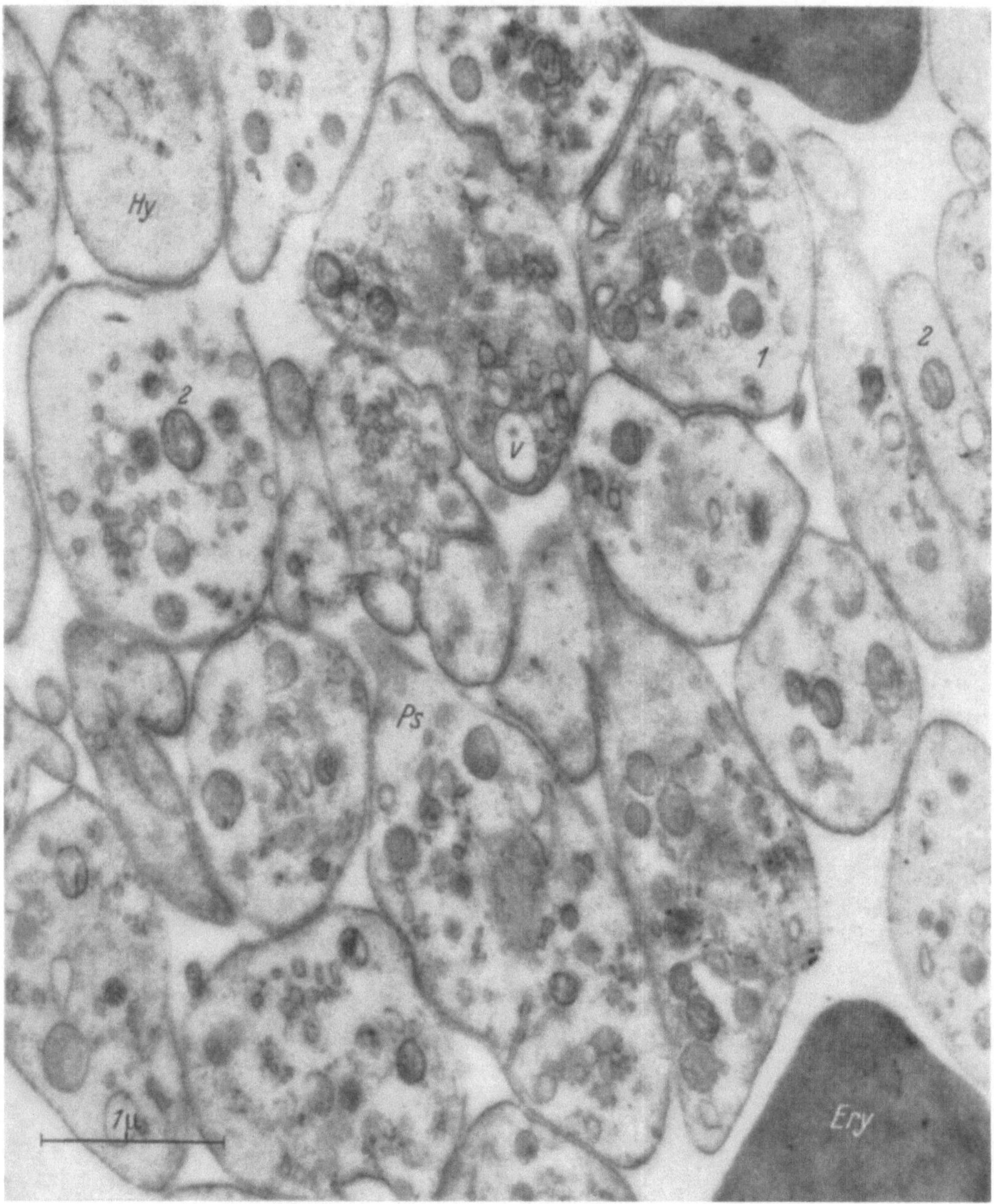

Abb. 55. *Akkumulation* von Thrombocyten in einer Lungenvene des Siebenschläfers (*Myoxus glis*) während des Winterschlafes. *Hy* Hyalomer; *1* Granulomer-β; *2* Granulomer-β (Mitochondrien); *V* Vacuole; *Ps* Pseudopodium; *Ery* Erythrocyt. Archiv-Nr. 9065 A/56. Elektronenmikr. Vergr. 5520:1, Abb. 24800:1

Fig. 55. *Accumulation* of blood platelets is observed in a lung vein of the dormouse (*Myoxus glis*) during hibernation. Different components of the platelets are hyalomere (*Hy*), alpha granulomere (*1*), beta granulomere (*2*), vacuoles (*V*) and pseudopods (*Ps*). *Ery* erythrocyte. ×24,800

gesehen. Hirsch, Breuer, Künzel, Marx und Sachweh (1964) fanden nach kompletter Ischämie des Gehirns im venösen Blut des Gehirns Thrombocytenaggregate. Gaehtgens (1964) beobachtete nach einer Ischämie von 20 min im venösen Blut des Beines ebenfalls Thrombocytenaggregate, die quantitativ als Siebungsdruck („screen filtration pressure") nach der Methode von Swank (1962) gemessen wurden. Thrombocytenaggregate können, wenn

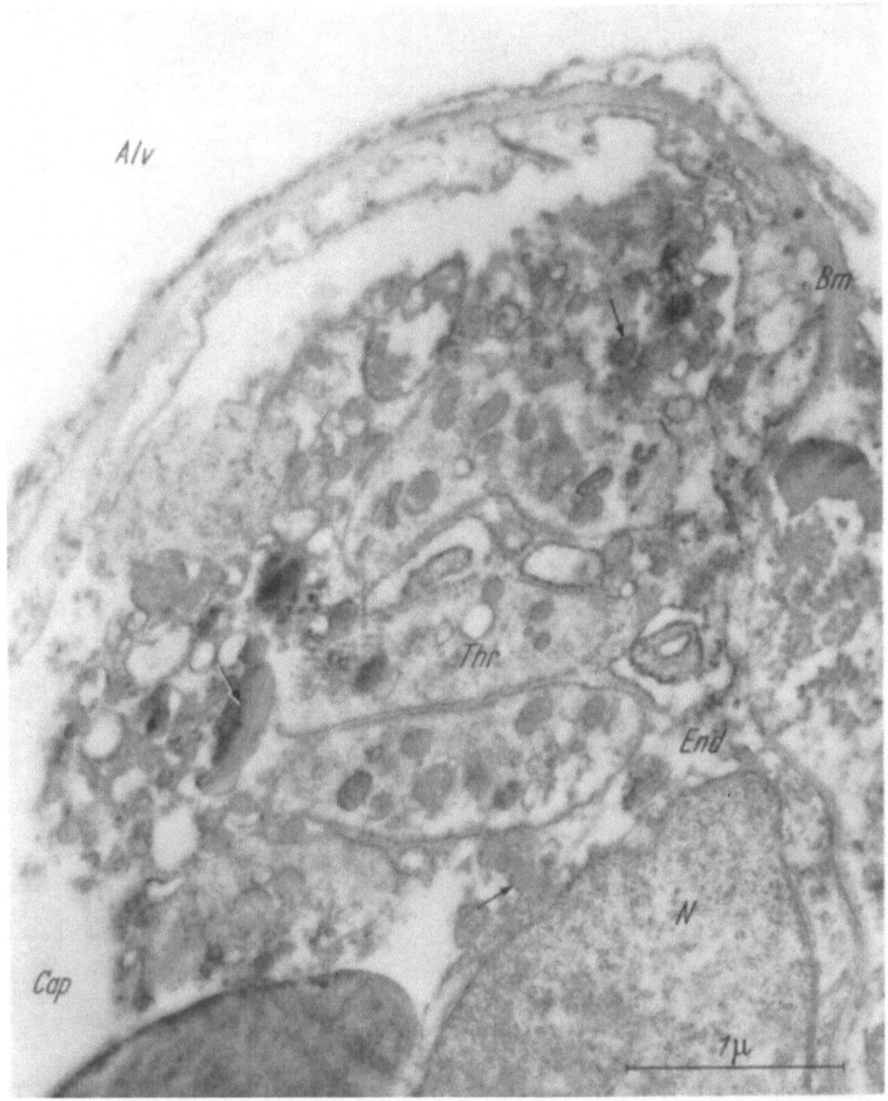

Abb. 56. Beginnende Thrombose in einer Capillare (*Cap*) der Rattenlunge, nach $1^1/_2$ Std Sauerstoffmangel im Unterdruck, entsprechend einer Höhe von 10000 m. Im Cytoplasma einer geschädigten Endothelzelle (*End*) mehrere eingelagerte Thrombocyten (*Thr*). Bei den Pfeilen (→) oben und unten bereits aus Thrombocyten entleerte α-Granula. Bei dem Pfeil links ein Granulum mit bälkchenförmiger Innenstruktur, das aus einem zerfallenen eosinophilen Leukocyten herrührt. *Bm* Basalmembran; *Alv* Lungenalveole; *N* Kern einer Endothelzelle. Archiv-Nr. 8856/57. Elektronenmikr. Vergr. 10000:1, Abb. 28000:1

Fig. 56. Beginning thrombosis within a capillary (*Cap*) of a rat lung $1^1/_2$ hours after oxygen deficiency produced by exposure to an altitude of 30,000 feet in a low-pressure chamber. Several blood platelets (*Thr*) are found within the cytoplasm of a damaged endothelial cell (*End*). Alpha granules are already released from the platelets as indicated by the arrows (→ →). The arrow at the left side points to an ellipsoid granule with rod-like structure derived from an eosinophilic leukocyte. *Bm* basement membrane; *Alv* alveolar space; *N* nucleus of endothelial cell. · 28,000

sie mit dem arteriellen Blut in die Capillaren und in die Venolen von Niere, Gehirn und Herzmuskel gelangen, zu reversiblen und irreversiblen Gewebsschäden führen. Bei einer verlangsamten Blutströmung, wie z. B. im Winterschlaf des Siebenschläfers (SCHULZ, 1957), kann die Akkumulation der Thrombocyten mit dem „sludging“-Phänomen, der sogenannten Schlammbildung der Erythrocyten, verglichen werden (Abb. 55).

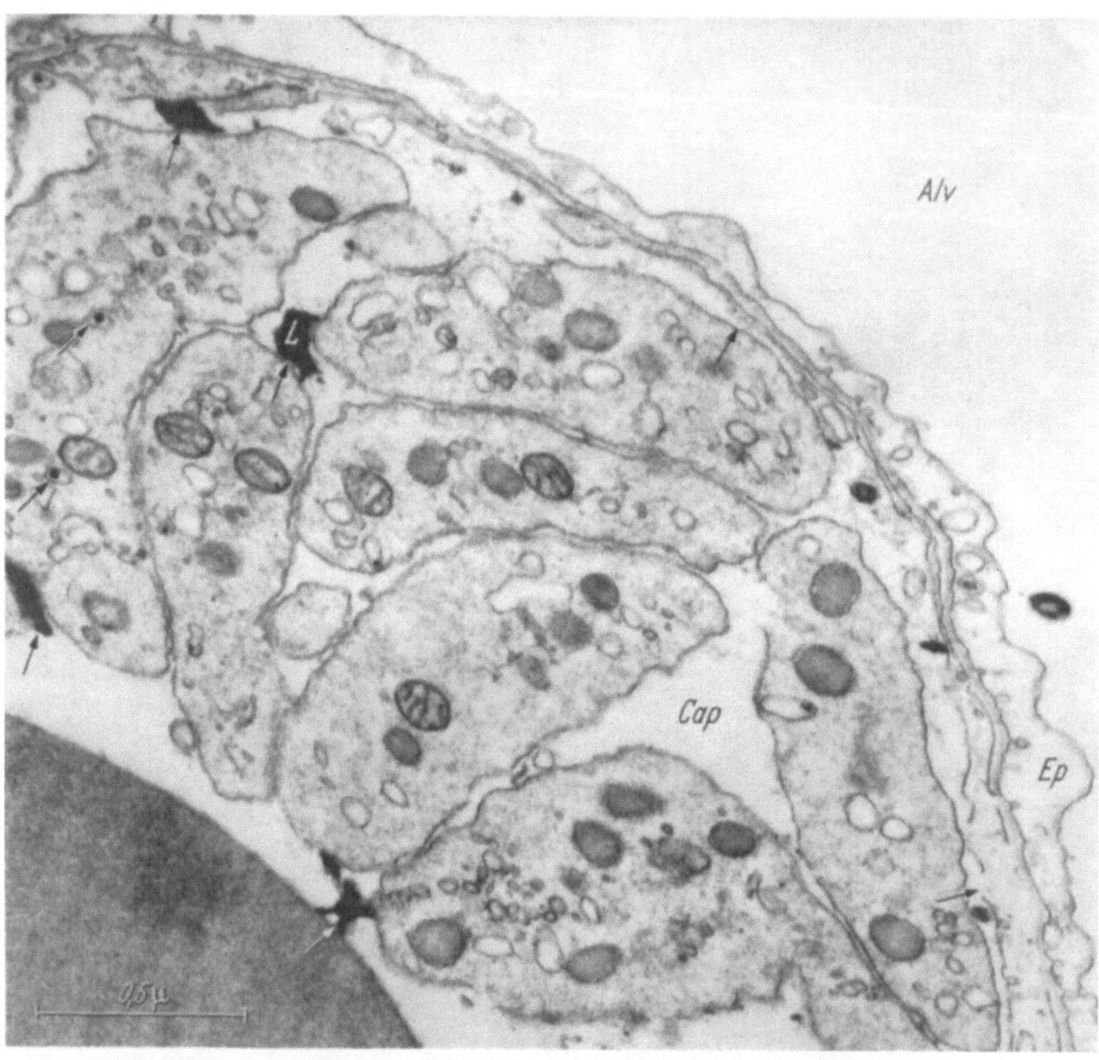

Abb. 57. *Akkumulation* von Blutplättchen in einer Capillarnische (*Cap*) der Kaninchenlunge, 15 min nach i.v. Infusion mit 50 ml Lipofundin ®. Bei den Pfeilen (→) Endothelläsionen sowie Fettpartikel (*L*) zwischen den Thrombocyten und phagocytierte Fetttröpfchen in den Thrombocyten. *Alv* Lungenalveole; *Ep* Alveolarepithel. Links unten Anschnitt eines Erythrocyten. Archiv-Nr. 3796 C/63. Elektronenmikr. Vergr. 11350:1, Abb. 56800:1

Fig. 57. *Accumulation* of blood platelets within a capillary nishe (*Cap*) of a rabbit lung 15 minutes after intravenous infusion of 50 ml Lipofundin ®. The arrows (→ →) mark laccrations of the endothelium at the right side of the figure. Lipid droplets are between the platelets and small phagocytosed lipid inclusions are also found within the platelets. A part of an erythrocyte is shown in the left lower corner of the picture. *Alv* alveolar space; *Ep* alveolar epithelium. ×56,800

2. Agglutination der Thrombocyten

Im zweiten Stadium der capillären Plättchenthrombose beobachtet man eine Agglutination oder Konglutination der Thrombocyten. Im anglo-amerikanischen Schrifttum wird dieses Stadium meist als „platelet aggregation" bezeichnet. Die Blutplättchen sind zu einem dichten Mosaik zusammengefügt, sie sind nicht mehr spindelig bis oval, sondern vielgestaltig und untereinander verzahnt (Abb. 58, 59). Die Zellmembran bleibt aber zunächst noch überall erhalten, so daß die Individualität der Thrombocyten bei Verlegung der Capillarlichtung

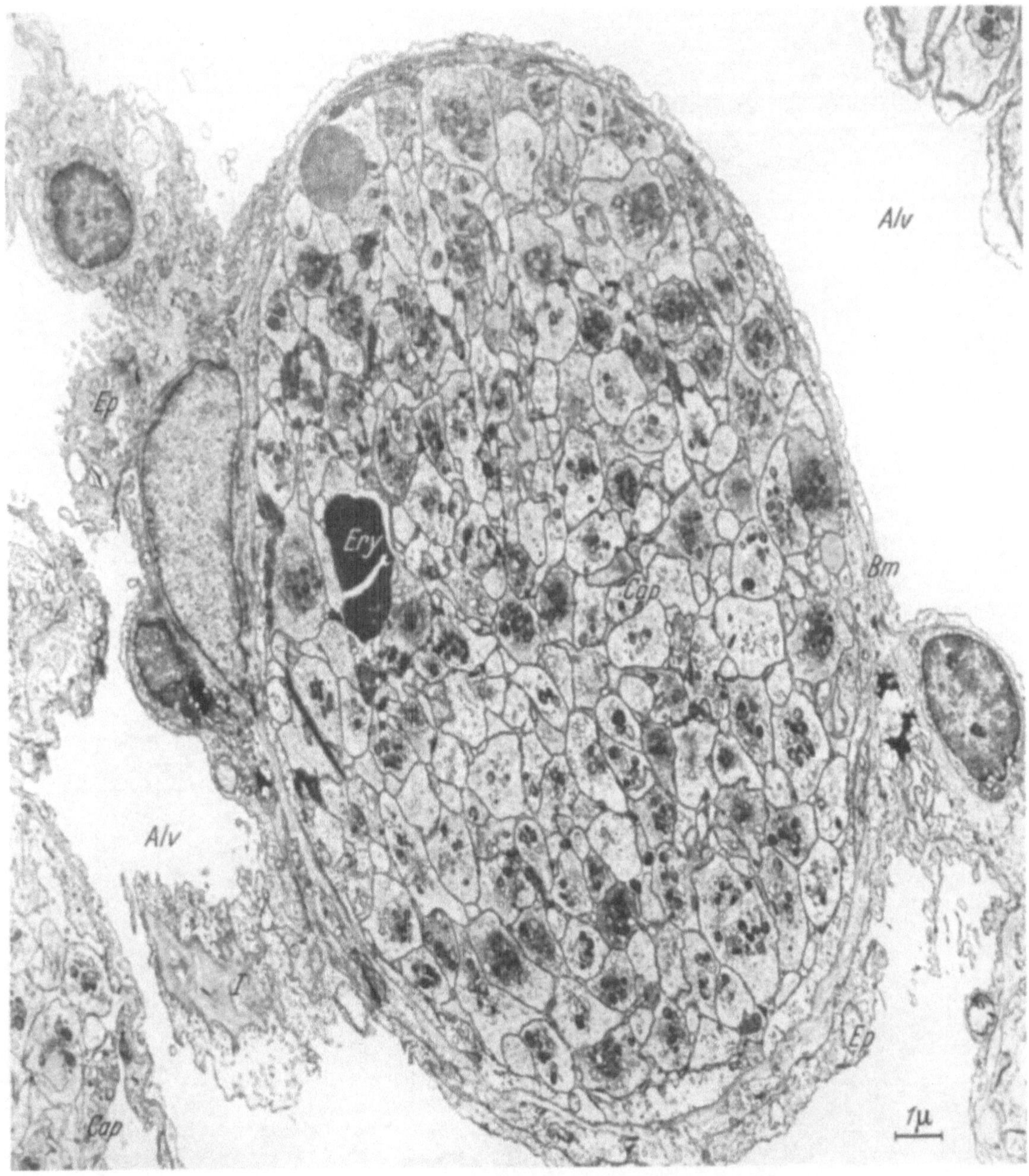

Abb. 58. Zweites Stadium in der Bildung eines capillären Plättchenthrombus mit *Agglutination* der Thrombocyten zu einem dicht gefügten Plättchenmosaik in einer Capillare (*Cap*) der Rattenlunge, 3 Tage nach einmaliger Thoraxbestrahlung von 3000 R. *Alv* Lungenalveolen; *Ep* Alveolarepithelzellen; *Bm* Basalmembran; *I* Interstitium; *Ery* fragmentierter Erythrocyt im Plättchenmosaik. Archiv-Nr. 3876 D/63. Elektronenmikr. Vergr. 1650:1. Abb. 6000:1

Fig. 58. Second stage in the formation of capillary platelet thrombus. The *agglutination* of blood platelets is demonstrated by the formation of a mosaic of densely packed platelets within the capillary lumen (*Cap*) of the rat lung 3 days after a single X-ray dose of 3.000 R to the thorax. *Alv* alveolar spaces; *Ep* alveolar epithelial cells; *Bm* basement membrane; *I* interstice; *Ery* fragmented erythrocyte. × 6.000

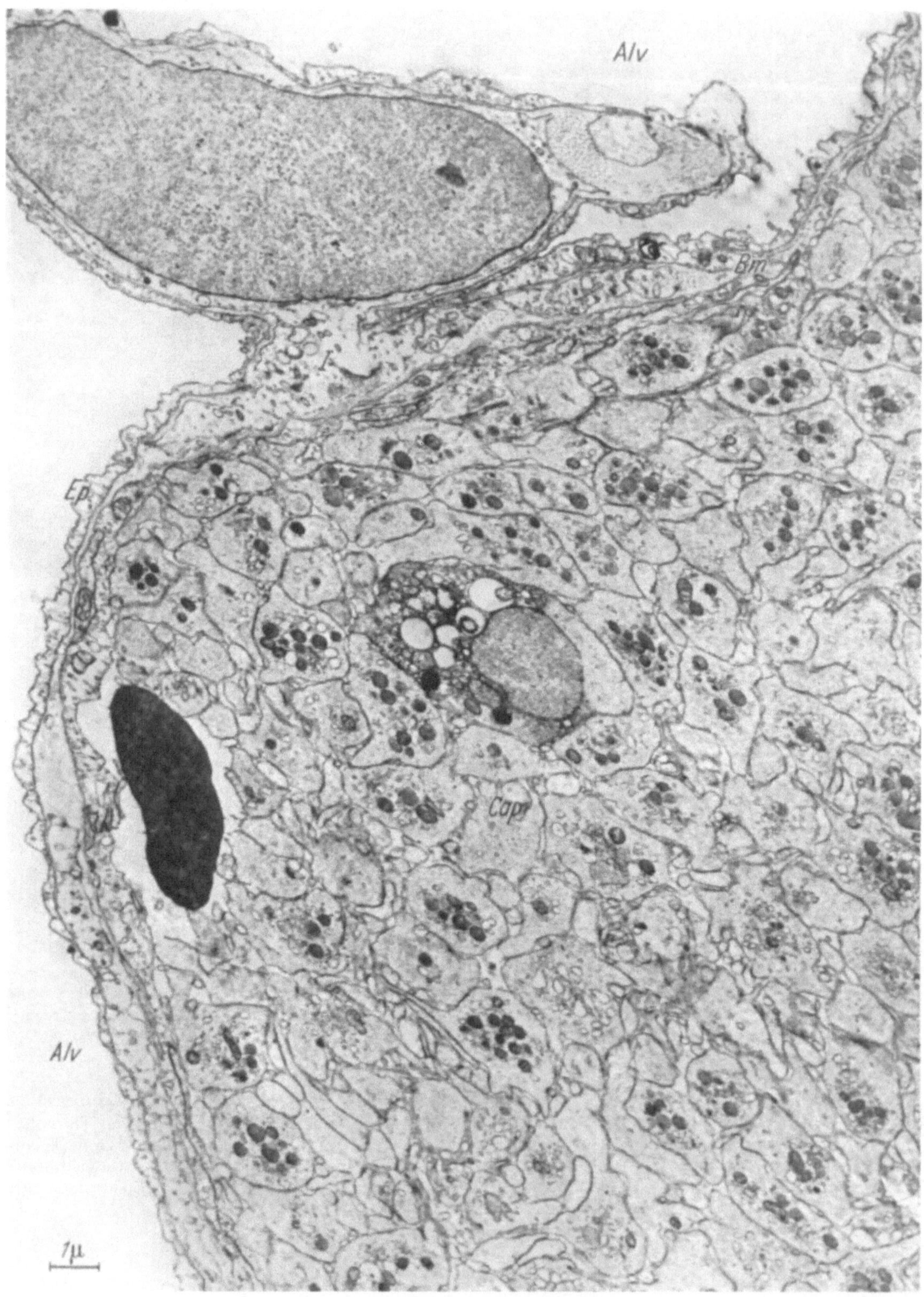

Abb. 59 (Legende s. S. 91)

noch gewahrt bleibt. Zwischen den Blutplättchen können einzelne Erythrocyten und Leukocyten liegen, aber kein Blutplasma oder Fibrin. Das Plättchenmosaik füllt die erweiterte Lichtung der Capillare aus und liegt überall dicht dem Endothel an. Durch das Plättchenmosaik bleiben die Capillaren stark gedehnt. Gelegentlich sind die Blutplättchen schon zusammengeballt, bevor sie mit der Capillarwand in Kontakt treten. Das Endothel ist abgeflacht, hin und wieder haben sich Vacuolen gebildet oder die Zellgrenzen sind aufgerissen (Abb. 57). In den Endothelzellen besteht eine vermehrte Membranvesikulation.

Die Agglutination der Thrombocyten ist unabhängig von der Fibrinbildung und geht der Fibrinbildung voraus. Jürgens betonte 1954, daß die Bildung des Plättchenthrombus kein ausschließliches Gerinnungsphänomen sei, sondern ein davon unabhängiger Vorgang. Aschoff wies schon 1925 darauf hin, daß nicht die Gerinnung der Grundvorgang bei der Entstehung der Thrombose sei, sondern die Plättchenagglutination bzw. -konglutination. Auch Apitz (1947) betonte, daß bei der Thrombose die Plättchenabscheidungen wichtig seien und daß sie kein sichtbares Fibrin als primären Bestandteil enthalten. Das zweite Stadium der Plättchenthrombose soll nach Hovig und Holmsen (1963), nach Born und Cross (1964) sowie nach Nordöy und Chandler (1964) durch freigesetztes ADP entstehen. Nach Brinkhous, Read und Mason (1965) kann auch TAg (thrombocyte-agglutinating activity of plasma) isoliert oder synergistisch mit ADP eine Agglutination der Plättchen hervorrufen. Honour und Mitchell (1963) wiesen nach, daß ATP und 5-Hydroxytryptamin ebenfalls eine Plättchenthrombose erzeugen können. Des Prez, Bryant, Katz und Brittingham (1967) zeigten, daß in vitro die Plättchenaggregation allein durch Magnesiumionen hervorgerufen werden könne. Die heutigen Auffassungen zur Pathogenese der Plättchenagglutination sind im Kapitel D. V zusammenfassend dargestellt. Wir halten die Agglutination der intakten Thrombocyten für noch reversibel, wenn wir auch annehmen, daß diese Veränderungen an der Grenze der Irreversibilität stehen, die im folgenden Stadium überschritten wird.

3. Degranulation der Thrombocyten

Im dritten Stadium der capillären Plättchenthrombose verlieren die Thrombocyten ihre Granula. Dieses Stadium kann als Degranulation der Thrombocyten bezeichnet werden. Rodman, Mason, Painter und Brinkhous (1966) sprechen von „thrombocytorrhexis". Zunächst lagert sich das Granulomer in der Mitte der Thrombocyten dicht zusammen (Abb. 50, 51). Dadurch entsteht der Eindruck einer „Pseudokernbildung" (Rodman jr., Mason, McDevitt und Brinkhous, 1962). Später werden das Granulomer-α und die übrigen Bestandteile des Granulomers aus den Thrombocyten ausgestoßen. Über die Art und Weise der Ausstoßung der Granula gibt es verschiedene Ansichten. Nach unseren Befunden entleeren sich die noch intakten Granula des Granulomers-α aus eröffneten Thrombocyten (Meessen, 1958/59; Schulz, 1959). Ähnliche Ausstoßungsvorgänge sind bei der Abgabe von Lipoidmicellen durch die Plättchenmembran bekannt (vgl. Abschnitt C, II, 1b u. Abb. 42). Auf Abb. 56 erkennt man in einer geschädigten Endothelzelle aus Thrombocyten ausgestoßene

Abb. 59. Zweites Stadium der Bildung eines capillären Plättchenthrombus mit *Agglutination* der Thrombocyten zu einem dicht gefügten Plättchenmosaik in einer Capillare (*Cap*) der Kaninchenlunge. 3 min nach i.v. Injektion mit 13,3 mg Schlangengift (*Bothrops jararaca*). In Bildmitte im Plättchenmosaik ein eingebetteter Leukocyt. Links am Rand des Plättchenthrombus ein Erythrocyt. *Alv* Lungenalveolen; *Ep* schmaler Cytoplasmasaum einer Alveolarepithelzelle; *Bm* Basalmembran; *I* Interstitium. Archiv-Nr. 3940 C/64. Elektronenmikr. Vergr. 1650:1, Abb. 7600:1

Fig. 59. Second stage in the formation of a capillary platelet thrombus. *Agglutinated* blood platelets produce a densely packed platelet mosaic within the capillary lumen (*Cap*) of the rabbit lung 3 minutes after intravenous injection of 13.3 mg of snake venom (*Bothrops jararaca*). A leukocyte is present in the center of the platelet mosaic and at the left side an erythrocyte is visible. *Alv* alveolar spaces; *Ep* flat alveolar lining of an epithelial cell; *Bm* basement membrane; *I* interstice. × 7,600

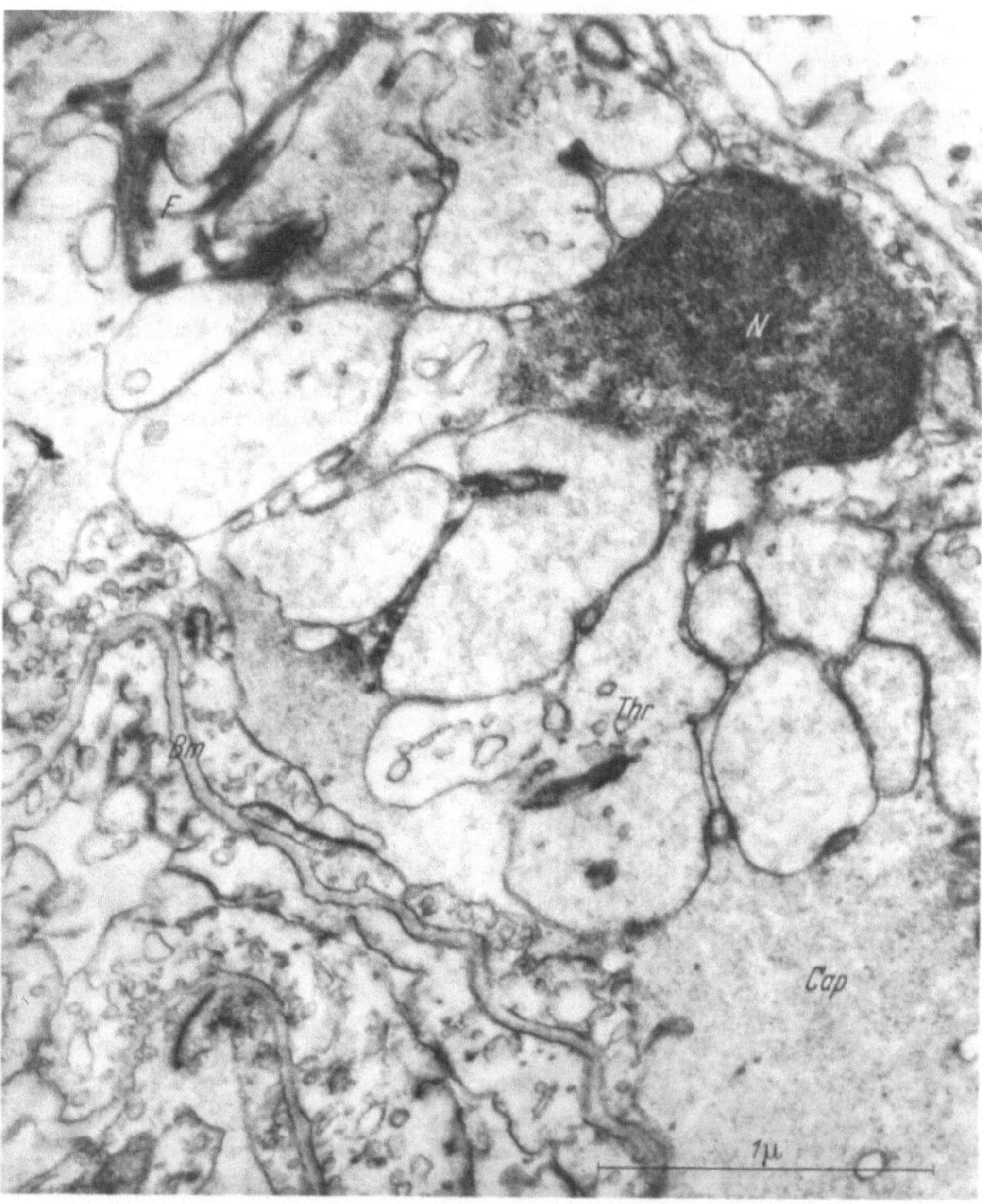

Abb. 60. Drittes Stadium eines capillären Plättchenthrombus mit *Degranulation* der Thrombocyten in einer Capillare (*Cap*) der Kaninchenlunge nach i.v. Injektion mit 12 mg Schlangengift (*Bothrops jararaca*). Zahlreiche degranulierte Thrombocyten (*Thr*) sind über eine defekte Endothelzelle gelagert. Die Thrombocyten liegen dicht am Kern (*N*) einer Endothelzelle. *F* Fibrinfasern am Rande der blasig umgewandelten Blutplättchen; *Bm* Basalmembran. Archiv-Nr. 3939 D/64. Elektronenmikr. Vergr. 11350:1, Abb. 45000:1

Fig. 60. Third stage in the formation of a capillary platelet thrombus demonstrating the *degranulation* of blood platelets within the capillary lumen (*Cap*) of a rabbit lung after intravenous injection of 12 mg of snake venom (*Bothrops jararaca*). Several degranulated platelets (*Thr*) are packed together at the site of a lacerated endothelial cell. The platelets are close to the nucleus (*N*) of the endothelial cell. Strands of fibrin fibres (*F*) are present at the margin of the vacuolated and swollen platelets. *Bm* basement membrane. ×45.000

α-Granula. Wir halten es für möglich, daß die Thrombocytenmembran sich nach der Entleerung der Granula wieder schließt. FRENCH und POOLE (1963) nehmen an, daß der Inhalt der Granula erst dann in den Spaltraum zwischen den Blutplättchen ausgestoßen wird, wenn die Membran der Granula sich mit der Zellmembran der Plättchen verbunden hat. Auch eine Auflösung der Granula des Granulomers-α innerhalb der Thrombocyten (sogenannte liberalisierte α-Substanz: SCHULZ, 1960) bei elektronenmikroskopisch erhaltener Thrombocytenmembran halten wir für möglich. In Übersichtsbildern fällt auf, daß die stärksten Veränderungen der Blutplättchen in der Peripherie des Plättchenthrombus, die geringsten dagegen im Zentrum des Thrombus sind. Der Prozeß der Degranulation der Thrombocyten beginnt in den äußeren Lagen des Plättchenthrombus und schreitet zur Mitte hin fort. In der Peripherie entstehen große leere Blasen, die FRENCH und POOLE (1963) als „non granular bodies" und RODMAN, PAINTER und MCDEVITT (1963) als „peripheral sac-like protrusions" bezeichnet haben. Die zu Blasen umgewandelten Thrombocyten liegen oft über defekten Endothelzellen (Abb. 60). Die submikroskopischen Befunde an den Thrombocyten sprechen eindeutig dafür, daß in dieser Phase alle Faktoren der Thrombocyten wirksam werden.

4. Fibrinbildung

Das vierte Stadium der capillären Plättchenthrombose wird durch die Fibrinbildung eingeleitet. Den bisher reinen Plättchenthromben lagern sich zunächst filamentöse Vorstufen von Fibrin und dann kurze Bündel von Fibrinfasern an. Das Fibrin liegt an den Rändern der degranulierten Thrombocyten (Abb. 61). Manchmal stehen die Fibrinfasern mit der Thrombocytenmembran in engem Kontakt. Einige Fibrinbündel sind spiralig gekrümmt. Unsere Beobachtungen stimmen mit den Befunden von HOVIG (1962) und von POOLE, FRENCH und CLIFF (1963) überein, die das erste Auftreten von Fibrin ebenfalls am Rande des Plättchenmosaiks nach der Degranulation von Thrombocyten sahen. Eine periodische Querstreifung des Fibrins von 220—230 Å ist in ultradünnen Schnitten mit der von uns angewandten Fixierung und Einbettung nur angedeutet auszumachen. Hin und wieder beobachteten wir innerhalb einer homogenen Grundsubstanz feine Filamente (SCHULZ und RABANUS, 1965), die wahrscheinlich Vorstufen von Fibrin darstellen, entsprechend der von KÖPPEL (1962) beschriebenen zweiten Polymerisationsstufe in der Umwandlung der Fibrinogenfäden zu Fibrin. Bei intravenösen Gaben von Thrombin sowie von Schlangengift besteht abweichend vom vierten Stadium der Plättchenthrombose auch eine frühe Fibrinbildung. Hierbei liegt Fibrin nicht nur am Rande des Plättchenmosaiks, sondern auch zwischen den noch nicht degranulierten Thrombocyten (Abb. 54). Ähnliche elektronenmikroskopische Befunde erhoben SHIRASAWA (1966) sowie VASSALLI, SIMON und ROUILLER (1964) an Plättchenthromben in Glomerulumcapillaren der Kaninchenniere nach Injektionen von Thrombin.

Die Umwandlung des Fibrinogens in Fibrin hat KÖPPEL (1962) bereits elektronenmikroskopisch untersucht, so daß wir auf seine ausführlichen Befunde verweisen können. Nach KÖPPEL (1962) vollzieht sich die Umwandlung des Fibrinogens in drei Schritten: Der erste Polymerisationsschritt erfolgt durch eine polare Kettenassoziation von jeweils 3—8 Fibrinogenfäden zu intermediären Fibrinogenketten. An diesen Vorgängen sind offenbar Kräfte beteiligt, die an den Polen der Fibrinogenfäden lokalisiert sind. Der zweite Polymerisationsschritt erfolgt in Form einer strukturhomologen Lateralassoziation der intermediären Fibrinogenketten zu Fibrinfasern: dabei vereinigen sich — bezogen auf den Faserquerschnitt — jeweils bis zu mehr als 60 intermediäre Fibrinogenketten. Dem zweiten Polymerisationsschritt geht die Thrombinaktivierung der intermediären Fibrinogenketten voraus. Die strukturhomologe Lateralassoziation ist neben der Adsorption von Stoffen wahrscheinlich der zweite wesentliche Faktor für das Zustandekommen der typischen Querstreifung der Fibrinfasern. Der dritte Polymerisationsschritt ist nicht scharf gegen den zweiten abzugrenzen. Er erfolgt ebenfalls in der Form einer strukturhomologen Lateralassoziation: es schließen sich aber Bündel von Fibrinfasern zu Fibrinfasernetzen zusammen. Die Fibrinogenfäden sind 860 bis 1100 Å lang und etwa 220 Å dick. Sie bestehen aus 4—5 sphärischen Fibrinogenknoten, die

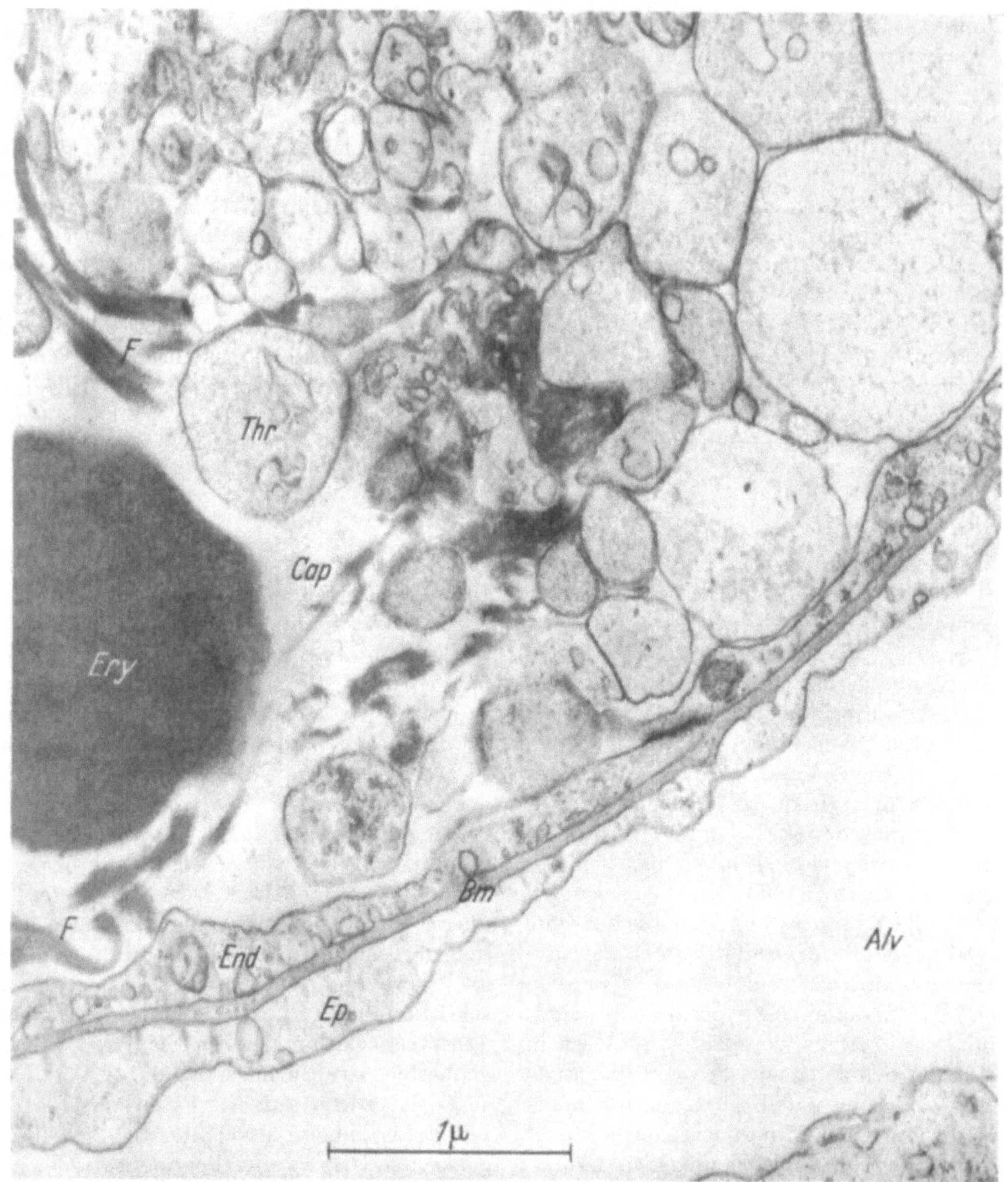

Abb. 61. Viertes Stadium eines capillären Plättchenthrombus mit *Fibrinbildung* in einer Capillare (*Cap*) der Rattenlunge, 8 Std nach subcutaner Injektion mit 5 mg Schlangengift (*Crothalus terrificus t.*). Am Rande der degranulierten Thrombocyten (*Thr*) Fibrinfasern (*F*) und ein Erythrocyt (*Ery*). *End* Endothel; *Bm* Basalmembran; *Ep* Epithel; *Alv* Lungenalveole. Archiv-Nr. 3760 C/63. Elektronenmikr. Vergr. 8800:1, Abb. 32600:1

Fig. 61. Fourth stage in the formation of a capillary platelet thrombus. *Fibrin formation* occurs within a capillary (*Cap*) of the rat lung 8 hours after subcutaneous injection of 5 mg of snake venom (*Crothalus terrificus t.*). At the margin of the densely packed degranulated platelets (*Thr*) clumps and strands of fibrin fibres (*F*) are deposited. *Ery* erythrocyte; *End* endothelium; *Bm* basement membrane; *Ep* epithelium; *Alv* alveolar space. ×32.600

perlschnurartig aneinandergereiht sind. Die Länge der Fibrinogenketten des ersten Polymerisationsschrittes beträgt 3000—6000 Å (Köppel. 1960). Andere elektronenmikroskopische Untersuchungen zur Struktur des Fibrinogens ergaben eine Länge des Moleküls von 230—390 Å, das aus drei Knoten besteht. Jeder Knoten hat einen Durchmesser von 65 Å. Das

Molekulargewicht des Fibrinogens beträgt 340000 (HALL und SLAYTER, 1959; HALL, 1963). Fibrinfasern sind etwa 1000—2000 Å dick und weisen eine Querstreifung mit einer Periode von 230 Å auf. Die Querstreifung des Fibrins wurde zuerst von RUSKA und WOLPERS (1940) an Liquorfibrin nachgewiesen.

Mit kombinierten elektronenmikroskopischen und immunhistochemischen Methoden können Fibrinablagerungen in thrombotischen Abscheidungen identifiziert werden. In Blutgerinnseln, die mit ferritin-konjugiertem Anti-Menschen-Fibrinogen inkubiert sind, besteht elektronenmikroskopisch eine spezifische „Färbung" des Fibrins mit periodischer Anlagerung von Ferritin (WYLLIE, 1964; WHITE, KRIVIT und VERNIER, 1964). Mit der Technik fluorescierender Antikörper studierten CARSTAIRS, WOOLF und CRAWFORD (1964) in experimentell erzeugten Thromben die Kreuzreaktionen zwischen Blutplättchen und Fibrin. Das Anti-Menschen-Plättchenserum reagiert nur mit den Plättchen des Thrombus. Das Anti-Menschen-Fibrinserum reagiert deutlich mit Fibrin, zeigt aber auch eine geringe Reaktion mit den Plättchenhaufen, die wahrscheinlich auf das Plättchenfibrinogen zurückzuführen ist. In Thrombocytenaggregaten bei experimenteller Thrombose weisen längliche α-Granula manchmal eine periodische Querstreifung von 160—180 Å auf (JOHNSON, 1965; STEHBENS und BISCOE, 1967; MARTIN, 1967). Ob diese Modifikationen des α-Granulomer vom Plättchenfibrinogen herrühren, bedarf noch der Überprüfung (vgl. Abschnitt C. I. 6a). Wenn genügend Thrombin vorhanden ist, kann auch ohne Fibrinogen eine Plättchenagglutination eingeleitet werden, wie RODMAN, MASON, PAINTER und BRINKHOUS (1966) elektronenmikroskopisch in einem Fall von kongenitaler Afibrinogenämie nachweisen konnten. Bei Afibrinogenämie enthalten die Plättchenagglutinate kein Fibrin und zeigen eine deutlich verzögerte Thrombocytolyse.

5. Retraktion und Schicksal des Thrombus

Retraktion und Thrombocytolyse sind zeitlich miteinander verbunden. Elektronenmikroskopisch bestehen bei der Retraktion des Coagulums zwischen Thrombocyten und Fibrinfasern enge topographische Beziehungen. Degranulierte Thrombocyten haben eine vielgestaltige bizarre Oberfläche und weisen zahlreiche Filopodien auf. In den Einbuchtungen der Thrombocyten liegen die Fibrinbündel an der Zellmembran, sie sind von dieser meist nur durch einen 50—250 Å breiten Spalt getrennt (ERICHSON, KATZ u. CINTRON, 1966). Häufig sind die Fibrinfasern von den Pseudopodien und den Filopodien der Thrombocyten partiell umschlossen. Ist die Zellmembran der Thrombocyten zerstört, kommen die Fibrinfasern in direkten Kontakt mit den Blutplättchen. WHITE, KRIVIT und VERNIER (1965) beobachteten bei der Retraktion elektronenmikroskopisch etwa 30 min nach Bildung des Plättchenthrombus in den zerstörten Thrombocyten eine enge Verbindung zwischen Fibrin und alteriertem α-Granulomer. Die enge Lagerung des Fibrins zum ausgetretenen α-Granulomer wurde von ihnen histochemisch mit ferritin-konjugiertem Anti-Menschen-Fibrinogen überprüft. SHIRASAWA (1966) beobachtete in vorgerückteren Stadien der Plättchenthrombose eine vollständige Verschmelzung der Zellmembranen der Plättchen und ein Eindringen von Fibrin in die degranulierten Thrombocyten. Eine Übersicht über die verschiedenen Hypothesen zum Retraktionsmechanismus gab KUHNKE (1958). Eine Veränderung der Periodengröße des retrahierten Fibrins ließ sich elektronenmikroskopisch nicht nachweisen, so daß für die Retraktion eine Fibrillenverkürzung durch Synärese (= spontane Auspressung von Flüssigkeit aus einem Gel) oder durch eine β-α-Umlagerung der Fibrinmoleküle nicht in Frage kommen (KUHNKE, 1958; HOLZE, 1961). Das Fibrin ist am Retraktionsvorgang rein passiv beteiligt. Für die Retraktion des Coagulums sind wahrscheinlich in erster Linie die Veränderungen der Thrombocyten, in zweiter Linie die proteolytische Umwandlung des Fibrinnetzes verantwortlich zu machen. Inwieweit die contractilen Proteine der Blutplättchen, insbesondere die Mikrotubuli und die Pseudopodien, bei der Retraktion mitwirken, muß noch weiter untersucht werden. BEHNKE (1966) sowie STEHBENS und BISCOE (1967) beobachteten bei experimenteller venöser und arterieller Thrombose in den weitgehend degranulierten Plättchen zahlreiche Filamente sowie Bündel von Mikrotubuli. Nach Auffas-

sung von Behnke (1966) werden die Filamente in vivo bei der Plättchenaggregation in vermehrtem Maße aus der Grundsubstanz des Hyalomers durch Polymerisation von Untereinheiten neu gebildet. Während der Retraktion des Coagulums liegen die Mikrotubuli elektronenmikroskopisch vorwiegend in den Pseudopodien der Thrombocyten.

Die Thrombolyse besteht vorwiegend in einer Auflösung des Fibrins, die man als eine Wirkung des proteolytischen Fermentes Plasmin (Fibrinolysin) auffassen kann. Die Vorstufe des Plasmin, das Plasminogen, ist an das Fibrin des Thrombus angelagert und wird durch Aktivatoren in Plasmin umgewandelt. Nach elektronenmikroskopischen Untersuchungen setzt die Fibrinolyse an der Oberfläche der Thromben ein und beginnt mit einer Auflockerung der Faserstruktur des Fibrins (Sandritter, Benstz, Schlüter und Kleinschmidt, 1962). Nach Einwirkung von Streptokinase erkennt man in den oberflächlich gelegenen Fibrinfasern einen Verlust der Querstreifung und in der Längsrichtung der Fasern verlaufende Aufspaltungen. Die Fibrinolyse wird offenbar durch eine Auflockerung der makromolekularen Struktur der Fibrinfasern eingeleitet (Schmidt, 1964). Kleinere Fibrinaggregate können, wenn sie im zirkulierenden Blute gebildet und verschleppt werden, auch von den Zellen des reticulo-endothelialen Systems entfernt werden. Prose, Lee und Balk (1965) wiesen elektronenmikroskopisch in der Leber eine Phagocytose des Fibrins durch die Kupfferschen Sternzellen nach. Sie fanden Fibrinaggregate mit noch erhaltener Querstreifung in intracytoplasmatischen Vacuolen der Sternzellen. Beim Abbau des Thrombus beteiligen sich in der Phagocytose von Fibrin auch die neutrophilen Leukocyten. Immunofluorescenz- und elektronenmikroskopisch konnten Riddle und Barnhart (1964) sowie Barnhart (1965) in und an den Rändern von Thromben in den neutrophilen Leukocyten Fibrinogen, Fibrin oder ihre Abbauprodukte nachweisen. Nach elektronenmikroskopischen Studien von Wiener und Spiro (1962) ist das Fibrin 4 Tage nach der Bildung des Thrombus wieder verschwunden.

Der Abbau des Thrombus in zeitlicher Reihenfolge wurde ausführlich von Mustard, Jørgensen, Hovig, Glynn und Rowsell (1966) vergleichend licht- und elektronenmikroskopisch untersucht. Experimentell erzeugte plättchenreiche Thromben in der Wand der Arteria carotis nach Seidennaht gehen zunächst in fibrinreiche Massen über und werden später in ein zellreiches Intimapolster umgewandelt, das besonders viele glatte Muskelzellen enthält. Während der ersten 24 Std unterliegen die Thrombocyten einer stufenweisen Auflösung mit dem Auftreten größerer Fibrinmengen im Thrombus. Es kommt zur Retraktion mit geringer Verkleinerung des Thrombus. Zahlreiche weiße Blutzellen, besonders segmentkernige und mononucleäre Zellen, treten entlang des Randes und im Innern des Thrombus auf. Während der nächsten 2—3 Tage besteht eine weitere Invasion mononucleärer Zellen in den Thrombus mit stufenweiser Auflösung des Fibrins, entweder durch Enzymaktivität oder durch Phagocytose. Eine Phagocytose von ganzen Plättchen und Plättchentrümmern, wie sie auch von Chandler und Hand (1961), David, Hackensellner und Wolf (1963) sowie von Movat, Weiser, Glynn und Mustard (1965) beschrieben wurde, wird während dieses Stadiums häufig beobachtet (Abb. 63). Am 3. und 4. Tag treten Fibroblasten und Fibrocyten auf, die durch ein ausgeprägtes endoplasmatisches Reticulum charakterisiert sind. Etwa vom 5. bis zum 7. Tag an können im Thrombus elektronenmikroskopisch die ersten kollagenen Fasern nachgewiesen werden. Während dieser Zeit wird der Thrombus von Endothelzellen bedeckt. Nach 14—21 Tagen und später ist der Thrombus zu einem zellreichen Intimapolster organisiert, das vorwiegend Kollagen und glatte Muskelzellen enthält. Nicht alle plättchenreichen Thromben lösen sich nach diesem Muster auf. Es ist möglich, daß sich, besonders bei der capillären Thrombose, das Plättchenmosaik mit dem randständigen Fibrin ohne Schäden wieder vollständig auflöst. Es ist auch denkbar, daß die verstopften Capillaren fibrös veröden, hyalinisieren und verkalken. Da bei der Organisation des Thrombus viele Plättchen und Plättchentrümmer von mononucleären Zellen phagocytiert werden, besteht ferner die Möglichkeit der Umwandlung der mononucleären Zellen in Schaumzellen, da die Thrombocyten einen hohen Lipidgehalt aufweisen (Hand und Chandler, 1962). Auch glatte Muskelzellen können zu Schaumzellen transformiert werden (Geer, McGill und Strong, 1961: Parker und Odland, 1966: Imai, Lee, Pastori, Pan-

LILIO, FLORENTIN und THOMAS, 1966: KNIERIEM, 1967). Eine Übersicht über die älteren lichtmikroskopischen Befunde bei der Organisation von Thromben sowie über die Altersbestimmung von Thromben und Thrombemboli gab IRNIGER (1963).

II. Capilläre Fibrinthromben

Außer capillären Plättchenthromben kennt man elektronenmikroskopisch auch capilläre Fibrinthromben, die lichtoptisch ebenfalls als homogene „hyaline Thromben" angesehen werden. Auf Abb. 62 sieht man einen Fibrinthrombus in einer Glomerulumcapillare der Kaninchenniere nach intravenöser Injektion des sauren Polymers Natrium-Polyanetholsulfonat

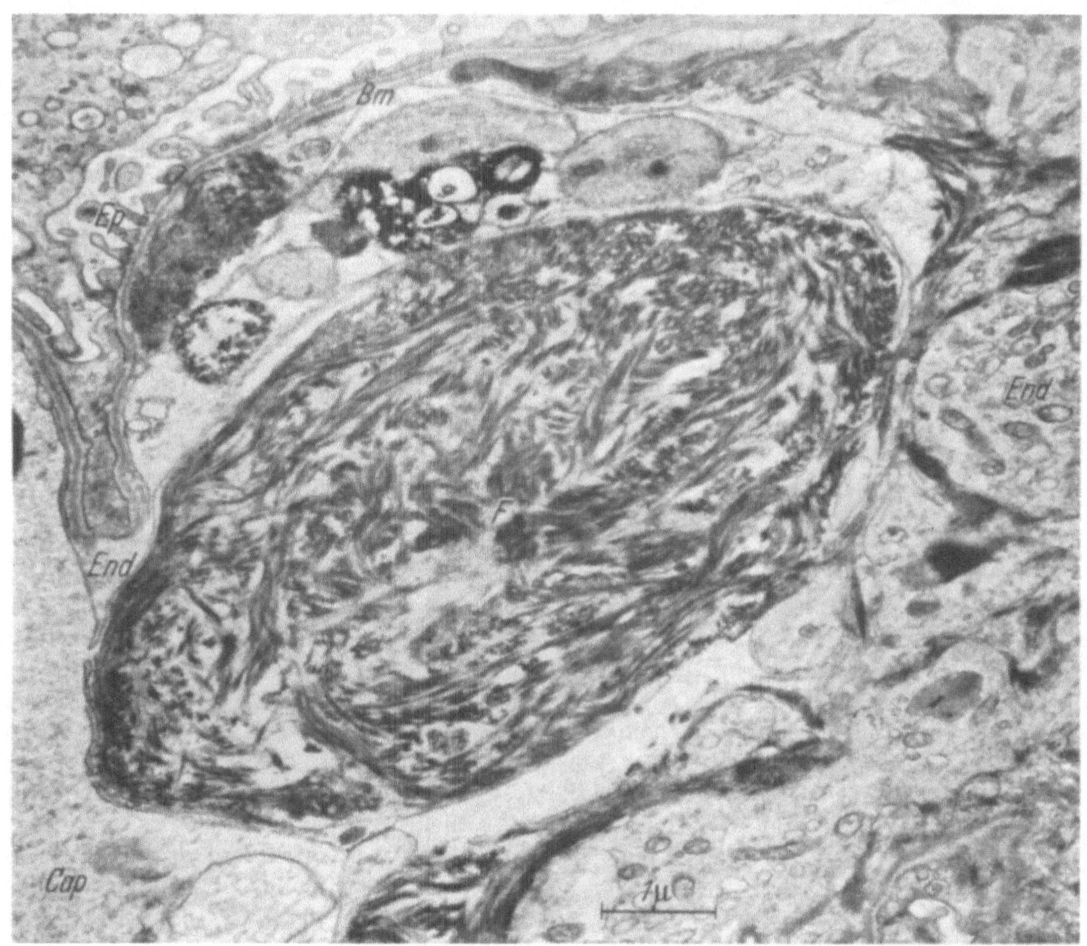

Abb. 62. „Hyaliner" Fibrinthrombus (*F*) in einer Glomerulumcapillare der Kaninchenniere nach i.v. Injektion von Liquoid ®. Der Fibrinthrombus (*F*) von geschwollenen Endothelzellen (*End*) umgeben. Links unten schmale Cytoplasmafortsätze der Endothelzellen, die den Fibrinthrombus von der Restlichtung der Capillare (*Cap*) abtrennen. Etwas Fibrin und Fibrinoid auch zwischen den geschwollenen Endothelzellen und gegen die Basalmembran (*Bm*) abgelagert. *Ep* Epithelzelle mit Füßchen und typischen Poren. Abb. 14000:1. Aufnahme: P. VASSALLI, G. SIMON u. CH. ROUILLER [Amer. J. Path. **43**, 599 (1963)]

Fig. 62. "Hyaline" fibrin thrombus (*F*) occludes a glomerular capillary loop of the rabbit kidney after intravenous injection of liquoid ®. A mass of fibrin (*F*) is surrounded by swollen endothelial cells (*End*). In the left lower portion of the figure cytoplasmic endothelial extensions are seen separating the mass of fibrin from the rest of the capillary lumen (*Cap*). Some fibrin and fibrinoid are also deposited between the swollen endothelial cells and at the basement membrane (*Bm*). *Ep* epithelial cells with foot processes and typical pores. ×14.000. Courtesy of P. VASSALLI, G. SIMON and CH. ROUILLER [Amer. J. Path. **43**, 599 (1963)]

(Liquoid ®). Fibrinthromben entstehen durch eine intravasale Gerinnung und führen in der Niere in schweren Fällen zu einer progressiven glomerulären Obliteration. Das Fibrin kann von den Endothelzellen der Glomerulumcapillaren sowie von den Mesangiumzellen phagocytiert werden. Häufig bilden die Endothelzellen schmale Cytoplasmafortsätze, die den Fibrinthrombus von der Restlichtung der Capillare abtrennen (Abb. 62). Das erklärt die rasche Ablagerung des Fibrins entlang der Basalmembran (VASSALLI, SIMON und ROUILLER, 1963). Elektronenmikroskopisch beobachtet man Fibrinthromben häufig in Glomerulumcapillaren beim generalisierten Sanarelli-Shwartzman-Phänomen (BOHLE, KRECKE, MILLER und SITTE, 1959; PAPPAS, ROSS und THOMAS, 1958; BANG, FLETCHER, ALKJAERSIG und SHERRY, 1962; TAICHMAN, URIUHARA und MOVAT, 1965; MCKAY, MARGARETTEN und CSAVOSSY, 1966). In immunelektrophoretischen Kontrollen ließ sich das Material in den Capillarlichtungen ebenfalls als Fibrin darstellen (MCKAY, GITLIN und CRAIG, 1959). Klinisch zeigt die generalisierte Sanarelli-Shwartzman-Reaktion einen schweren Endotoxinschock sowie tiefgreifende Veränderungen innerhalb des gesamten Gerinnungssystems mit Thrombocytensturz, initialer Hypercoagulabilität und anschließender Verbrauchscoagulopathie. Außerdem kommt es zu einem Anstieg der Serumlipoide und zu einer Hämolyse. Nach der zweiten auslösenden Endotoxininjektion fällt die Fibrinogenmenge im strömenden Blut steil ab. Damit ist die Entstehung ausgedehnter Fibringerinnsel in den kleinen Blutgefäßen, vor allem in der Niere, zeitlich verbunden. Bleibt der Fibrinogenabfall aus, fehlen auch die renalen capillären Fibrinthromben. Übersichten zum Sanarelli-Shwartzman-Phänomen gaben ILLIG (1964), LASCH (1964), KRECKE (1964) sowie TAUB, RODRIGUEZ-ERDMANN und DAMESHEK (1964). Neuere lichtmikroskopische Befunde an Fibrinthromben bei generalisierter Sanarelli-Shwartzman-Reaktion teilten SKJÖRTEN (1964, 1966) sowie LEVIN und CLUFF (1965) mit. Lichtmikroskopisch beobachteten wir Fibrinthromben in Lungen- und Glomerulumcapillaren sowie das Auftreten von schweren Hämorrhagien in mehreren Fällen von Hospitalinfektionen mit Aerobacter aerogenes (SADONY und SCHULZ 1967).

III. Viscöse Metamorphose der Thrombocyten

Den Begriff „viscöse Metamorphose" prägten EBERTH und SCHIMMELBUSCH (1886). Sie verstanden darunter alle morphologischen Veränderungen der Blutplättchen, die während der Thrombose auftreten. In der Originalarbeit aus Virchow's Archiv, Band 103, Seite 66, heißt es:

„Innerhalb der Gefäße und unter annähernd physiologischen Verhältnissen sieht man die Blutplättchen als homogene, runde, platte Scheiben zwischen den anderen Blutelementen flottiren und es ist unzweifelhaft, daß sie in diesem Zustande nicht klebrig sind. Erst wenn sie sich verändern und zackig zu werden beginnen, werden sie klebrig. Sie differenziren sich dann in eine centrale körnige und peripherische homogene Substanz, von denen die letztere eine ganz besondere Tendenz zum Kleben hat. Eigenthümlich ist es, dass die so veränderten und also klebrigen Blutplättchen sich fast nie an die, sie doch zunächst umgebenden, rothen Blutkörper und Leucocyten anheften, sondern entweder unter einander oder an Fremdkörpern ankleben. Jedenfalls ist die Neigung dieser Elemente zu grösseren Haufen sich zusammenzuballen intra- wie extravasculär charakteristisch. Diese Veränderung der Plättchen wollen wir als *viscöse Metamorphose* bezeichnen."

Übertragen wir die Beobachtungen von EBERTH und SCHIMMELBUSCH (1886) auf die heutigen, mit Hilfe des Elektronenmikroskopes erhobenen Befunde zur Thrombose, so kann der Begriff der viscösen Metamorphose insgesamt auf die von uns beschriebenen drei ersten Stadien der Thrombose, auf das der Akkumulation, der Agglutination („aggregation") und der Degranulation der Thrombocyten übertragen werden. In diesen drei Stadien sind alle gestaltlichen Veränderungen der Blutplättchen, die während der Thrombose auftreten, zusammengefaßt. EBERTH und SCHIMMELBUSCH (1886) betonten besonders die bei der Thrombose auftretende Differenzierung der Thrombocyten in eine „centrale körnige" und in eine „peripherische homogene Substanz". Diese Alteration wird elektronenmikroskopisch vor der Degranulation der Plättchen beobachtet. Das Granulomer lagert sich hierbei in der Mitte der Thrombocyten dicht zusammen. Dadurch entsteht der Eindruck einer „Pseudokernbildung". Pseudonuclei sind auf den Abb. 50 und 51 wiedergegeben. Um die Jahrhundertwende wurden die Pseudonuclei der Blutplättchen, die nur bei der viscösen Metamorphose auftreten, irrtüm-

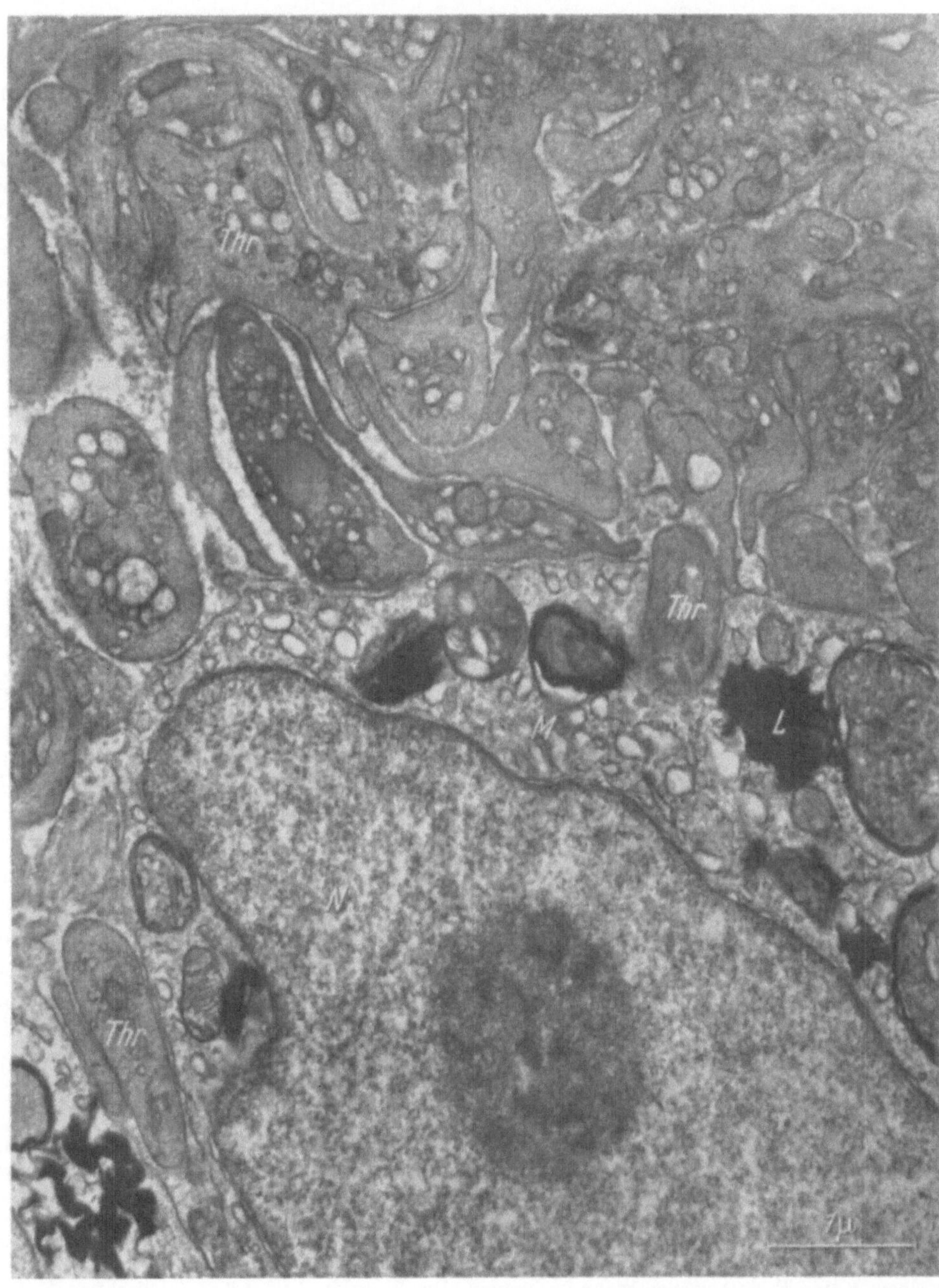

Abb. 63. Ausschnitt eines Abscheidungsthrombus der Aorta abdominalis des Hundes, 3 Monate nach Implantation einer Teflonprothese. Zahlreiche, zum Teil schon zusammengesinterte Thrombocyten (*Thr*). Sie werden von einem Makrophagen (*M*) phagocytiert, in dem Fetttropfen (*L*) und reichlich degeneriertes Material liegen. *N* Zellkern des Makrophagen mit großem Nucleolus in der Mitte. Elektronenmikr. Vergr. 10000:1, Abb. 20000:1. Aufnahme: H. DAVID, H. A. HACKENSELLNER u. W. WOLF [Frankfurt. Z. Path. **72**, 552 (1963)]

Fig. 63. Part of a parietal thrombus from the abdominal aorta of a dog 3 months after implantation of a Teflon graft. Several already shrunken platelets (*Thr*) are phagocytosed by a macrophage (*M*) which contains also lipid (*L*) and other degenerated material. A large nucleolus is present within the nucleus (*N*) of the macrophage. × 20,000. Courtesy of H. DAVID, H. A. HACKENSELLNER and W. WOLF [Frankfurt. Z. Path. **72**, 552 (1963)]

lich als Zellkerne angesehen (DEETJEN, 1901; DEKHUYZEN, 1901; KOPSCH, 1901; ARGUTINSKY, 1901).

Der Ablauf der durch Thrombin ausgelösten viscösen Metamorphose menschlicher Blutplättchen in einem fibrinfreien System wurde von PARMEGGIANI (1961) elektronenmikroskopisch untersucht. SHARP (1961) setzte den Begriff der „viscösen Metamorphose" einer „platelet metamorphosis" gleich und unterschied zwei Stadien, das der „platelet aggregation" und das der „platelet fusion". LÜSCHER (1964) interpretierte die „viscöse Metamorphose" als die vollständigen morphologischen und biochemischen Veränderungen der Blutplättchen während der Thrombose. Der Begriff der viscösen Metamorphose hat — historisch betrachtet — seine Berechtigung. Er sollte aber heute nur noch dann angewendet werden, wenn man alle Veränderungen der Blutplättchen im Ablauf der Thrombose unter Ausschluß der Fibrinbildung zusammenfassen will.

IV. Arterielle und venöse Thrombose

Die elektronenmikroskopischen Befunde bei arterieller und venöser Thrombose stimmen grundsätzlich mit den Ergebnissen bei capillärer Plättchenthrombose überein, so daß wir auf die ausführliche Darstellung in den Abschnitten D I, 1 bis 5 verweisen können.

Im Vordergrund der elektronenmikroskopischen Untersuchungen bei arterieller und venöser Thrombose stehen die Veränderungen am Endothel und die Morphologie des Plättchenagglutinates. MUSTARD, JØRGENSEN, HOVIG, GLYNN u. ROWSELL (1966) sowie STEHBENS u. BISCOE (1967) untersuchten experimentell erzeugte Plättchenthromben in der Wand der Arteria carotis, DAVID, HACKENSELLNER u. WOLF (1963) in der Aorta abdominalis nach Implantation von Kunststoffprothesen und DETZER, STAMPFL und WETZSTEIN (1965) nach Einziehung von Catgutfäden. MARTIN (1967) fand am Venenendothel nach Schädigung durch Gleichstrom Plättchenaggregate im Bereich geschädigter Endothelzellen. COTRAN (1965), ASHFORD u. FREIMAN (1967) sahen entsprechende Befunde nach mechanischer und thermischer Schädigung der Gefäßwand, STUDER (1966) nach Traumatisation der Vene mit aufgerauhter Nylonsonde. An der Schädigungsstelle waren keine Endothelzellen mehr nachzuweisen und das Plättchenaggregat stand in unmittelbarem Kontakt zu den Bindegewebsfasern der Gefäßwand (Abb. 64b). Auch FRENCH demonstrierte 1967 in Arterien und Venen in Endothellücken Plättchenaggregate, die unmittelbar an kollagenen Fasern lagen. TEDDER u. SHOREY (1965) beobachteten in der Intima der Vena cava caudalis des Kaninchens nach experimenteller venöser Stase eine Endothelschädigung mit dem Auftreten von großen Vacuolen im Cytoplasma. WIENER u. SPIRO (1964) studierten elektronenmikroskopisch die Organisationsvorgänge experimenteller Thromben in der Femoralvene der Ratte. BEHNKE (1966) unter-

Abb. 64a. Ultrastruktur der normalen marginalen Ohrvene des Kaninchens. *End* Endothelzellen mit geklüfteten Zellkernen; *S* subendothelialer Spalt mit Basalmembran und elastischen Fasern; *M* glatte Muskelzellen; *A* Adventitia; *Ery* Gruppe von Erythrocyten. Abb. 8500:1

Abb. 64b. Venenthrombose. Marginale Ohrvene des Kaninchens, 4 min nach Traumatisation mit aufgerauhter Nylonsonde. An der Schädigungsstelle eine Aggregation degranulierter Blutplättchen (*Thr*) mit intakten Zellmembranen. Keine Endothelzellen mehr vorhanden. Die Blutplättchen stehen in direktem Kontakt zum subendothelialen Spalt (*S*). Nur etwas Fibrin (*F*) zwischen den Thrombocyten. *M* glatte Muskelzelle mit schmalem, spindeligen Zellkern; *A* Adventitia mit kollagenen Fibrillen. Abb. 17000:1. Aufnahmen: A. STUDER [Thrombos. Diathes. haemorrh. (Stuttg.), Suppl. **21**, 116 (1966)]

Fig. 64a. Ultrastructural view of the normal marginal ear vein of the rabbit. *End* endothelial cells with irregularly shaped nuclei; *S* subendothelial space with basement membrane and elastic fibres; *M* smooth muscle cells; *A* adventitia; *Ery* several red blood cells within the lumen. ×8,500

Fig. 64b. Venous thrombosis. Rabbit marginal ear vein 4 minutes after single traumatization with a roughened nylon probe. Aggregation of degranulated platelets (*Thr*) with intact cellular membranes at the site of injury. No endothelial cells are present. The platelets are in direct contact with the subendothelial space (*S*). Fibrin (*F*) appears only in traces between the platelets. *M* smooth muscle cell with elongated nucleus; *A* adventitia with collagen fibres. ×17,000. Courtesy of A. STUDER [Thrombos. Diathes. haemorrh. (Stuttg.), Suppl. **21**, 116 (1966)]

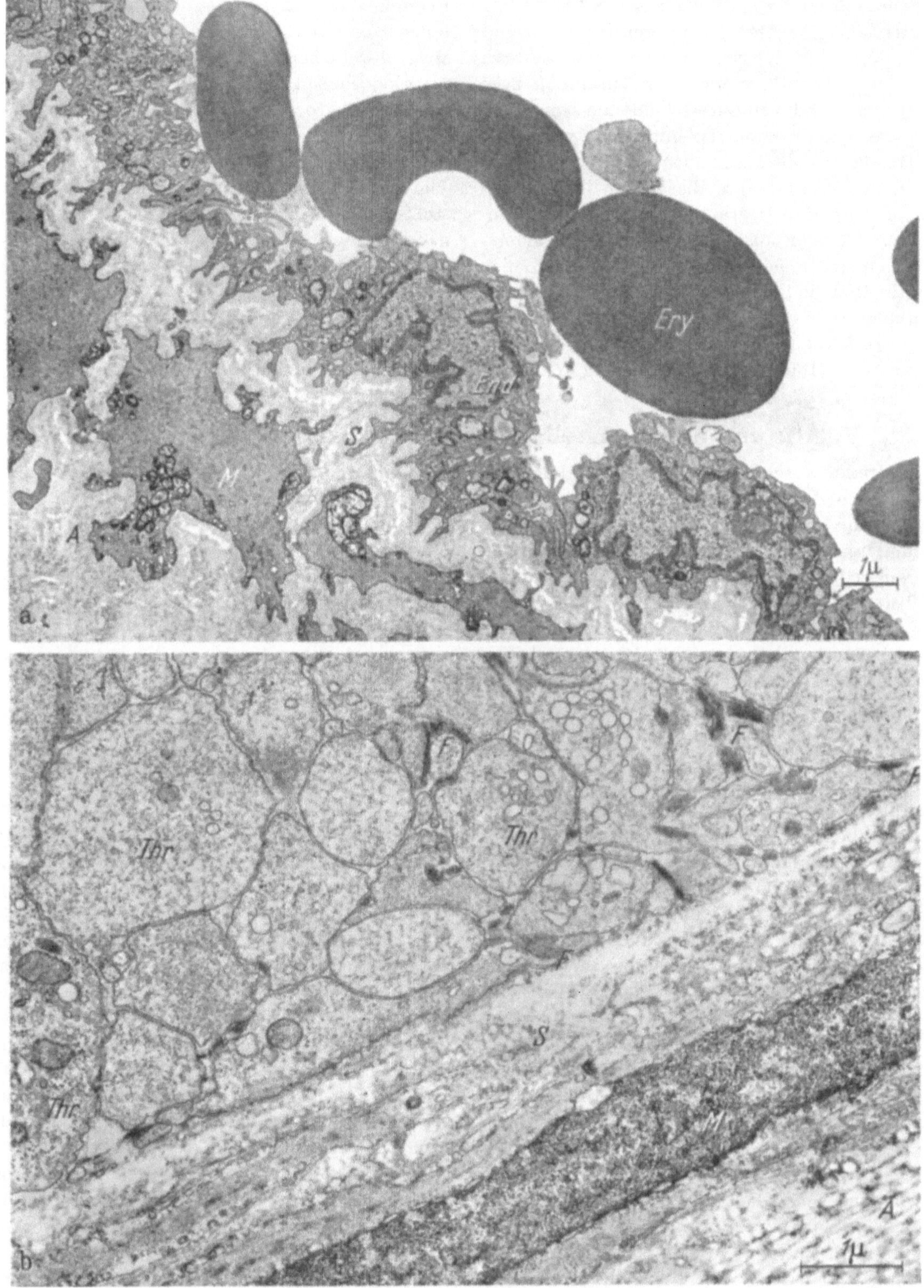
Ery
End
S
M
A
1μ
a
F
Thr
Thr
F
F
S
Thr
M
A
1μ
b

suchte bei der Ratte die Feinstruktur von Blutplättchenaggregaten der unteren Hohlvene und der Pfortader nach Seidennaht. Er beobachtete in den „Haupt"regionen der Thromben zwei gut voneinander zu unterscheidende Zonen von Plättchenaggregaten. In einer Zone waren die Plättchen vollständig degranuliert und erschienen als fast leere Blasen. In der anderen Zone war die Degranulation der Thrombocyten weniger ausgeprägt und im Hyalomer fanden sich feine Filamente. In beiden Zonen enthielten die Blutplättchen Bündel von Mikrotubuli.

JOHNSON (1966) sowie JOHNSON, WEBBER u. CHANG (1967) sahen Plättchenaggregate im Bereich traumatisch geschädigter Endothelzellen von Arteriolen des Mesenteriums des Meerschweinchens und wiesen im Cytoplasma der Endothelien größere Mengen von ATPase nach. Die Autoren nehmen an, daß die geschädigten Endothelzellen Moleküle von ADP in den Blutstrom abgeben und daß dadurch eine Plättchenthrombose eingeleitet wird. COTRAN stellte 1965 nach thermischer Schädigung und nach venöser Stauung auf dem Endothel elektronenmikroskopisch eine dünne amorphe Schicht fest, die sehr wahrscheinlich von adsorbierten Plasmabestandteilen herrührt und die offenbar mit dem Auftreten von Plättchenakkumulaten in Zusammenhang steht.

V. Alte und neue Vorstellungen zur Pathogenese der Thrombose

VIRCHOW schrieb 1854 im Handbuch der speciellen Pathologie und Therapie: „Wenn man eine mechanische Theorie der Blutgerinnung innerhalb der Gefäße aufstellt, so darf man weder die Mischung des Blutes, noch den Zustand der Gefäßwände ausschließen." Den Faktor der Strömungsverlangsamung bezeichnete er mit „Blutstockung". Die Veränderung der Blutbeschaffenheit nannte er „veränderte Molecularattraction zwischen Blut- und Oberflächentheilchen". Die Pfropfbildung selbst führte VIRCHOW auf eine „Änderung des Aggregatzustandes und auf ein Festwerden des Faserstoffes" zurück. Je nach Art und Sitz der Thrombose ist der eine oder andere dieser drei pathogenetischen Faktoren verschieden stark wirksam. ZAHN (1875), BIZZOZERO (1882) sowie EBERTH und SCHIMMELBUSCH (1886) erkannten, daß in der Zusammensetzung der Thromben nicht das Fibrin, sondern die Blutplättchen wesentlich beteiligt sind. ASCHOFF führte 1925 aus, daß es für die Entstehung der Thrombose nicht eine einzige Ursache gebe, sondern mehrere verschiedene Bedingungen miteinander verknüpft seien; nach ihm ist die Thrombose „die Funktion einer Anzahl von Variablen". Nach ASCHOFF liegt der Ort der primären Entstehung der Thrombose vorwiegend an Gefäßmündungen unterschiedlichen Kalibers und in den Venenklappen, wo Strömungswiderstände den Blutstrom ändern und eine partielle Rückströmung und Wirbelbildung des Blutes erzeugen. Bei wechselnden Strömungsgeschwindigkeiten entstünden nach dem Prinzip der Sandbankbildung (ASCHOFF, 1925) die geriffelten weißen Thromben. Durch die exakte morphologische Analyse der weißen Thromben wies ASCHOFF nach, daß sie nur im strömenden Blut entstehen können. Häufig kommt es in stark erweiterten Gefäßen zu einer hochgradigen Strömungsverlangsamung, da die Strömungsgeschwindigkeit dem Querschnitt des Gefäßes umgekehrt proportional ist. Nimmt die Strömungsgeschwindigkeit ab, so treten zunächst die Leukocyten, bei stärkerer Verlangsamung auch die Thrombocyten in die Randzone über und können dann leichter am Endothel haften bleiben. Diese Befunde wurden schon 1886 von EBERTH und SCHIMMELBUSCH erhoben. Übersichten über die älteren Vorstellungen zur Pathogenese der Thrombose gaben BENEKE (1913), DIETRICH (1932) und BÜCHNER (1961).

In der korrelierten Einheit von Gefäßinhalt und Gefäßwand spielt das Endothel eine besondere Rolle. Elektronenmikroskopische Untersuchungen zeigten, daß das an Häutchenpräparaten nach Behandlung mit Silbernitrat dargestellte zierliche Netzwerk wirklich Zellgrenzen sind; sie bestätigten außerdem die lichtmikroskopisch gewonnenen Befunde von ZIMMERMANN (1923), der fadenförmige Vorstülpungen der Protoplasmafortsätze der Endothelien in die Gefäßlichtung gesehen hatte. Seit 1956 konnten wir zur Anatomie und Pathologie des Endothels zahlreiche elektronenmikroskopische Befunde mitteilen, von denen wir hier einige anführen wollen. Bei experimentellem Lungenödem sahen wir im Endothel der Lungencapillaren große, von einer Membran umgebene Blasen, die entweder mit ihrer Proto-

plasmahülle in die Blutbahn ausgestoßen werden können oder aber platzen und ihren Inhalt in den Blutstrom ergießen (SCHULZ, 1956; MEESSEN u. SCHULZ, 1957). In Unterdruckversuchen beobachteten wir 1957 Endotheldefekte, die dem Blutstrom erlaubten, mit der Basalmembran in Kontakt zu treten. Im Bereich der Endotheldefekte hatten sich Gruppen von Thrombocyten, von denen einige schon ihre α-Granula verloren hatten, angesammelt (vgl. Abb. 56). Unsere Befunde stimmen mit denen von MOVAT und FERNANDO überein, die 1963 in Allergieexperimenten Thrombocyten sahen, die sich in Endothellücken eingelagert hatten. STEHBENS (1965) teilte mit, daß er in Experimenten nach traumatischer Schädigung des Venenendothels und Ablösung der Endothelien an diesen Stellen Ablagerungen von Thrombocyten und Thrombose beobachtet habe. TEDDER und SHOREY untersuchten 1965 die Intima der Vena cava caudalis des Kaninchens nach fast vollständiger Ligatur des Gefäßes: mit Hilfe des Elektronenmikroskopes sahen sie ebenfalls große Vacuolen im Endothel, die nach 14 Tagen besonders deutlich waren. In ihren Versuchen, in denen keine Endotheldefekte auftraten, beobachteten sie auch keine Ansammlung von Thrombocyten oder Thrombosen. COTRAN berichtete 1965 über Experimente, in denen er die Gefäßwand für 20 sec auf 60° C erwärmt hatte; die elektronenmikroskopische Untersuchung zeigte, daß das Endothel zerstört und eine Thrombose aufgetreten waren. MARTIN (1967) fand in elektronenmikroskopischen Untersuchungen am Venenendothel nach Schädigung durch Gleichstrom Plättchenaggregate im Bereich geschädigter Endothelzellen. Aus allen bisher vorliegenden Experimenten geht hervor, daß Schäden am Endothel verschiedene Ursachen haben können, also unspezifisch sind. Wenn durch eine Zerstörung des Endothels ein Kontakt des Blutstromes mit den Substanzen der Basalmembran oder aber mit kollagenen oder elastischen Fasern zustande kommt, bleiben Thrombocyten haften. Die Veränderungen des Endothels können an dieser Stelle zu einer Thrombose führen. STUDER (1966) sah elektronenmikroskopisch entsprechende Befunde nach Traumatisation einer Vene mit aufgerauhter Nylonsonde. An der Schädigungsstelle waren keine Endothelzellen mehr nachzuweisen. Das Plättchenaggregat stand in direktem Kontakt zu den Fasern des subendothelialen Spaltes (vgl. Abb. 64b). Auch FRENCH (1967) demonstrierte elektronenmikroskopisch in Arterien und Venen zwischen Endothellücken einzelne Thrombocyten und auch Plättchenaggregate, die in unmittelbarem Kontakt zu kollagenen Fasern standen. MAJNO und PALADE (1961) fanden ebenfalls einzelne Thrombocyten in Endothellücken. Alle diese Befunde belegen die Auffassungen von DIETRICH (1932), daß der Endothelschädigung als einem Faktor in der Pathogenese der Thrombose eine wichtige Rolle zukommt. Die ersten Schäden am Endothel mit Ansammlung von Thrombocyten müssen aber nicht fortschreiten, sie können sich wieder zurückbilden, ohne Spuren zu hinterlassen. MEESSEN betonte schon 1958, daß wahrscheinlich am Endothel häufiger, als wir bisher wissen, kleine Schäden auftreten, die aber schnell heilen. Erst wenn die Wandschäden größer werden, wenn der zeitliche Ablauf einen Ausgleich nicht mehr erlaubt und wenn die Konstellation der übrigen Bedingungen ungünstig ist, können die feinen, nur mit dem Elektronenmikroskop nachzuweisenden Veränderungen zu Befunden anwachsen, die mit dem Lichtmikroskop zu erfassen sind.

Die elektronenmikroskopischen Untersuchungen zur Thrombose rückten die Thrombocyten und das Plättchenagglutinat wieder in den Vordergrund des Interesses. Elektronenmikroskopische Aufnahmen von akkumulierten und agglutinierten Thrombocyten (vgl. besonders die Abb. 53 und 58) bestätigen die lichtmikroskopischen Befunde zur Thrombose, die BIZZOZERO schon 1882 erhob und die er in bestechender Klarheit in seinen Zeichnungen, die in Virchows Archiv, Band 90, erschienen, festhielt. Im Beginn jeder Thrombose steht die Akkumulation und Agglutination der Thrombocyten: die Fibrinbildung ist meist sekundär. Die Agglutination der Blutplättchen kann durch zahlreiche Stoffe induziert werden. Am Anfang der Reaktionskette steht sehr wahrscheinlich eine Gewebsschädigung, die zur Freisetzung von Gewebsthromboplastin und von Adenosindiphosphat führt. Das ADP ist in allen normalen und vermehrt in geschädigten Zellen vorhanden. ADP verursacht eine Plättchenaggregation in vitro (GAARDER, JONSEN, LALAND, HELLEM und OWREN, 1961) und in vivo (NORDÖY und CHANDLER, 1964). Nach den Befunden von BORN (1966) wird die Aggregation der Thrombocyten schon durch sehr ge-

ringe Konzentrationen von ADP hervorgerufen. Die Aggregation geht sehr schnell vor sich und ist streng spezifisch. Außer Plättchen und ADP benötigt die Reaktion Calciumionen und ein Plasmaprotein. BORN stellte 1966 fest, daß die durch ADP verursachte Plättchenaggregation reversibel ist und spezifisch durch die ersten Abbauprodukte des ADP im Plasma, besonders durch das Adenosinmonophosphat, durch 2-Chloradenosin und durch Adenosin gehemmt werden kann. Adenosin und 2-Chloradenosin sind die stärksten Antagonisten des ADP. Bei zunehmender Aufnahme von Adenosin tritt — biochemisch gesehen — eine zunehmende Besetzung der spezifischen Receptoren an der Oberfläche der Blutplättchen ein. Die Receptoren, die durch Adenosin blockiert sind, sind wahrscheinlich dieselben, mit denen ADP die Plättchenaggregation hervorruft. An der Oberfläche eines einzelnen Thrombocyten existieren etwa 10^5 Receptoren (BORN, 1966). Nach den Vorstellungen von GAARDER und LALAND (1964) kommt die Aggregation durch Bildung biochemischer „Brücken“ zwischen den Plättchen zustande. Jede Brücke besteht aus Proteinmolekülen, verbunden mit ADP, und aus Calciumionen, die unmittelbar an der Plättchenoberfläche gelegen sind. Die biochemischen Brücken bestehen wahrscheinlich nur so lange, wie die Plättchen untereinander verbunden sind. Die Oberfläche der Thrombocyten hat eine negative Überschußladung. Positiv geladene Moleküle, z. B. Dextran-DEAE, können sich daher ohne divalente Vermittlersubstanzen, wie z. B. Calciumionen, direkt anlagern und Brücken zu anderen Plättchen bilden und dadurch eine Plättchenaggregation hervorrufen (BROSSMER und PFLEIDERER, 1966). Nach BRINKHOUS, READ und MASON (1965) kann auch TAg (thrombocyte-agglutinating activity of plasma) isoliert oder synergistisch mit ADP eine Agglutination der Plättchen erzeugen. DES PREZ, BRYANT, KATZ und BRITTINGHAM (1967) nehmen an, daß in vitro die Plättchenaggregation allein durch Magnesiumionen hervorgerufen werden könne. Das ADP ist bei der Plättchenagglutination auch in andere Substanzen verwickelt, die ebenfalls eine Agglutination hervorrufen können, z. B. in Thrombin, Fettsäuren (vgl. Kapitel C, II, 1b) und sehr wahrscheinlich auch in Kollagen oder Tropokollagen. Bindegewebe und Extrakte von Bindegewebsfasern können nach den Beobachtungen von HUGUES (1962), BOUNAMEAUX (1961), ZUCKER und BORRELLI (1962), HOVIG (1963), SPAET und ERICHSON (1966) eine Plättchenaggregation induzieren. Ein pathogenetischer Zusammenhang zwischen Bindegewebssubstanzen und Plättchenaggregation kann nach morphologischen Befunden bei der Thrombose aber nur dann angenommen werden, wenn erhebliche Endotheldefekte bestehen und die Thrombocyten direkt mit den Substanzen der Basalmembran und mit dem subendothelialen Bindegewebe in Kontakt treten. Auch eine Blutströmungsverlangsamung bei akuter Oligämie sowie Zustände akuter Hypoxämien können die Agglutinationsfähigkeit der Thrombocyten akut steigern (BÜCHNER, 1966). Dafür sprechen die elektronenmikroskopisch beobachteten Thrombocytenagglutinate im Histaminkollaps (NIKULIN und LAPP, 1965), nach akuter CO-Vergiftung (NIDEN und SCHULZ, 1965), nach Sauerstoffmangel im Unterdruck (vgl. Kapitel C, II, 2b) und im schweren hämolytischen Kollaps nach Gaben von Schlangengift (SCHULZ und RABANUS, 1965). Sicher spielen aber auch die Einwirkungen von Viren, Antigenen, Erregertoxinen und anderen Giften (JÜRGENS, 1958) auf die Thrombocyten eine entscheidende Rolle bei der Auslösung von Thrombosen. Eine sogenannte „Hypercoagulabilität“ des Blutes ist gerinnungsphysiologisch meist nur vorübergehend zu erfassen (KOLLER, 1961). Sie dürfte zur Hauptsache auf der Aktivierung von Gerinnungsfaktoren beruhen, die normalerweise im Serum inaktiv sind. Als weitere thrombosefördernde Momente kommen schließlich bestimmte Medikamente in Betracht, die entweder zu einer Verminderung der Aktivität der gerinnungshemmenden Faktoren oder zu einer Steigerung der Aktivität der gerinnungsfördernden Faktoren führen. KNIERIEM und CHANDLER (1967) beobachteten z. B. einen Einfluß von Warfarin (Coumadin®) auf die Dauer der Plättchenaggregation. EMMONS, HARRISON, HONOUR und MITCHELL (1965) stellten fest, daß Persantin® die durch ADP induzierte Plättchenaggregation hemmt. Neuere Übersichten über die Biochemie und Pathophysiologie der Plättchenaggregation, der Hämostase sowie der sogenannten „platelet release reaction“ gaben ROSKAM (1965), WITTE (1965), LÜSCHER (1966), SCHMUTZLER (1964), JOHNSON (1965), HOROWITZ (1966) sowie MARCUS und ZUCKER (1965).

E. Ausblick

Die in diesem Buch zusammengefaßten elektronenmikroskopischen Befunde der Thrombocytopoese, der Thrombocyten und der Thrombose haben unsere Kenntnisse über die Bildung und Feinstruktur der Thrombocyten unter normalen und pathologischen Bedingungen wesentlich erweitert. Auch der klinischen und biochemischen Forschung gelang es im letzten Jahrzehnt. wesentliche Einblicke in das biologisch bedeutsame Geschehen der Plättchenenzyme und des Plättchenstoffwechsels zu gewinnen. Die neuen Erkenntnisse zur Physiologie und Biochemie der Blutplättchen haben MARCUS und ZUCKER (1965) sowie SEITZ (1965) zusammengefaßt. Es ist erstaunlich, zu welchen Leistungen die Thrombocyten fähig sind, obwohl ihnen ein Zellkern fehlt und sie nur Cytoplasmateile der Megakaryocyten sind. Wie stürmisch die Entwicklung der Thrombocytenforschung im letzten Jahrzehnt war, mag folgendes Zitat unterstreichen: HEILMEYER und BEGEMANN schrieben 1951, ,,daß das Blutplättchenproblem zu dem dunkelsten der Blutforschung" gehöre und es noch eine offene Frage sei, ,,ob man die kleinen, 1—4 μ großen Gebilde als lebende Zellbestandteile oder als tote Zelltrümmer bezeichnen soll".

Die elektronenmikroskopischen Befunde zur Thrombocytopoese bestätigen die älteren Auffassungen von WRIGHT aus dem Jahre 1906. Das Granulomer und das Hyalomer der Thrombocyten sowie die Plättchenmembran werden immer wieder neu aus dem Cytoplasma der Megakaryoblasten und der Megakaryocyten gebildet. Elektronenmikroskopisch gesichert ist die Bildung der Plättchenmembran aus den Plättchendemarkationsbläschen und -tubuli. Zur Granulopoese liegen ebenfalls submikroskopische Befunde vor, deren Interpretation vorerst aber noch hypothetisch ist. Es bestehen Gründe für die Annahme, daß die Liberation der Plättchen in mehreren Cyclen erfolgt, bevor die Megakaryocyten zugrunde gehen. Etwa alle 7—14 Tage wird der gesamte Thrombocytenbestand des menschlichen Blutes erneuert. Die Bauprinzipien der Thrombocytopoese sind auf diese erforderlichen Zellmengen eingerichtet und stellen in der Biologie einen Sonderfall dar. Das gilt besonders für die rasche Bereitstellung des Membranmaterials und der prospektiven Plättchenfelder. Hier ergeben sich die Fragen nach der physiologischen Regulation und den Steuerungsmechanismen der Plättchenproduktion. Die Biochemie wird in Zukunft mit der weiteren Suche nach einem humoralen Faktor. dem sogenannten Thrombopoietin, — vergleichbar dem Erythropoietin — beschäftigt sein müssen.

In den Thrombocyten ließen sich elektronenmikroskopisch zahlreiche Einzelbestandteile näher analysieren und beschreiben. Wir unterteilten die Granula des Granulomers nach ihrer verschiedenen Struktur und Funktion. Wesentliches Ziel der weiteren morphologischen Thrombocytenforschung wird sein, bestimmte gerinnungsphysiologische Aktivitäten und Enzyme den gefundenen submikroskopischen Strukturen der Thrombocyten zuzuordnen. Die ersten Untersuchungsergebnisse darüber, die nur in Zusammenarbeit mit Gerinnungsphysiologen und Biochemikern durchgeführt werden können, liegen schon vor. Die Befunde sind aber noch uneinheitlich und müssen überprüft werden. Das gilt besonders für die Natur der α-Granula und für die Lokalisation des Serotonin in den Plättchen. Ungeklärt ist noch die Frage der Lokalisation des Plättchenfibrinogens. Besonderes Interesse fanden. nach Einführung neuer Fixierungsmethoden. die Mikrotubuli und Filamente der Thrombocyten, die zum ,,muskulären System" der Plättchen gehören, höchstwahrscheinlich contractile Eigenschaften haben und die für die Erhaltung der scheibenförmigen Gestalt der Thrombocyten von Bedeutung sind. Weitere Untersuchungen werden sich mit der Synthese

der Mikrotubuli und mit ihrer Bedeutung für die Retraktion des Coagulums beschäftigen müssen. Ganz im Vordergrund steht das Problem der Ultrastruktur und der biochemischen Zusammensetzung der Thrombocytenmembran und des Plättchenüberzuges. Die submikroskopische Morphologie entdeckte die obligate Funktion der Thrombocytenmembran in der Adsorption und Phagocytose von Stoffen aus dem strömenden Blut. Bei den Thrombocytopathien ließen sich elektronenmikroskopisch und biochemisch qualitative Plättchendefekte nachweisen. Weitere Untersuchungen müssen noch nach Übereinstimmungen zwischen Morphologie der Plättchen und der Megakaryocyten sowie nach einheitlichen pathogenetischen Schädigungsmustern suchen.

Die Fragen nach der Struktur der Plättchenoberfläche und der Lokalisation von Fermenten in der Plättchenmembran leiten schließlich zu dem brennenden Problem der Plättchenakkumulation und der Plättchenagglutination bei der Thrombose über. Die elektronenmikroskopischen Untersuchungen lassen heute mehrere Stadien im Ablauf einer Thrombose erkennen und stellen die Endothelschäden und die Bildung des Plättchenaggregates wieder in den Vordergrund des Interesses. Biochemische Untersuchungen erbrachten neue Einblicke in die Pathogenese der Thrombose. Aufgabe der Morphologie wird es sein, mit subtilen Methoden die feinen Mechanismen, die zur Bildung des Plättchenagglutinates führen, sichtbar zu machen.

F. English Summary

This monograph presents a comprehensive review of electron-microscopic findings on thrombocytopoiesis, blood platelets, and thrombosis.

The discovery of blood platelets and thrombocytopoiesis is described in the introduction (chapter A). Special attention is given to the historic and important work of BIZZOZERO and WRIGHT.

The first main part (chapter B) of the monograph describes the normal and pathological development of blood platelets in the megakaryocytes of bone marrow. Granulomere and hyalomere of blood platelets as well as the platelet membranes are repeatedly newly formed out of the cytoplasm of the megakaryoblasts and megakaryocytes. Granulopoiesis is influenced by the nucleus under special participation of the Golgi apparatus. The electron microscopic findings provide evidence that the platelet membranes develope out of the platelet demarcation vesicles and tubules. There are reasons to accept as a fact that the liberation of blood platelets occurs in several cycles before the death of the megakaryocytes. In the amoeboid zone of the ectoplasm of the megakaryocytes there also exists an apocrine secretion of vesicles with hyaline content. Approximately every 7 to 14 days the entire platelet population of the human blood will be renewed. The relatively short life-span of the blood platelets requires an intensive thrombocytopoiesis and liberation of platelets. The structural basis for a functioning thrombocytopoiesis has to meet the requirements for the production of such quantities of cells, and has to be considered a biological exception. This is especially true of the rapid preparation of membrane material and the formation of prospective platelet fields.

The pathology of thrombocytopoiesis is illustrated by cases of polycythemia vera, Werlhof's disease, von-Willebrand-Jürgens' disease, and primary thrombocythemia. Reproduction and accumulation of oncogenic viruses at the level of the platelet demarcation membranes of megakaryocytes is discussed and illustrated in chapter B II. 5.

Several different components can be observed and analyzed in normal blood platelets of man and certain mammals (chapter C I). We distinguish the granules of granulomere according to their different structures and functions. Most of the granules, about 80%, belong to the alpha granulomere. These alpha granules are ovoid corpuscles with a three-layered membrane and a dense homogeneous ground substance. Some of the alpha granules are rod-shaped, others have ball- or disc-like osmiophilic densities. Beta granulomere consists of a few very small mitochondria containing only two or three inner membranes. Gamma granulomere consists of tubules or microvesicles either arranged in small foci or diffusely distributed within the cytoplasm. Some of the microvesicles are formed by vesiculation processes of the platelet cell membrane to take up substances from the plasma during blood circulation. Delta granulomere cannot be observed in every platelet. It consists of siderosomes containing ferritin particles of 55 Å size. Glycogen granules measuring 180 to 300 Å are designated as epsilon granulomere.

Of special interest has been the problem of the ultrastructure and the biochemical composition of the platelet membrane and of the platelet surface coat (chapter C I, 2). The platelet membrane has a thickness of 78 Å and consists of three layers. The outer protein layer of the platelet membrane is thicker than the inner protein layer. On the surface of the platelet membrane adsorbed plasma proteins and multiple hexagonal particles can be demonstrated, probably containing polysaccharides. The platelet membrane show a specific activity for ATPase.

Another point of interest has been, after the introduction of new fixation methods, the demonstration of microtubules and filaments in blood platelets (chapter C I, 4 and 5). Approximately 5 to 20 microtubules are arranged as a marginal bundle running beneath the cell membrane along the circumference of the platelet. Each microtubule contains 6 to 12 filamentous subunits. Microtubules can already be detected in the prospective platelet fields of megakaryocytes. These microtubules having contractile properties belong to the "muscular system" of the platelet and are thought to preserve the discoid shape of the platelets. The microtubules may also be responsible for clot retraction.

Platelet factors and enzymes can be correlated to certain electron-microscopic substructures of platelets using the method of platelet fractionation (chapter C I, 9—11). Platelet factors 1 and 3 are predominantly localized in the granulomere fraction, factors 2 and 4 are found in the hyalomere fraction. Serotonin is present in high concentrations in hyalomere. Lysosomal enzymes are demonstrable in granulomere fractions. However, the localization of platelet fibrinogen has not yet been established with certainty.

General and special pathology of blood platelets is reviewed in chapter C II. Electron-microscopic findings supplied evidence that platelets participate in the adsorption and phagocytosis of substances from the blood stream. Platelets phagocytose inorganic substances and viruses in vitro as well as in vivo. Particles of colloidal size are ingested by means of membrane vesiculation. Phagocytosis of spherical influenza viruses is usually performed by pseudopods. Phagocytosis by platelets leads generally to a platelet release reaction and to platelet agglutination. This may result in thrombocytopenia (chapter C II, 1). Platelets may also phagocytose, transport, store and release lipids. The number and size of the ingested lipid droplets depend on the plasma lipid level. Lipid infusions will cause an increase in the adhesiveness of platelets and result in microthrombi at the site of damaged endothelial cells (chapter C II, 1 b). The effect of certain gases on platelets in vitro and in vivo, especially oxygen deficiency and CO intoxication are discussed in chapter C II, 2a, b, and c. In certain cases of thrombocytopathies (chapter C II, 3 to 6) platelet defects can be demonstrated electron-microscopically and biochemically. In von-Willebrand-Jürgens' disease there is a significant increase in the occurrence of drumstick- and rod-like granules. In Glanzmann-Naegeli's thrombasthenia the platelets show an decreased number of microtubules within the pseudopods. Further studies are needed to confirm correlations between morphological criteria of platelets and megakaryocytes in such cases of thrombocytopathies. Correlative electron-microscopic and immunohistochemical findings of platelets and fibrin are discussed in chapter C II, 8. The effect of irradiation of megakaryocytes and blood platelets is mentioned in chapter C II, 9. The resistance to X-rays is higher in peripheral platelets than in megakaryocytes and stem cells of bone marrow.

The third main part of the monograph (chapter D) comprehends the electron-microscopic results on thrombosis. Various stages can be distinguished electron-microscopically during the process of capillary, arterial and venous thrombosis. The first stages in the formation of a thrombus are accumulation and agglutination (aggregation) of blood platelets leading to a platelet mosaic. This will be followed by the stages of degranulation of the platelets and the formation of fibrin. Finally, retraction of the thrombus and thrombocytolysis occur. The electron-microscopic studies again reveal the significance of injuries and lacerations of the endothelium and the formation of the platelet aggregate in the pathogenesis of thrombosis.

Literaturverzeichnis

AAS, K. A., and F. H. GARDNER: Survival of blood platelets labelled with chromium[51]. J. clin. Invest. **37**, 1257—1268 (1958).

ALBRECHT, M.: Studien zur Thrombocytenbildung, durchgeführt an Megakaryocyten in vitro. Materia Medica Nordmark **10**, 131—134 (1958).

— Mikrokinematographische Studien zur Entstehung der Thrombocyten an lebenden Megakaryocyten. Zeiss Mitt. Bd. **1**, S. 189—197. Stuttgart: Gustav Fischer 1957/1959.

— Untersuchungen zur Thrombozytenbildung am Megakaryozyten. 12. Tagg Dtsch. Ges. Hämatologie, 17.—19. 10. 1966, Berlin. (Mündliche Mitteilung in einer Diskussionsbemerkung.)

ALEXANDER, B., and R. GOLDSTEIN: Dual hemostatic defect in pseudohemophilia. J. clin. Invest. **32**, 551 (1953).

ALLEN, E. N., N. W. BARKER, and E. A. HINES: Peripheral vascular diseases, p. 4455. Philadelphia: W. B. Saunders Co. 1955.

AMIET, A.: Aldrich-Syndrom. Beobachtung zweier Fälle. Ann. paediat. (Basel) **201**, 315 (1963).

ANDRES, K. H.: Elektronenmikroskopische Untersuchungen über Strukturveränderungen an Blutgefäßen und an Endoneurium in Spinalganglien an Ratten nach Bestrahlung mit 185 Mev-Protonen. Z. Zellforsch. **61**, 23—51 (1963).

ANTUONO, G. D., e E. PIERGNOLI: I trombociti in alcune sindromi emorragiche osservati al microscopio elettronico. Loro aspetti morfologico-funzionali. G. Clin. med. **36**, 788—811 (1955).

APITZ, K.: Über die Ursachen der Arterienthrombose. Virchows Arch. path. Anat. **313**, 28—65 (1947).

ARGUTINSKY, P.: Zur Kenntnis der Blutplättchen. Anat. Anz. **19**, 552—554 (1901).

ASCHOFF, L.: Über capilläre Embolie von riesenkernhaltigen Zellen. Virchows Arch. path. Anat. **134**, 11—25 (1893).

— Vorträge über Pathologie. XI. Über Thrombose. S. 230—252. Jena: Gustav Fischer 1925.

ASHFORD, TH. P., and D. G. FREIMAN: The role of the endothelium in the initial phases of thrombosis. Amer. J. Path. **50**, 257—273 (1967).

AUER, R., u. M. CASTENS: Die Aktivität der Fettsäuresynthetase in menschlichen Leukocyten und Thrombocyten beim Gesunden, bei Leukosen und bei Lymphogranulomatose (M. Hodgkin). Klin. Wschr. **45**, 546—547 (1967).

BAHR, G. F., and E. ZEITLER: The determination of the dry mass in populations of isolated particles. Lab. Invest. **14**, 955—977 (1965).

BAINTON, D. F., and M. G. FARQUHAR: Origin of granules in polymorphonuclear leukocytes. Two types derived from opposite faces of the Golgi complex in developing granulocytes. J. Cell Biol. **28**, 277—301 (1966).

BAKER, R. V., H. BLASCHKO, and G. V. R. BORN: The isolation from blood platelets of particles containing 5-hydroxytryptamine and adenosine triphosphate. J. Physiol. (Lond.) **149**, 55 P—56 P (1959).

BANATVALA, J. E., D. M. HORSTMANN, M. C. PAYNE, and L. GLUCK: Rubella syndrome and thrombocytopenic purpura in newborn infants. New Engl. J. Med. **273**, 474 (1965).

BANG, N. U., A. P. FLETCHER, N. ALKJAERSIG, and S. SHERRY: Pathogenesis of the coagulation defect developing during pathological plasma proteolytic ("fibrinolytic") states. III. Demonstration of abnormal clot structure by electron microscopy. J. clin. Invest. **41**, 935—948 (1962).

BARNHART, M. I.: Importance of neutrophilic leukocytes in the resolution of fibrin. Fed. Proc. **24**, 846—853 (1965).

BASERGA, A.: Das hämatologische Werk von GIULIO BIZZOZERO. Sci. med. ital. **7**, 47—68 (1958).

BEAMS, H. W., and S. S. SEHNON: Fine structure of the blood cells and thrombocytes of the young trout (Salmo gairdnerii). J. Cell Biol. **31**, 11 A, Abstract 16 (1966). 6th Annual Meeting Amer. Soc. Cell Biology, 17.—19. November (1966).

BEESE, J., W. FARR, E. GRÜNER u. R. J. HASCHEN: Proteolytische Enzyme in normalen menschlichen Blutplättchen. Klin. Wschr. **44**, 1049—1053 (1966).

BEHNKE, O.: Further studies on microtubules. A marginal bundle in human and rat thrombocytes. J. Ultrastruct. Res. **13**, 469—477 (1965).

— Morphological changes in the hyalomere of rat blood platelets in experimental venous thrombi. Scand. J. Haemat. **3**, 136—148 (1966).

— Incomplete microtubules observed in mammalian blood platelets during microtubule polymerization. J. Cell Biol. **34**, 697—701 (1967).

—, and T. ZELANDER: Substructure in negatively stained microtubules of mammalian blood platelets. Exp. Cell Res. **43**, 236—239 (1966).

— — Filamentous substructure of microtubules of the marginal bundle of mammalian blood platelets. J. Ultrastruct. Res. **19**, 147—165 (1967).

BENEKE, R.: Die Thrombose. In: Handbuch der allgemeinen Pathologie, hrsgg. von L. KREHL u. F. MARCHAND, 2. Bd., II. Abt., S. 130—300. Leipzig: S. Hirzel 1913.

Bennett, H. St.: The concepts of membrane flow and membrane vesiculation as mechanisms for active transport and ion pumping. J. biophys. biochem. Cytol. **2**, Suppl., 99—105 (1956).

Bergener, M.: Die Feinstruktur des Dünndarmepithels während der physiologischen Milchresorption beim jungen Goldhamster. Z. Zellforsch. **57**, 428—474 (1962).

Bernhard, W., et R. Leplus: La méthode des coupes ultrafines et son application á l'étude de l'ultrastructure des cellules sanguines. Schweiz. med. Wschr. **85**, 897—900 (1955).

Bessis, M.: Studies in electron microscopy of blood cells. Blood **5**, 1083—1098 (1950).

— Microscopie de phase et microscopie électronique des cellules du sang. Biol. méd. (Paris) **46**, 239—288 (1957).

—, and J. Breton-Gorius: Iron particles in normal erythroblasts and normal and pathological erythrocytes. J. biophys. biochem. Cytol. **3**, 503—505 (1957).

— — Les microtubules et les fibrilles dans les plaquettes étalées. Nouv. Rev. franç. Hémat. **5**, 657—662 (1965).

—, et J. Tabuis: Aspect dynamique des plaquettes sanguines à l'état normal et pathologique. Rev. Hémat. **10**, 753—771 (1955).

—, et F. Vinzenz: La mœlle osseuse humaine examinée au microscope électronique par la technique des coupes. Sem. Hôp. Paris **32**, 372—388 (1956).

Bettex-Galland, M., and E. F. Lüscher: Thrombosthenin. A contractile protein from thrombocytes. Its extraction from human blood platelets and some of its properties. Biochim. biophys. Acta (Amst.) **49**, 536—547 (1961).

— — Thrombosthenin, the contractile protein from blood platelets and its relation to other contractile proteins. Advanc. Protein Chem. **20**, 1—35 (1965).

Biava, C.: Identification and structural forms of human particulate glycogen. J. Lab. Invest. **12**, 1179—1197 (1963).

Bile, G., R. De Biasi e M. Rubertelli: Le Trombocitemie. Pavia: Edizione Hematologica 1966.

Bizzozero, G.: Sul midollo delle ossa. Morgagni 1869.

— Di un nuovo elemento morfologico del sangue e della sua importanza nella trombosi e nella coagulazione. Milano: Casa Editrice Dott. Francesco Vallardi 1883.

Bizzozero, J.: Ueber einen neuen Formbestandtheil des Blutes und dessen Rolle bei der Thrombose und der Blutgerinnung. Virchows Arch. path. Anat. **90**, 261—332 (1882).

Bleifeld, W., u. G. Gehrmann: Über die Bedeutung der radioaktiven Markierung von Thrombozyten mit ^{51}Cr in der Diagnostik von Thrombozytopenien. Dtsch. med. Wschr. **91**, 1594—1599 (1966).

Blessing, M. H.: Zum Problem der Apnoe. Vergleichende Beobachtungen. Dtsch. med. Wschr. (im Druck) (1967) (und unveröffentlichte Befunde).

Bloom, G.: The disintegration of human blood platelets after taking up fine quartz particles. Z. Zellforsch. **40**, 222—227 (1954).

— The morphology of human blood platelets and the coagulation of human blood in vitro. An electron microscopical examination. Z. Zellforsch. **42**, 365—385 (1955).

Bloom, G., K. H. Gustavson, and Å. Swensson: On the reaction of the thrombocytes to submicorscopic particles in vitro. Acta haemat. (Basel) **13**, 57—63 (1955).

Böhle, E., J. Bauke, E. Harmuth u. K. Breddin: Untersuchungen über die Agglutination der Blutplättchen nach Zufuhr verschiedener Nahrungsfette. Klin. Wschr. **43**, 555—562 (1965).

Bohle, A., H. J. Krecke, F. Miller u. H. Sitte: Über die Natur des sogenannten Fibrinoids bei der generalisierten Shwartzmanschen Reaktion. Elektronenmikroskopische Untersuchungen an Kaninchennieren. In: Immunopathology. First Internat. Symp. (P. Grabar u. P. Miescher, Hrsg.), S. 339 bis 350. Basel: Benno Schwabe 1959.

Booyse, F., and M. E. Rafelson jr.: Cell-free synthesis of contractile protein of human platelets: Its location and role in cellular adhesiveness. In: Third Conference on Blood Platelets, June 22—23, 1967, Oak Ridge, Tennessee. Abstract, p. 32—33.

Born, G. V. R.: Inhibition of thrombogenesis by inhibition of platelet aggregation. In: Pathogenesis and treatment of thromboembolic diseases. Internat. Symp. 29. 8.—1. 9. 1965, Basel. Thrombos. Diathes. haemorrh. (Stuttg.), Suppl. **21**, 159—166 (1966).

—, and J. Bricknell: The uptake of 5-hydroxytryptamine by blood platelets in the cold. J. Physiol. (Lond.) **147**, 153—161 (1959).

—, and M. J. Cross: Effects of inorganic ions and of plasma proteins on the aggregation of blood platelets by adenosine diphosphate. J. Physiol. (Lond.) **170**, 397—414 (1964).

—, and R. E. Gillson: Studies on the uptake of 5-hydroxytryptamine by blood platelets. J. Physiol. (Lond.) **146**, 472—491 (1959).

Bounameaux, Y.: L'accolement des plaquettes aux fibres sous-endothéliales. Thrombos. Diathes. haemorrh. (Stuttg.) **6**, 504—516 (1961).

Bowie, E. J. W., P. Didisheim, J. H. Thompson jr., and Ch. A. Owen jr.: The spectrum of von Willebrand's disease. In: Information Exchange Group No 2, Hemostasis, Scientific Memo No 169, 1—38 (1966).

Brahma, S. K., A. Bose, and S. Bose: Relation between ^{59}Fe incorporation and maturation of rat bone marrow megakaryocytes in vivo. Exp. Cell Res. **25**, 472—474 (1961).

Braunsteiner, H.: Weitere Untersuchungen von Thrombozyten im Elektronenmikroskop. Acta haemat. (Basel) **3**, 170—173 (1950).

— Über Morphologie, Physiologie und Pathologie der Thrombozyten. Klin. Wschr. **29**, 335—338 (1951).

— Thrombopathie und Thrombasthenie. Wien u. Innsbruck: Urban & Schwarzenberg 1955.

—, u. H. Febvre: Thrombozyten und Fibrinbildung im Elektronenmikroskop. Acta haemat. (Basel) **3**. 174—178 (1950).

— K. Fellinger u. F. Pakesch: Elektronenmikroskopische Beobachtungen der Blutplättchen bei Thrombasthenie. Klin. Wschr. **31**, 21—24 (1953).

— — — Structural changes in the platelets as observed by electron microscopy. Blood **9**, 595—601 (1954).

BRAUNSTEINER, H., u. F. PAKESCH: Elektronenmikroskopische Untersuchungen der Wirkung eines starken Plättchenagglutinins bei essentieller Thrombopenie auf normale Plättchen. Klin. Wschr. **32** 79—81 (1954).

— — Elektronenmikroskopische Beobachtungen an den Blutplättchen bei Thrombasthenien. Hämorrhagische Diathesen. Internat. Symp. Wien, 4./5. 2. 1955. S. 52—56. Wien: Springer 1956.

— — Thrombocytoasthenia and thrombocytopathia — old names and new diseases. Blood **11**, 965—976 (1956).

BREITFELLNER, G., u. H. J. STOLPMANN: Elektronenoptische Untersuchung über die Fettresorption in der Rattenleber. Frankfurt. Z. Path. **74**, 760—769 (1965).

BRINKHOUS, K. M., M. S. READ, and R. G. MASON: Plasma thrombocyte agglutinating activity and fibrinogen. Synergism with adenosine diphosphate. Lab. Invest. **14**, 335—342 (1965).

BROSSMER, R., u. TH. PFLEIDERER: Zum Mechanismus der Thrombocytenaggregation. I. Die Bedeutung der Ladung hochmolekularer Substanzen, insbesondere von Dextranabkömmlingen für die Aggregation in vitro. Naturwissenschaften **53**, 464—466 (1966).

BRÜSCHKE, G.: Zur Problematik des histochemischen Eisennachweises in Erythrozyten, Leukozyten und Thrombozyten des peripheren Blutes. Dtsch. Gesundh.-Wes. **19**, 565—568 (1964).

BRÜSTER, H., u. R. SACHSSE-KLINKE: Elektronenoptische Untersuchungen zur Thrombopathie. Mschr. Kinderheilk. **107**, 512—517 (1959).

BRUYN, P. P. H. DE: The fine structure of the megakaryocyte of the bone marrow of the guinea pig. Z. Zellforsch. **64**, 111—118 (1964).

BSCHOR, F., u. R. DEININGER: Einfluß der Hyperlipämie auf die Thrombogenese im Coronarsystem des isolierten Katzenherzens. Klin. Wschr. **42**, 435—440 (1964).

BÜCHNER, F.: Die allgemeine Pathologie des Blutkreislaufes. In: Handbuch der allgemeinen Pathologie, Bd. V/1. Hilfsmechanismen des Stoffwechsels I., S. 871—886. Berlin-Göttingen-Heidelberg: Springer 1961.

— Stufen der Fragestellungen, Methoden und Ergebnisse in der Pathologie der letzten 100 Jahre. (Dargestellt an drei Beispielen.) Med. Klin. **61**, 1908—1911 (1966).

BULL, B. S.: Structure of the platelet surface as seen by electron microscopy of heat fixed platelets. Some physiological implications. Information Exchange Group No 2, Scientific Memo No 115, 1—21 (1966).

BURKHARDT, R.: Die Morphologie der normalen und pathologischen Thrombopoese im Knochenmark. 12. Tagg Dtsch. Ges. Hämatol., Berlin, 17.—19. 10. 1966. Blut, Suppl. (im Druck).

BUSSI, L., G. JEAN, and L. LE COULTRE: Ultrastructural aspects of platelets and megakaryocytes in a case of "primary" thrombocythaemia. Acta haemat. (Basel) **35**, 113—128 (1966).

CAEN, J. P., P. A. CASTALDI, J. C. LECLERC, S. INCEMAN, M. J. LARRIEU, M. PROBST, and J. BERNARD: Congenital bleeding disorders with long bleeding time and normal platelet count. I. Glanzmann's thrombasthenia (report of 15 patients). Amer. J. Med. **41**, 4—26 (1966).

CAESAR, R.: Elektronenmikroskopischer Nachweis von Fettpartikeln im Disseschen Raum. Z. Zellforsch. **54**, 793—802 (1961).

CAJAL, R., y S.: Sobre la fagocitosis de las plaquetas. Rev. Micrografica **1**, 31—37 (1896).

CARDELL, jr. R. R., S. BADENHAUSEN, and K. R. PORTER: Intestinal triglyceride absorption in the rat. An electron microscopical study. J. Cell Biol. **34**, 123—155 (1967).

CARSTAIRS, K. C., N. WOOLF, and T. CRAWFORD: Immunohistochemical cross-reaction between platelets and fibrin. J. Path. Bact. **88**, 537—540 (1964).

CASTALDI, P. A.: A morphological study of platelets in Glanzmann's disease. Aust. J. exp. Biol. med. Sci. **42**, 86—88 (1964).

CHANDLER, A. B., and R. A. HAND: Phagocytized platelets: A source of lipids in human thrombi and atherosclerotic plaques. Science **134**, 946—947 (1961).

CHARGAFF, E., F. W. BANCROFT, and M. STANLEY-BROWN: Studies on the cytochemistry of blood coagulation. III. The chemical constituents of blood platelets and their rôle in blood clotting, with remarks on the activation of clotting by lipids. J. biol. Chem. **116**, 237—251 (1936).

CONNOR, W. E., J. C. HOAK, and E. D. WARNER: The rôle of lipids in thrombosis. In: Pathogenesis and treatment of thromboembolic diseases. Thrombos. Diathes. haemorrh. (Stuttg.), Suppl. **21**, 193—208 (1966).

COTRAN, R. S.: The delayed and prolonged vascular leakage in inflammation. II. An electron microscopic study of the vascular response after thermal injury. Amer. J. Path. **46**, 589—620 (1965).

— On the presence of an amorphous layer lining vascular endothelium under abnormal conditions. Lab. Invest. **14**, 1826—1833 (1965).

COTTIER, H.: Strahlenbedingte Lebensverkürzung. Berlin-Göttingen-Heidelberg: Springer 1961.

— Histopathologie der Wirkung ionisierender Strahlen auf höhere Organismen (Tier und Mensch). In: Handbuch der medizinischen Radiologie, Bd. II/2. Strahlenbiologie, Teil 2, S. 35—272. Berlin-Heidelberg-New York: Springer 1966.

COUSIN, C., H. VAINER, H. MICHEL, A. GAUTIER et J. CAEN: Enzymes et fonctions des plaquettes au cours de leur conservation. Nouv. Rev. franç. Hémat. **6**, 279—291 (1966).

CULLEN, C. F., and R. L. SWANK: Intravascular aggregation and adhaesiveness of the blood elements associated with alimentary lipaemia and injections of large molecular substances. Circulation **9**, 335 (1954).

CRAWFORD, N., M. SUTTON, and G. I. HORSFIELD: Platelets in the carcinoid syndrome: A chemical and ultrastructural investigation. Brit. J. Haemat. **13**, 181—188 (1967).

CREVELD, S. VAN, and M. M. P. PAULSSEN: Significance of clotting factors in blood platelets, in normal and pathologic conditions. Lancet **1951 II**, 242.

CROSTI, P. F., and P. E. LUCCHELLI: An easy method to determine the serotonin content of human platelets. J. clin. Path. **15**, 191—193 (1962).

DALTON, A. J., L. W. LAW, J. B. MOLONEY, and R. A. MANAKER: An electron microscopic study of a series of murine lymphoid neoplasms. J. nat. Cancer Inst. **27**, 747—791 (1961).

—, and J. B. MOLONEY: Recovery of virus from the blood of rats with induced leukemia. In: The interpretation of ultrastructure, vol. 1, ed. by R. J. C. HARRIS, p. 385—392. New York and London: Academic Press 1962.

DAMESHEK, W.: Physiopathology and course of polycythemia vera as related to therapy. J. Amer. med. Ass. **142**, 790—797 (1950).

— Some speculation on the myeloproliferative syndrom. Blood **6**, 372 (1951).

—, u. E. B. MILLER: Die Megakaryocyten bei idiopathischer thrombocytopenischer Purpura. Blood **1**, 27 (1946).

DANIELLI, J. F., and H. DAVSON: A contribution to the theory of permeability of thin films. J. cell. comp. Physiol. **5**, 495—508 (1934/35).

DANON, D., Z. JERUSHALMY, and A. DE VRIES: Incorporation of influenza virus in human blood platelets in vitro. Electron microscopical observation. Virology **9**, 719—722 (1959).

DAVEY, M. G.: The survival and destruction of human platelets. Bibl. haemat. (Basel) **22**, 1—137 (1966).

DAVID, H., H. A. HACKENSELLNER u. W. WOLF: Submikroskopische Untersuchungen an der Neointima in Kunststoffprothesen beim Hund. Frankfurt. Z. Path. **72**, 548—556 (1963).

DAVID-FERREIRA, J. F.: Sur la structure et le pouvoir phagocytaire des plaquettes sanguines. Z. Zellforsch. **55**, 89—103 (1961).

— The blood platelet: Electron microscopic studies. Int. Rev. Cytol. **17**, 99—148 (1964).

— Demonstration du pouvoir phagocytaire des plaquettes sanguines chez le lapin. Proc. Europ. Reg. Conf. on Electron Microscopy, Delft 1960, vol. II, p. 917—920.

—, et K. DAVID-FERREIRA: L'ultrastructure des plaquettes sanguines. Mise en évidence du glycogène. Z. Zellforsch. **56**, 789—802 (1962).

DEETJEN: Untersuchungen über die Blutplättchen. Virchows Arch. path. Anat. **164**, 239—263 (1901).

DEKHUYZEN, M. C.: Ueber die Thrombocyten (Blutplättchen). Anat. Anz. **19**, 529—540 (1901).

— Zit. nach S. SCHERMER, Die Blutmorphologie der Laboratoriumstiere. Leipzig: Johann Ambrosius Barth 1958.

DES PREZ, R. M., R. E. BRYANT, J. A. KATZ, and TH. E. BRITTINGHAM: Platelet aggregation by magnesium ion. Thrombos. Diathes. haemorrh. (Stuttg.) **17**, 516—531 (1967).

DETZER, ST., B. STAMPFL u. R. WETZSTEIN: Gestaltwandel der Thrombozyten im experimentellen Thrombus. Verh. anat. Ges. (Jena) **60**, 221—231 (1965). Anat. Anz., Erg.-H. zu **115**.

DIEM, K.: Documenta Geigy. Wissenschaftliche Tabellen, 6. Aufl., S. 544, 549. Synopsis der Thrombocyten. 1962.

DIETRICH, A.: Störungen des Kreislaufs. In: Pathologische Anatomie, hrsg. von L. ASCHOFF, 5. Aufl. Jena: Gustav Fischer 1921.

— Thrombose. Ihre Grundlagen und ihre Bedeutung. In: Pathologie und Klinik in Einzeldarstellungen, Bd. IV. Berlin u. Wien: Springer 1932.

—, u. K. SCHRÖDER: Abstimmung des Gefäßendothels als Grundlage der Thrombenbildung. Virchows Arch. path. Anat. **274**, 425—451 (1930).

DMOCHOWSKI, L., L. GROSS, and F. PADGETT: Electron microscopic studies of rat leukemia induced with mouse leukemia virus. Proc. Soc. exp. Biol. (N.Y.) **110**, 504—508 (1962).

DOENECKE, C., R. LOHMANN u. H. SCHULZ: Elektronenmikroskopische Untersuchungen an Thrombozyten des Menschen nach Einwirkung verschiedener Gase. Thrombos. Diathes. haemorrh. (Stuttg.) **16**, 395—410 (1966).

DONNÉ, A.: De l'origine des globules du sang, de leur mode de formation et de leur fin. C. R. Acad. Sci. (Paris) **14**, 366—368 (1842).

DRINKER, C. K.: Carbon monoxide asphyxia. Oxford 1938.

DROCHMANS, P.: Morphologie du glycogène. Étude au microscope électronique de colorations négatives du glycogène particulaire. J. Ultrastruct. Res. **6**, 141—163 (1962).

EBBE, S., and F. STOHLMAN jr.: Megakaryocytopoiesis in the rat. Blood **26**, 20—35 (1965).

EBERTH, J. C., u. C. SCHIMMELBUSCH: Experimentelle Untersuchungen über Thrombose. Virchows Arch. path. Anat. **103**, 39—87 (1886); **105**, 331—350 (1886).

EMMONS, P. R., M. J. G. HARRISON, A. J. HONOUR, and J. R. A. MITCHELL: Effect of a pyrimidopyrimidine derivate on thrombus formation in the rabbit. Nature (Lond.) **5007**, 255—257 (1965).

— — — — Effect of dipyridamole on human platelet behaviour. Lancet **1965 II**, 603—606.

ERICHSON, R., A. KATZ, and J. CINTRON: Ultrastructural observations on platelet adhesion reactions. I. Platelet-fibrin interaction. Information Exchange Group No 2, Hemostasis. Scientific Memo No 127. Blood (submitted) (1966).

ERIKSSON, A. W., E. HIEPLER, R. JÜRGENS, W. LEHMANN u. H. SCHULZ: Untersuchungen zur Thrombopathie (v. Willebrand-Jürgens). Klin. Wschr. **39**, 32—42 (1961).

ERSPAMER, V.: Peripheral physiological and pharmacological actions of indolealkylamines. In: Handbuch der experimentellen Pharmakologie, Bd. XIX p. 276ff. Berlin-Heidelberg-New York: Springer 1966.

FALCÃO, L., M. PROBST et A. GAUTIER: Liste analytique des travaux de recherche ultrastructurelle concernant les thrombocytes et les mégacaryocytes. III. Thrombos. Diathes. haemorrh. (Stuttg.) **15**, 303—325 (1966).

FANTL, P., and H. A. WARD: Nucleotides of human blood platelets. Biochem. J. **64**, 747 (1956).

FARRANT, J. L.: An electron microscopic study of ferritin. Biochim. biophys. Acta (Amst.) **13**, 569 (1954).

FAWCETT, D. W.: The cell. An atlas of fine structure. Philadelphia and London: W. B. Saunders Co. 1966.

—, and F. WITEBSKY: Observations on the ultrastructure of nucleated erythrocytes and thrombocytes, with particular reference to the structural basis of their discoidal shape. Z. Zellforsch. **62**, 785—806 (1964).

FEDORKO, M. E., and J. G. HIRSCH: Cytoplasmic granule formation in myelocytes. An electron microscope radioautographic study on the mechanism of formation of cytoplasmic granules in rabbit heterophilic myelocytes. J. Cell Biol. **29**, 307—316 (1966).

FEINENDEGEN, L. E., N. ODARTCHENKO, H. COTTIER, and V. P. BOND: Kinetics of megacaryocyte proliferation. Proc. Soc. exp. Biol. (N.Y.) **111**, 177—182 (1962).

FEISSLY, R., A. GAUTIER et I. MARCOVICI: Nouveau procédé d'examen des thrombocytes au microscope électronique. (Note préliminaire.) Rev. Hemat. **12**, 397—403 (1957).

— — — Étude au microscope électronique des modifications morphologiques des plaquettes dans le sang conservé. Proceed. of the Seventh Congr. of the Internat. Society of Blood Transfusion, Rome, S. 931—935. Basel and New York: S. Karger 1958.

FERGUSON, J. H.: Lipoids and blood platelets with reference to blood coagulation and the hemorrhagic diseases. Chapel Hill: University of North Carolina Press 1960.

FINEAN, J. B.: Further observations on the structure of myelin. Exp. Cell Res. **5**, 202—215 (1953).

FIRKIN, B.: Certain aspects of platelet ultrastructure and physiology. Proc. III. Internat. Pharmacol. Congr. (Sao Paolo, July 1966). Information Exchange Group No 2, Hemostasis, Scientific Memo, No 165.

FIRKIN, B. G., B. J. O'NEILL, B. DUNSTAN, and R. OLDFIELD: The effect of incubation and storage on human platelet structure as studied by electron microscopy. Blood **25**, 345—355 (1965).

FISCHER, K.: Über die Reaktion von Antikörpern mit Thrombozyten. In: Thrombozytäre Gerinnungsstörungen. IX. Hamburger Symp. über Blutgerinnung. Thrombos. Diathes. haemorrh. (Stuttg.) Suppl. **24**, 57—67 (1967).

FISCHER, R.: Diskussionsbemerkung zu H. SCHULZ. Verh. dtsch. Ges. Path. **50**, 247—248 (1966).

FLÖSSNER, O.: Zum Vergleich der Spindelzellen des Blutes mit den Blutplättchen. Z. Biol. **78**, 37—44 (1923).

FONIO, A.: Zytologie und Physiologie der Thrombozyten. In: Handbuch der gesamten Hämatologie, 2. Aufl., Bd. I. S. 313—332. München-Berlin-Wien: Urban & Schwarzenberg 1957.

FRAZER, A. C.: Fat absorption and metabolism. Analyst **63**, 308—314 (1938).

FREITAS AMORIN, M. DE, R. FRANCO DE MELLO et F. SALIBA: Sur la formation de thrombes hyalins dans les capillaires pulmonaires dans l'empoisonement expérimental pas le venin bothriopique. Internat. Congr. of Clin. Path., 16. Juli 1951, London.

— — — Envenenamento bothropico l'crotàlico. Mem. Inst. Butantan **23**, 63—108 (1951).

FRENCH, J. E.: Blood platelets: Morphological studies on their properties and life cycle. Brit. J. Haemat. **13**, 595—603 (1967).

—, and J. C. F. POOLE: Electron microscopy of the platelets in artificial thrombi. Proc. roy. Soc. B **157**, 170—176 (1963).

FRISCH-NIGGEMEYER, W.: The internal structure of influenza virus. Z. Naturforsch. **14**b, 168—171 (1959).

GAARDER, A. M., J. JONSEN, S. LALAND, A. HELLEM, and P. A. OWREN: Adenosine diphosphate in red cells as a factor in the adhesiveness of human blood platelets. Nature (Lond.) **192**, 531—532 (1961).

—, and S. LALAND: Hypothesis for the aggregation of platelets by nucleotides. Nature (Lond.) **202**, 909 (1964).

GAEHTGENS, P.: Über die Bildung von Thrombozyten-Aggregaten durch Ischämie einer Extremität beim Hund. Diss. Med. Fak. Universität Köln 1964.

GARATTINI, S., and L. VALZELLI: Serotonin, p. 186—189. Amsterdam-London-New York: Elsevier Publ. Co. 1965.

GAUTIER, A., u. L. FALCÃO: Ultrastruktur der Megakaryozyten unter Berücksichtigung des Morbus Werlhof. 12. Tagg Dtsch. Ges. Hämatol. Berlin, 17.—19. 10. 1966. Blut, Suppl. (im Druck).

— —, and M. PROBST: Modern trends in ultrastructural research applied to hemostaseology. Atti del V. Congresso Italiano di Microscopia Elettronica, Bologna, 5.—7. Ottobre 1965.

— G. JEAN, M. PROBST et L. FALCÃO: Ultrastructure du mégacaryocyte et problèmes de plaquettogenèse. Arch. ital. Anat. e Istol. pat. **37**, 503—521 (1963).

GEER, J. C., H. C. MCGILL, and J. P. STRONG: The fine structure of human atherosclerotic lesions. Amer. J. Path. **38**, 263—287 (1961).

GEHRMANN, G.: Klinische und immunologische Aspekte des Morbus Werlhof. Dtsch. med. Wschr. **91**, 1069—1074 (1966).

GELZER, J., u. C. GASSER: Wiskott-Aldrich-Syndrom. Helv. paediat. Acta **16**, 17—39 (1961).

GEYER, A., u. G. GEYER: Zytochemische und elektronenmikroskopische Beobachtungen an der Randzone von Megakaryozyten des Meerschweinchens. Folia haemat. (Lpz.) **85**, 4, 367—372 (1966).

GLYNN, M. F., H. Z. MOVAT, E. A. MURPHY, and J. F. MUSTARD: Study of platelet adhesiveness and aggregation, with latex particles. J. Lab. clin. Med. **65**, 179—201 (1965).

GOLGI, C.: L'opera di Giulio Bizzozero — Opere Scientifiche di Giulio Bizzozero, p. 11—28. Milano: Hoepli 1905.

GOLL, K. H.: Über die Pathogenese der Polycythaemia vera. Folia haemat. (Lpz.) **77**, 1—25 (1960).

GOODMAN, J. R., E. B. REILLY, and R. E. MOORE: Electron microscopy of formed elements of normal human blood. Blood **12**, 428—443 (1957).

GORKCEN, M., and E. YUNIS: Fibrinogen as a part of platelet structure. Nature (Lond.) **200**, 590—591 (1963).

GORONCY, C.: Über Knochenmarksriesenzellembolie im großen Kreislauf. Virchows Arch. path. Anat. **248**, 357—367 (1924).

GRETTE, K.: Studies on the mechanism of thrombin-catalyzed hemostatic reactions in blood platelets. Acta physiol. scand., Suppl. **56**, 1—93 (1962).

GROSS, R.: Thrombozytär bedingte Blutungsübel. Wien. klin. Wschr. **78**, 429—433 (1966).

— W. GEROK, G. W. LÖHR, W. VOGELL, H. D. WALLER u. W. THEOPOLD: Über die Natur der Thrombasthenie. Thrombopathie Glanzmann-Naegeli. Klin. Wschr. **38**, 193—206 (1960).

—, u. E. MAMMEN: Über Pseudohämophilie, Angiohämophilie, v. Willebrand-Jürgenssche Krankheit und verwandte hämorrhagische Diathesen. Klin. Wschr. **36**, 112—118 (1958).

GROSSI, C. E., E. E. CLIFTON, and D. A. CANNAMELA: The lysis of intravascular thrombi in rabbits with human plasmin (Fibrinogen). Blood **9**, 310—320 (1954).

GUGLER, E., and E. F. LÜSCHER: Platelet function in congenital afibrinogenemia. Thrombos. Diathes. haemorrh. (Stuttg.) **14**, 361—373 (1965).

HAGUENAU, F., K. H. HOLLMANN, J. P. LEVY et M. BOIRON: Étude au microscope électronique des plaquettes sanguines dans les leucémies humaines. J. Microscopie **2**, 529—538 (1963).

HALDANE, J.: The relation of action of carbonic oxide to oxygen tension. J. Physiol. (Lond.) **18**, 201 (1895).

HALEY, TH. J.: Acute radiation effects: Damage of hematopoiesis. In: Nuclear hematology, ed. by E. SZIRMAI, p. 265—273. New York and London: Academic Press 1965.

HALL, C. E.: Electron microscopy of the fibrinogen molecule and the fibrin clot. Lab. Invest. **12**, 998—1001 (1963).

—, and H. S. SLAYTER: The fibrinogen molecule: Its size, shape, and mode of polymerization. J. biophys. biochem. Cytol. **5**, 11—16 (1959).

HALLER, J.: Ovulationshemmung durch Hormone. Kapitel: Thrombocytenzählung während des Zyklus, S. 10—12. Stuttgart: Georg Thieme 1965.

HALSTEAD, L. S., and M. CORN: Phagocytosis by megacaryocytes. In: Third Conference on Blood Platelets, June 22—23, 1967, Oak Ridge, Tennessee, Abstract, p. 14—15.

HAN, S. S., and B. L. BAKER: The ultrastructure of megakaryocytes and blood platelets in the rat spleen. Anat. Rec. **149**, 251—268 (1964).

HANAU, A.: Zur Entstehung und Zusammensetzung der Thromben. Fortschr. Med. **5** (1886).

HAND, R. A., and A. B. CHANDLER: Atherosclerotic metamorphosis of autologous pulmonary thromboemboli in the rabbit. Amer. J. Path. **40**, 469—486 (1962).

HARDISTY, R. M., and R. S. STACEY: 5-Hydroxytryptamine in normal human platelets. J. Physiol. (Lond.) **130**, 711—720 (1955).

HARVEN, É. DE, and C. FRIEND: Electron microscope study of a cell-free induced leukemia of the mouse: a preliminary report. J. biophys. biochem. Cytol. **4**, 151—156 (1958).

— — Further electron microscope studies of a mouse leukemia induced by cell-free filtrates. J. biophys. biochem. Cytol. **7**, 747—752 (1960).

HAYDON, G. B.: Electron microscopic observations of blood platelets and fibrin formation. Arch. Path. **64**, 393 —397(1957).

—, and A. TAYLOR: Microtubules in hamster platelets. J. Cell Biol. **26**, 673—676 (1965).

HAYEM, G.: Recherches sur l'évolution des hématies dans le sang de l'homme et des vertebrés. Arch. Physiol., Paris, Sér. 2, **5**. Année **12**, 692—734. Taf. 34, 35 (1878).

HECHT, E. R.: Lipids in blood clotting. American lecture. Ser. No 606. Springfield (Ill.): Ch. C. Thomas 1965.

HEDINGER, E.: Über Thrombose bei Kohlenoxydvergiftung. Virchows Arch. path. Anat. **246**, 412—417 (1923).

HEIDENHAIN, M.: Neue Untersuchungen über die Zentralkörper und ihre Beziehungen zum Kern- und Zellenprotoplasma. Arch. mikr. Anat. **43**, 423—758 (1894).

— Plasma und Zelle. Erste Abt. Allgemeine Anatomie der lebendigen Masse. In: Handbuch der Anatomie des Menschen, S. 265—271. Jena: Gustav Fischer 1907.

HEILMEYER, L., u. H. BEGEMANN: Blut und Blutkrankheiten. In: Handbuch der inneren Medizin. Bd. II. Berlin-Göttingen-Heidelberg: Springer 1951.

HEIMPEL, H., u. W. ADAM: Untersuchungen über die Lebenszeit menschlicher Blutplättchen mit radioaktivem Diisopropylfluorphosphat (DFP^{32}). Klin. Wschr. **44**, 1153—1154 (1966).

HIRSCH, H., M. BREUER, H. P. KÜNZEL, E. MARX u. D. SACHWEH: Über die Bildung von Thrombozytenaggregaten und die Änderung des Hämatokrits durch komplette Gehirnischämie. Dtsch. Z. Nervenheilk. **186**, 58—66 (1964).

HOLZE, J. W.: Das Verhalten der elektronenoptischen Fibrinquerstreifung bei der Retraktion. Inaug.-Diss., Med. Fakultät der Universität Bonn, S. 1—29, 1961.

HOLZKNECHT, F.: Zahlenschwankungen der Thrombozyten. In: Handbuch der gesamten Hämatologie, Bd. 2, Allg. Hämatologie, Teil 2, 1. Halbbd, S.52—58. München u. Berlin: Urban & Schwarzenberg 1959.

HONOUR, A. J., and J. R. A. MITCHELL: Platelet clumping in vivo. Nature (Lond.) **197**, 1019—1020 (1963).

HORNE, R. W., and P. WILDY: Virus structure revealed by negative staining. Advanc. Virus Res. **10**, 101—170 (1963).

HOROWITZ, H. I.: Platelet factor 3 in platelet release reactions. First Internat. Symp. on Blood Platelets, Viviana Luckhaus Foundation, Buenos Aires, Argentina Nov. 17, 1965. Information Exchange Group No 2, Hemostasis, Scientific Memo No 94 (1966).

HORTA, J., and J. F. DAVID-FERREIRA: Unpublished observations (1961). Cit. by J. F. DAVID-FERREIRA. Int. Rev. Cytol. **17**, 140 (1964).

HOTCHIN, J. E., S. M. COHEN, H. RUSKA, and C. RUSKA: Electron microscopical aspects of hemadsorption in tissue cultures infected with influenza virus. Virology **6**, 689—701 (1958).

HOVIG, T.: The ultrastructure of rabbit blood platelet aggregates. Thrombos. Diathes. haemorrh. (Stuttg.) **8**, 455—471 (1962).

— Aggregation of rabbit blood platelets produced in vitro by saline "extract" of tendons. Thrombos. Diathes. haemorrh. (Stuttg.) **9**, 248—263 (1963).

—, and H. HOLMSEN: Release of a platelet-aggregating substance (adenosine-diphosphate) from rabbit blood platelets induced by saline "extracts" of tendons. Thrombos. Diathes. haemorrh. (Stuttg.) **9**, 264—278 (1963).

HOWELL, W.: Observations upon the occurrence, structure, and function of the giant cells of the marrow. J. Morph. **4**, 117 (1891).

HUGHES, A., and R. S. TONKS: Intravascular platelet clumping in rabbits. J. Path. Bact. **84**, 379—390 (1962).

HUGUES, J.: Accolement des plaquettes aux structures conjonctives périvasculaires. Thrombos. Diathes. haemorrh. (Stuttg.) **8**, 241—255 (1962).

HUMPHREY, J. H.: Origin of blood platelets. Nature (Lond.) **176**, 38 (1955).

HUTH, F., u. E. MACCLURE: Morphologische Veränderungen der Nieren von Kaninchen nach Injektion von Schlangengift (Bothrops jararaca). Frankfurt. Z. Path. **74**, 91—108 (1964).

HUTTER, R. V. P.: Electron microscopic observations on platelets from human blood. Amer. J. clin. Path. **28**, 447—461 (1957).

IATRIDIS, P. G., and J. H. FERGUSON: The limited plasmatic atmosphere of blood platelets. (Abstract 2nd Conf. on Blood Platelets, Oak Ridge, 10./11. 7. 1964.) Blood **25**, 600 (1965).

ILLIG, L.: Das Sanarelli-Shwartzman-Phänomen unter besonderer Berücksichtigung der Gefäßwände und mikrozirkulatorischer Vorgänge. In: Verh. Dtsch. Arbeitsgemeinschaft für Blutgerinnungsforsch., 8. Symp., 21. u. 22. 2. 1964 in Tübingen, hrsg. von R. GROSS u. D. VOSS. Stuttgart: F. K. Schattauer 1964. Thrombos. Diathes. haemorrh. (Stuttg.). Suppl. **14**, 1—62 (1964).

IMAI, H., K. T. LEE, S. PASTORI, E. PANLILIO, R. FLORENTIN, and W. A. THOMAS: Atherosclerosis in rabbits. Architectural and subcellular alterations of smooth muscle cells of aortas in response to hyperlipemia. Exp. Molec. Path. **5**, 273—310 (1966).

IRNIGER, W.: Histologische Altersbestimmung von Thrombosen und Embolien. Virchows Arch. path. Anat. **336**, 220—237 (1963).

JACOBSON, L. O., E. K. MARKS, and E. LORENZ: The hematological effects of ionizing radiations. Radiology **52**, 371—395 (1949).

JEAN, G.: Applicazione della microscopia elettronica allo studio delle trombopatie. Arch. ital. Anat. Istol. Pat. **37**, 522—535 (1963).

—, e M. BOSISIO: Aspetti ultrastrutturali delle piastrine nella trombocitemia. XVIII. Congr. della Società Italiana di Ematologia, Firenze 1961, p. 271—290. Roma: E.M.E.S. Edizioni Mediche e Scientifiche 1963.

—, et A. GAUTIER: Microscopie électronique biologique. — Essais de cytochimie ultrastructurale. Sur la mise en évidence du glycogène dans les thrombocytes humains normaux et pathologiques. C. R. Acad. Sci. (Paris) **253**, 2274—2276 (1961).

JEAN, G., R. MARX et A. GAUTIER: Applications de la recherche ultrastructurale à l'étude des thrombocythémies. Nouv. Rev. franç. Hémat. **6**, 591—610 (1966).

—, and L. RACINE: Ultrastructure of normal human thrombocytes. Proc. 5th Internat. Congr. of Electron Microscopy, Philadelphia 1961, vol. 2, p. 00—8. New York and London: Academic Press 1962.

— — A. GAUTIER et R. MARX: Granulations denses anormales dans les thrombocytes humains. Thrombos. Diathes. haemorrh. (Stuttg.) **10**, 42—60 (1963).

— — — — Modifications ultrastructurelles des plaquettes lors de thrombocythémies. Proc. 9th Congr. europ. Soc. Haemat. (Lisbon 1963), p. 1206—1209. Basel and New York: S. Karger 1964.

— — R. MARX et A. GAUTIER: Sur la présence de graisses neutres dans les thrombocytes humains normaux et pathologiques. Thrombos. Diathes. haemorrh. (Stuttg.) **9**, 1—12 (1963).

— — — — Ultrastrukturelle Steatose im Hyalomer pathologischer Thrombocyten. In: H. MERKER, Zyto- und Histochemie in der Hämatologie, S. 447—448. Berlin-Göttingen-Heidelberg: Springer 1963.

JEANNERET, H.: Etude d'un cas de thrombocythémie atypique. J. suisse Méd. **94**, 1331—1334 (1964).

JERUSHALMY, Z., A. KOHN, and A. DE VRIES: Interaction of myxoviruses with human blood platelets in vitro. Proc. Soc. exp. Biol. (N.Y.) **106**, 462—466 (1961).

JOHNSON, A. J.: Recent advances in experimental thrombogenesis. Fed. Proc. **24**, 827—834 (1965).

JOHNSON, S.: Role of blood vessel in thrombosis. Information Exchange Group No 2. Hemostasis, Scientific Memo No 167 (1966).

JOHNSON, S. A., and J. L. MCKENNA: An investigation of the possible role of platelet fibrinogen in thrombi formation. Thrombos. Diathes. haemorrh. (Stuttg.) **9**, 102—112 (1963).

—, and C. L. SCHNEIDER: The existence of antifibrinolysin activity in platelets. Science **117**, 229—230 (1953).

— A. J. WEBBER, and C. M. CHANG: Role of the vessel wall in thrombosis. In: Third Conference on Blood Platelets, June 22—23, 1967, Oak Ridge, Tennessee, Abstract, p. 34.

JONES, O. P.: Origin of megakaryocyte granules from Golgi vesicles. Anat. Rec. **138**, 105—113 (1960).

JORGENSEN, L., and C. F. BORCHGREVINK: The platelet plug in normal persons. I. The histological appearance of the plug 15 to 20 minutes and 24 hours after the bleeding and its role in the capillary haemostasis. Acta path. microbiol. scand. **57**, 40—56 (1963).

JÜRGENS, R.: Pharmakologische Beeinflussung der Blutgerinnung. Naunyn-Schmiedebergs Arch. exp. Path. Pharmak. **222**, 107—153 (1954).

— Zur Pathogenese der Thrombose. In: Thrombose und Embolie. Hamburger Symp., 2./3. 4. 1954, S. 1—11. Stuttgart: Georg Thieme 1954.

— Pathogenese der Koronarthrombose und ihre therapeutische Beeinflussung. In: Thrombose—Embolie—Herzinfarkt. Pathogenese und Therapie. Symp. in Essen 11. 5. 1957, S. 3—16. Stuttgart: F. K. Schattauer 1958.

Kähler, H. J.: Das Karzinoid, S. 225—226, 231—232, Experimentelle Medizin, Pathologie und Klinik, Bd. 19. Berlin-Heidelberg-New York: Springer 1967.

—, u. L. Heilmeyer: Klinik und Pathophysiologie des Karzinoids und Karzinoidsyndroms unter besonderer Berücksichtigung der Pharmakologie des 5-Hydroxytryptamins. Ergebn. inn. Med. u. Kinderheilk., N. F. **16**, 292—559 (1961).

Kaufman, R. M., R. Airo, S. Pollack, and W. H. Crosby: Circulating megacaryocytes and platelet release in the lung. (In preparation.)

Kautz, J., and Q. B. De Marsh: Electron microscopy of sectioned blood and bone marrow elements. Rev. Hémat. **10**, 314—323 (1955).

Kikuchi, T., and G. Wakisaka: Hematological investigation of atomic bomb sufferers in Hiroshima and Nagasaki cities. Acta Sch. med. Univ. Kyoto **30**, 1, 205—237 (1952).

Kindermann, G.: Über mit Fluoreszein markierte Antikörper gegen menschliche Thrombocyten. (Nach gemeinsamen Untersuchungen mit Hiepler, Schlipköter, Schulz u. Vorlaender.) Zbl. allg. Path. path. Anat. **106**, 373 (1964).

Kinsell, L. B., G. Schlierf, W. Kahlke, and G. Schettler: Essential hyperlipemia. In: Lipids and lipidoses, ed. by G. Schettler, p. 446—489. Berlin-Heidelberg-New York: Springer 1967.

Kirsten, W. H.: Persönliche Mitteilung (1967).

Kisch, B.: Electron microscopy of blood platelets. Exp. Med. Surg. **15**, 272—288 (1957).

Kissmeyer-Nielsen, F.: Thrombopoiesis; a study on the origin of the blood platelets and on the thrombopoiesis of the bone marrow in the normal subject and in various thrombocytopenic states. Aarhus, Universitetsforlaget (1954), 88 Seiten.

Kjaerheim, Å.: Preservation of glycogen and microtubules in human blood platelets. Proceed. Scand. Electr. Micr. Soc. — J. Ultrastruct. Res. **14**, 418 (1966).

Klesper, R., u. W. Achenbach: Über eine neue Familie mit Angiohämophilie A. (vaskuläre Hämophilie). Thrombos. Diathes. haemorrh. (Stuttg.) **1**, 223—233 (1957).

— — Über die sogenannte Pseudohämophilie. Klin. Wschr. **35**, 1007—1013 (1957).

Koelliker, A.: Handbuch der Gewebelehre des Menschen, 5. Aufl., S. 749. Leipzig: Wilhelm Engelmann 1867.

Knieriem, H. J.: Electron-microscopic study of bovine arteriosclerotic lesions. Amer. J. Path. **50**, 1031—1065 (1967).

—, and A. B. Chandler: The effect of warfarin sodium on the duration of platelet aggregation. Thrombos. Diathes. haemorrh. (Stuttg.) **18** (im Druck) (1967).

Koller, F.: Die Pathogenese der Thrombose und ihre therapeutischen Konsequenzen. Dtsch. med. Wschr. **83**, 1793—1800 (1961).

Köppel, G.: Über den Einfluß von Temperaturschwankungen auf die Gestalt von Thrombozyten im Zitratplasma. 7. Tagg Dtsch. Ges. Elektronenmikroskopie, Darmstadt. 23.—25. 9. 1957. (Physik. Verh.).

Köppel, G.: Elektronenmikroskopische Beobachtungen zur Umwandlung des Fibrinogens in Fibrin im spontan gerinnenden Nativblut. Proc. 7th Congr. europ. Soc. Haemat., London 1959; part II, p. 808—811 (1960).

— Die Umwandlung des Fibrinogens in Fibrin. Elektronenmikroskopische Untersuchungen zur Funktionsmorphologie des Fibrinogens, des Fibrins und der Thrombozyten beim spontanen Gerinnungsablauf im menschlichen Normalblut einschließlich der Retraktion des Koagulums. Thrombos. Diathes. haemorrh. (Stuttg.), Suppl. 2, **7**, 1—236 (1962).

Kopsch, F.: Die Thrombocyten (Blutplättchen) des Menschenblutes und ihre Veränderungen bei der Blutgerinnung. Anat. Anz. **19**, 541—551 (1901).

Kraft, H.: Blutuntersuchungen beim europäischen Seehund (Phoca vitulina L.). Nord. Vet.-Med. **14**, Suppl. 1, 174—179 (1962).

Krecke, H. J.: Zum generalisierten Shwartzman-Phänomen (Sanarelli-Shwartzman-Phänomen) und seiner Bedeutung für die menschliche Pathologie. In: Veröffentlichungen aus der Morphologischen Pathologie. 69. H., S. 1—121. Stuttgart: Gustav Fischer 1964.

Kriege, H.: Über hyaline Veränderungen der Haut durch Erfrierungen. Virchows Arch. path. Anat. **116**, 64—84 (1889).

Kroetz, Chr.: Herzschädigungen nach Kohlenoxydvergiftungen. (Zugleich Bemerkungen zur Pathogenese der Koronarthrombose.) Dtsch. med. Wschr. **62**, 1365—1369, 1414—1417 (1936).

Kuff, E. L., and A. J. Dalton: Identification of molecular ferritin in homogenates and sections of rat liver. J. Ultrastruct. Res. **1**, 62—73 (1957).

Kuhnke, E.: Elektronenoptische Untersuchungen über die Veränderung der Thrombocyten und des Fibringerinnsels im Verlaufe der Gerinnung unter besonderer Berücksichtigung der Retraktion. Pflügers Arch. ges. Physiol. **268**, 87—104 (1958).

Landbeck, G.: Thrombopathie v. Willebrand-Jürgens. In: Thrombozytäre Gerinnungsstörungen. IX. Hamburger Symp. über Blutgerinnung. Thrombos. Diathes. haemorrh. (Stuttg.), Suppl. **24**, 157—168 (1967).

Lange, G.: Elektronenmikroskopische Untersuchungen an Kaninchenthrombocyten bei Sauerstoffmangel nach Unterdruckatmung. (Unveröffentlicht) (1965).

Langostrevi, G. P.: Considerations on the ultrastructural morphology of the thrombocytes of rabbits exposed to total roentgen irradiation. Minerva Radiol. 8, 320—325 (1963).

Lasch, H. G.: Zur Pathophysiologie und Klinik des Sanarelli-Shwartzman-Phänomens. In: Verh. Dtsch. Arbeitsgemeinschaft für Blutgerinnungsforsch., 8. Symp. 21. u. 22. 2. 1964 in Tübingen, hrsg. von R. Gross u. D. Voss. Thrombos. Diathes. haemorrh. (Stuttg.). Suppl. **14**, 63—78 (1964).

Lechner, K., L. Stockinger u. J. Graf: Elektronenmikroskopische Untersuchungen an Thrombozyten von Patienten mit Thrombopathien. In: Thrombozytäre Gerinnungsstörungen. IX. Hamburger Symp. über Blutgerinnung. Thrombos. Diathes. haemorrh. (Stuttg.), Suppl. **24**, 175 194 (1967).

LEDLIE, E. M.: Treatment of polycythaemia by ^{32}P. Proc. roy. Soc. Med. **59**, 1095—1100 (1966).

LEHMANN, W.: Diskussionsbemerkung. In: Thrombozytäre Gerinnungsstörungen. IX. Hamburger Symp. über Blutgerinnung. Thrombos. Diathes. haemorrh. (Stuttg.), Suppl. **24**, 196—198 (1967).

LENNERT, K.: I/3 Lymphknoten. Bandteil A, Cytologie und Lymphadenitis. In: Handbuch der speziellen pathologischen Anatomie und Histologie, S. 138, 139: Promegakaryocyt, Megakaryocyt. Berlin-Göttingen-Heidelberg: Springer 1961.

LETTERER, E.: Allgemeine Pathologie, S. 404—405. Stuttgart: Georg Thieme 1959.

LEVIN, J., and L. E. CLUFF: Platelets and the Shwartzman phenomenon. J. exp. Med. **121**, 235—246 (1965).

LINDELL, B., and J. ZAJICEK: In: Advances in radiobiology, p. 376. Edinburgh and London: Oliver & Boyd 1957.

LINDNER, E.: Elektronenmikroskopische Beobachtungen an eisenpositiven Zellen im Rattenuterus. Zbl. allg. Path. path. Anat. **96**, 394—395 (1957).

— Der elektronenmikroskopische Nachweis von Eisen im Gewebe. Ergebn. allg. Path. path. Anat. **38**, 46—91 (1958).

LOO, J. VAN DE: Thrombozythämien und Thrombozytosen. In: Thrombozytäre Gerinnungsstörungen. IX. Hamburger Symp. über Blutgerinnung. Thrombos. Diathes. haemorrh. (Stuttg.), Suppl. **24**, 213—222 (1967).

LOW, F. N., and J. A. FREEMAN: Electron microscopic atlas of normal and leukemic blood. The Blakiston Division. New York-Toronto-London: McGraw-Hill Book Co. 1958.

LU, W. CH.: Agglutination of human platelets by influenza (PR 8 strain) virus and mumps virus. Fed. Proc. **17**, 446 (1958).

LUBARSCH, O.: Über Phagocytose und Phagocyten. Klin. Wschr. **4**, 1248—1250 (1925).

LUCY, J. A., and A. M. GLAUERT: Structure and assembly of macromolecular lipid complexes of globular micelles. J. molec. Biol. **8**, 727—748 (1964).

LÜSCHER, E. F.: Die Biochemie der Gerinnungsfaktoren der Thrombocyten. IV. Internat. Kongr. Biochem., Wien, 1.—6. Sept. 1958. Symp. Nr X.

— Thrombocytenfaktoren. Ergebn. Physiol. **50**, 1—74 (1959).

— Platelet aggregation, agglutination, adhesion and viscous metamorphosis. Thrombos. Diathes. haemorrh. (Stuttg.) **13**, Suppl., 297 (1964).

— Haemostasis and thrombosis. In: Pathogenesis and treatment of thromboembolic diseases. Internat. Symp. 29. 8.—1. 9. 1965, Basel. Thrombos. Diathes. haemorrh. (Stuttg.), Suppl. **21**, 91—97 (1966)

LUGANOVA, I. S., I. F. SEITS, and V. TEODOROVICH: Metabolism in human thrombocytes. Biochemistry **23**, 379 (1958).

LUKAS, A. M., and C. JAMROZ: Atlas of avian hematology. Agriculture Monograph 25. United States Department of Agriculture, Washington (1961).

MAJNO, G., and G. E. PALADE: Studies on inflammation. I. The effect of histamine and serotonin on vascular permeability: An electron microscopic study. J. biophys. biochem. Cytol. **11**, 571—605 (1961).

MANDEL, E. E., H. L. MERMALL, F. W. PRESTON, and M. SILVERMAN: Effect of fat-loading upon blood coagulation. Amer. J. clin. Path. **30**, 11—18 (1958).

MARCACCI, M., A. GUARINO et S. IORIO: La coagulation du sang dans l'intoxication aigue par l'oxyde de carbon. Sang **28**, 334—339 (1957).

MARCOVICI, I., et A. GAUTIER: Liste analytique des travaux de cytologie electronique traitant de l'ultrastructure des thrombocytes. I. Haematologica (Pavia), Fasc. III, **44**, 275—292 (1959).

— — et G. JEAN: Liste analytique des travaux de cytologie electronique traitant de l'ultrastructure des thrombocytes. II. Haematologica (Pavia), Fasc. X, **46**, 921—938 (1961).

MARCUS, A. J., D. ZUCKER-FRANKLIN, L. B. SAFIER, and H. L. ULLMAN: Studies on human platelet granules and membranes. J. clin. Invest. **45**, 14—28 (1966).

—, and M. B. ZUCKER: The physiology of blood platelets. New York and London: Grune & Stratton 1965.

MARTIN, M.: Über fibrinähnliche Einschlüsse in Thrombocyten der Maus. Eine elektronenmikroskopische Studie. Z. Zellforsch. **76**, 108—115 (1967).

— Thrombusbildung im Tierexperiment. Vital-, licht- und elektronenmikroskopische Befunde. Zbl. Phlebologie **6**, 352—356 (1967).

MARX, R., u. G. JEAN: Studien zur Pathogenese der Thrombasthenie Glanzmann-Naegeli. Klin. Wschr. **40**, 942—953 (1962).

— — Zur Pathogenese der v. Willebrand-Jürgens-Syndrome. Eine klinische und submikroskopische Studie. Klin. Wschr. **42**, 491—501 (1964).

—, y G. KÖPPEL: Sobre el conocimiento de la trombopatia de tipo Naegeli. Sangre (Barcelona) **2**, 142—174 (1957).

— — Elektronenmikroskopische Funktionsmorphologie der Thrombozyten im Ablauf der Blutgerinnung bei einer Familie mit Thrombopathie vom Typus Naegeli. V. Kongr. Europ. Ges. Haemat. Freiburg i. Brsg. 1955, S. 801. Berlin-Göttingen-Heidelberg: Springer 1956.

MATTER, M., J. R. HARTMANN, J. KAUTZ, Q. B. DE MARSH, and CL. A. FINCH: A study of thrombopoiesis in induced acute thrombocytopenia. Blood **15**, 174—185 (1960).

MAUPIN, B., J. SAINT-BLANCARD et J. STORCK: Soufre, taurine, protéines et A.T.P. plaquettaires. Rev. franç. Étud. clin. biol. **7**, 169 (1962).

MCCLURE, P. D., G. I. C. INGRAM, R. S. STACH, U. H. GLASS, and M. O. MATCHETT: Platelet function tests in thrombocythaemia and thrombocytosis. Brit. J. Haemat. (im Druck) (1966). Information Exchange Group No 2. Hemostasis. Scientific Memo No 99.

MCDONALD, G. A., T. C. DODDS, and B. CRUICKSHANK: Atlas of haematology, fig. 160, p. 127. Edinburgh and London: E. & S. Livingstone Ltd. 1965.

MCKAY, D. G., D. GITLIN, and J. M. CRAIG: Immunochemical demonstration of fibrin in the generalized Shwartzman reaction. Arch. Path. **67**, 270—273 (1959).

McKay, D. G., W. Margaretten, and I. Csavossy: An electron microscope study of the effects of bacterial endotoxin on the blood-vascular system. Lab. Invest. **15**, 1815—1829 (1966).

Meessen, H.: Coronarthrombose nach Unfall. Frankfurt. Z. Path. **54**, 307—312 (1940).

— Arterielle Thrombosen nach Lungenschuß. Beitr. path. Anat. **105**, 432—440 (1941).

— Zur Pathogenese der Coronarthrombose. Wien. Z. inn. Med. **39**, 41—45 (1958).

— Morphologische Beiträge zur Koronarthrombose und zur Pathologie des Myokardstoffwechsels. Regensburg. Jb. ärztl. Fortbild. **7**, 1—5 (1958/59).

—, u. H. Schulz: Elektronenmikroskopische Untersuchungen des experimentellen Lungenödems. In: Lungen und kleiner Kreislauf. Bad Oeynhausener Gespräche, I, S. 54—63. Berlin-Göttingen-Heidelberg: Springer 1957.

— — Contribution to the morphology of thrombosis. In: Pathogenesis and treatment of thromboembolic diseases. Internat. Symp., Basel, August 29th—September 1st 1965. Thrombos. Diathes haemorrh. (Stuttg.), Suppl. **21**, 19—34 (1966).

Metschnikoff, E.: Über eine Sprosspilzkrankheit der Daphnien. Beitrag zur Lehre über den Kampf der Phagocyten gegen Krankheitserreger. Virchows Arch. path. Anat. **96**, 177—195 (1884).

Meves: Zit. nach S. Schermer, Die Blutmorphologie der Laboratoriumstiere. Leipzig: Johann Ambrosius Barth 1958.

Mondt, H., u. E. Weber: Untersuchungen zum Verhalten einiger Metabolite in Plättchenfraktionen. 12. Tagg Dtsch. Ges. Hämatologie, Berlin 17.—19. 10. 1966.

Moolton, S. E., L. Vroman, G. M. S. Vroman, and B. Goodman: Role of blood platelets in thromboembolism. Arch. intern. Med. **84**, 667 (1949).

Moore, D. H., and H. Ruska: The fine structure of capillaries and small arteries .J. biophys. biochem. Cytol. **3**, 457—462 (1957).

Morita, H.: Blood platelets in clinical medicine. School of Medicine, Toho University, Tokyo, Japan, p. 1—73 (1958).

Motulsky, A. G.: Platelet agglutination by influenza virus. Clin. Res. Proc. **1**, 100 (1953).

Movat, H., and N. Fernando: Allergic inflammation. The earliest fine structural change at the blood-tissue barrier during antigen-antibody interaction. Amer. J. Path. **42**, 41 (1963).

J. Mustard, N. Taichman, and T. Uriuhara: Platelet aggregation and release of ADP, serotonin and histamine associated with phagocytosis of antigen-antibody complexes. Informational Exchange Group No 2. Scientific Memo No 81 (1965).

Movat, H. Z., W. J. Weiser, M. F. Glynn, and J. F. Mustard: Platelet phagocytosis and aggregation. J. Cell Biol. **27**, 531—543 (1965).

Mustard, J. F.: Platelets, thrombosis and vascular disease. Canad. med. Ass. J. **85**, 621 (1961).

— L. Jørgensen, T. Hovig, M. F. Glynn, and H. C. Rowsell: Rôle of platelets in thrombosis. In: Pathogenesis and treatment of thromboembolic diseases. Internat. Symp. 29. 8.—1. 9. 1965. Basel. Thrombos. Diathes. haemorrh. (Stuttg.). Suppl. **21**, 131—158 (1966).

Mustard, J. F., and E. A. Murphy: Effect of different dietary fats on blood coagulation, platelet economy, and blood lipids. Brit. med. J. **1962 I**, No 5293, 1651—1655.

Nachman, R. L.: Immunologic studies of platelet protein. Blood **25**, 703—711 (1965).

—, and A. J. Marcus: Immunologic studies of proteins associated with subcellular fractions of thrombasthenic platelets. In: Third conference on blood platelets. June 22—23, 1967, Oak Ridge. Tennessee, Abstract, p. 13.

— —, and D. Zucker-Franklin: Immunologic studies of proteins associated with subcellular fractions of normal and thrombasthenic platelets. Information Exchange Group No 2, Hemostasis. Scientific Memo No 142 (1966). Blood (im Druck).

Niden, A. H., and H. Schulz: The ultrastructural effects of carbon monoxide inhalation on the rat lung. Virchows Arch. path. Anat. **339**, 283—292 (1965).

Nikulin, A., u. H. Lapp: Elektronenmikroskopische Befunde an der terminalen Lungenstrombahn des Kaninchens nach Histaminliberation. Frankfurt. Z. Path. **74**, 381—399 (1965).

Nolte, A., u. K. Breddin: Elektronenmikroskopische Untersuchungen an normalen und agglutinierten Thrombozyten. Thrombos. Diathes. haemorrh. (Stuttg.) **15**, 93—108 (1966).

Nordöy, A., and A. B. Chandler: Platelet thrombosis induced by adenosine diphosphate in the rat. Scand. J. Haemat. **1**, 16—25 (1964).

Novikoff, A. B., H. Beaufay, and C. De Duve: Electron microscopy of lysosome-rich fractions from rat liver. J. biophys. biochem. Cytol. **2**, Suppl., 179—185 (1956).

Odell jr., T. T.: Platelet labeling with radioisotopes and in vivo platelet survival. In: Blood platelets. Henry Ford Hospital Internat. Symp., p. 643—649. Boston, Massachusetts: Little. Brown & Co. 1961.

—. and C. W. Jackson: Megakaryocyte maturation. In: Third Conference on Blood Platelets, June 22—23, 1967, Oak Ridge. Tennessee, Abstract, p. 23.

Ogata, S.: Untersuchungen über die Herkunft der Blutplättchen. Beitr. path. Anat. **52**, 192—201 (1912).

— Megakaryocytenembolie und Knochenmarksembolie in Lungenkapillaren. Beitr. path. Anat. **53**, 120—128 (1912).

Okano, H., A. Kunii, and J. Furth: An electron microscopic study o leukemia induced in rats with Gross virus. Cancer Res. **23**, 1169—1175 (1963).

Oliva Aldamiz, H.: Estudio de la medula osea humana con ayuda del microscopio electronico: tecnica y plaquetogenesis. Rev. clin. esp. **85**, 252—260 (1962).

Olsson, I., A. Dahlquist, and Å. Nordén: Glycogen content of leucocytes and platelets. Acta med. scand. **174**, 123 (1963).

Osler, W.: An account of certain organisms occurring in the liquor sanguinis. Proc. roy. Soc. Med. **22**, 391—398 (1874).

PAPPAS, G. D., M. H. ROSS, and L. THOMAS: Studies on the generalized Shwartzman Reaction. VIII. The appearance, by electron microscopy, of intravascular fibrinoid in the glomerular capillaries during the reaction. J. exp. Med. **107**, 333—339 (1958).

PARMEGGIANI, A.: Elektronenoptische Beobachtungen an menschlichen Blutplättchen während der viskösen Metamorphose. Thrombos. Diathes. haemorrh. (Stuttg.) **6**, 517—532 (1961).

PARKER, F., and G. F. ODLAND: A correlative histochemical, biochemical and electron microscopic study of experimental atherosclerosis in the rabbit aorta with special reference to the myo-intimal cell. Amer. J. Path. **48**, 197—239 (1966).

PEASE, D. C.: Marrow cells seen with the electron microscope after ultrathin sectioning. Rev. Hémat. **10**, 300—313 (1955).

— An electron microscopic study of red bone marrow. Blood **11**, 501—526 (1956).

PENINGTON, D. G.: The relation of erythropoietin to polycythaemia. Proc. roy. Soc. Med. **59**, 1091—1094 (1966).

PETROVA, A. S.: The mechanism of development of hemorrhagic diathesis in acute radiation sickness. Med. Radiol. (Mosk.) **6**, 25—29 (1958).

POLICARD, A., et C. A. BAUD: Les structures inframicroscopiques normales et pathologiques des cellules et des tissus. Paris: Masson & Cie 1958.

— A. COLLET et S. PRÉGERMAIN: Étude infrastructurale des thrombocytes du sang circulant chez le rat. Bull. Micr. appl. **9**, 26—29 (1959).

POOLE, J. C. F., J. E. FRENCH, and W. J. CLIFF: The early stages of thrombosis. J. clin. Path. **16**, 523—528 (1963).

PORTER, K. R., and M. A. BONNEVILLE: Einführung in die Feinstruktur von Zellen und Geweben, Tafel 22. Berlin-Göttingen-Heidelberg: Springer 1965.

PRANKERD, T. A. J.: Poylcythaemia: Diagnosis and variants. Proc. roy. Soc. Med. **59**, 1089—1091 (1966).

PROSE, PH. H., L. LEE, and S. D. BALK: Electron microscopic study of the phagocytic fibrin-clearing mechanism. Amer. J. Path. **47**, 403—417 (1965).

RAMBOURG, A., and C. P. LEBLOND: Electron microscope observations on the carbohydrate-rich cell coat present at the surface of cells in the rat. J. Cell Biol. **32**, 27—53 (1967).

RAND, M., and G. REID: Source of "serotonin" in serum. Nature (Lond.) **168**, 385 (1951).

RANVIER, M.: Du mode de formation de la fibrine dans le sang extrait des vaisseaux. C. R. Soc. Biol. (Paris) **5**, 46—49 (1873).

RAPPAPORT, H.: Tumors of the hematopoietic system. Atlas of tumor pathology, sect. III, fasc. 8, p.303—312. Washington, D.C.: Armed Forces Institute of Pathology 1966.

REBUCK, J. W., J. M. RIDDLE, and R. W. MONTO: Ultrastructural anomalies of the platelets in leukemia and associated disorders. Sem. med. (B. Aires) **118**, 1667—1668 (1961).

RICHTER, G. W.: Electron microscopy of hemosiderin: Presence of ferritin and occurrence of crystalline lattices in hemosiderin depotsis. J. biophys. biochem. Cytol. **4**, 55—59 (1958).

RIDDLE, J. M., and M. I. BARNHART: Ultrastructural study of fibrin dissolution via emigrated polymorphonuclear neutrophils. Amer. J. Path. **45**, 805—823 (1964).

RIESS, L.: Arch. Anat. Physiol. 237 (1872).

— Beobachtungen über die Blutplättchen der Säugetiere. Naunyn-Schmiedebergs Arch. exp. Path. Pharmak. **90**, 318—329 (1921).

RINEHART, J. F.: Electron microscopic studies of sectioned white blood cells and platelets; with observations on the derivation of specific granules from mitochondria. Amer. J. clin. Path. **25**, 605—619 (1955).

ROBB-SMITH, A. H. T.: Why the platelets were discovered. Brit. J. Haemat. **13**, 618 —637 (1967).

ROBERTSON, J. D.: The molecular biology of cell membranes. In: Molecular biology, ed. by D. NACHMANSOHN, p. 87—151. New York and London: Academic Press 1960.

ROBERTSON, J. I. S., and T. M. ANDREWS: Free serotonin in human plasma. Quantitative and qualitative estimation. Lancet **1961 I**, 578—580.

ROBIN, CH.: Gaz. méd. Paris **4**, 992 (1849).

RODMAN, N. F.: Platelet microtubules. In: Third conference on blood platelets. June 22—23, 1967, Oak Ridge, Tennessee, Abstract, p. 8—9.

RODMAN jr., N. F., R. G. MASON, N. B. MCDEVITT, and K. M. BRINKHOUS: Morphologic alterations of human blood platelets during early phases of clotting. Amer. J. Path. **40**, 271—284 (1962).

— — J. C. PAINTER, and K. M. BRINKHOUS: Fibrinogen — its role in platelet agglutination and agglutinate stability. A study of congenital afibrinogenemia. Lab. Invest. **15**, 641—656 (1966).

— J. C. PAINTER, and N. B. MCDEVITT: Platelet disintegration during clotting. J. Cell Biol. **16**, 225—241 (1963).

ROSENTHAL, A., R. HORN, S. GRABER, and R. HEYSSEL: The effect of reserpine on localization of ^{3}H-serotonin in blood platelets determined by electron microscope autoradiography. In: Third Conference on Blood Platelets. June 22—23, 1967, Oak Ridge, Tennessee, Abstract, p. 11.

ROSKAM, J.: Contribution à l'étude de la physiologie normale et pathologique du globulin (plaquette de Bizzozero). Arch. int. Physiol. **20**, 241 (1923).

— Über Entstehung, Verteilung und Abbau der Thrombocyten. In: Handbuch der gesamten Hämatologie, Bd. 2, III, 1, S. 98—103. München u. Berlin: Urban & Schwarzenberg 1959.

— Progrès récents et problèmes actuels dans les domaines conjoints de l'hémostase spontanée et de la thrombose. Bull. Acad. roy. Méd. Belg. **5**, 391—426 (1965).

ROTTER, W., H. GÖING, G. GÜNTHER u. E. SCHULTZ: Immunhistochemische Untersuchungen über den Verbleib der beim generalisierten Shwartzman-Phänomen (nach Liquoidinjektion) aus dem Blut verschwindenden Thrombocyten. 51. Tagg Dtsch. Ges. Path. Göttingen, 25.—29. 4. 1967.

RUBIA, FR. J., u. H. SCHULZ: Elektronenmikroskopische Untersuchungen des Blut-Luft-Weges bei der experimentellen Fettembolie der Lunge. Beitr. path. Anat. **128**, 78—102 (1963).

RUDOLPH, G., u. G. SCHMITZ: Zytochemische Nachweismethoden spezifischer Dehydrogenasen in menschlichen Thrombozyten. Folia haemat. (Frankfurt) **6**, 379—393 (1962).

RUSKA, H., u. C. WOLPERS: Zur Struktur des Liquorfibrins. Klin. Wschr. **19**. 695—696 (1940).

SABATINI, D. D., K. BENSCH, and R. J. BARRNETT: Cytochemistry and electron microscopy. The preservation of cellular ultrastructure and enzymatic activity by aldehyde fixation. J. Cell Biol. **17**, 19—58 (1963).

SADONY, V., u. H. SCHULZ: Infektionen mit Aerobacter aerogenes. Pathologisch-anatomische Untersuchungen zum Problem des Hospitalismus. Münch. med. Wschr. **109**, 273—287 (1967).

SALMON, J.: Adsorption de protéïnes par les plaquettes sanguines. Experientia (Basel) **16**. 26—27 (1960).

— Immunologie plaquettaire. In: Biochemistry of blood platelets. Symp. Warsaw, 1966, ed. by E. KOWALSKI and S. NIEWIAROWSKI. London and New York: Academic Press 1967.

—, et Y. BOURNAMEAUX: Etude des antigènes plaquettaires et, en particulier du fibrinogène. Thrombos. Diathes. haemorrh. (Stuttg.) **2**, 93—110 (1958).

SALVIDIO, E.: Biochemical aspects of blood platelets. Acta haemat. (Basel) **11**, 301—308 (1954).

SAMENI, A.: Über die simultane multizentrische arterielle Thrombose, ihre Häufigkeit und ihre formale und kausale Pathogenese. Beitr. path. Anat. **134**, 123—165 (1966).

SANDBORN, E. B., J. J. LEBUIS, and P. BOIS: Cytoplasmic microtubules in blood platelets. Blood **27**, 247—252 (1966).

SANDRITTER, W., W. BENSTZ, G. SCHLÜTER u. A. K. KLEINSCHMIDT: Tierexperimentelle Untersuchungen zur Thrombolyse und Thromboseprophylaxe mit Nikotinsäure und Heparin. Med. Welt **1962**, 1613—1619.

—, u. H. D. BERGERHOF: Morphologische Studien zur Fibrinolyse an experimentellen Gerinnungsthromben. Frankfurt. Z. Path. **65**, 127—136 (1954).

SCHETTLER, G., and R. SANWALD: Pathophysiological and clinical aspects of lipid metabolism. Pathophysiologische und klinische Aspekte des Fettstoffwechsels. Symp. April 25—May 5, 1965, Heidelberg. Stuttgart: Georg Thieme 1966.

SCHMID, E., CH. MEYTHALER, S. WITTE u. K. TH. SCHRICKER: Untersuchungen über die Aminbindung bei der Alterung der Blutplättchen. Acta haemat. (Basel) **26**, 1—11 (1961).

— F. SCHEIFFARTH, L. ZICHA u. H. SIEDE: Untersuchungen über die Rolle des 5-Hydroxytryptamin bei allergischen und rheumatischen Erkrankungen sowie über die Beeinflußbarkeit des Blutserotoninspiegels durch ACTH und Glucocorticoide. Z. ges. exp. Med. **133**, 1—8 (1960).

SCHMIDT, H. J., D. P. JACKSON, and C. LOCKARD CONLEY: Mechanism of action of thrombin on platelets. J. clin. Invest. **37**, 543—553 (1962).

SCHMIDT, H. W.: Elektronenmikroskopische Untersuchungen zum Fibrinabbau durch Streptokinase. Klin. Wschr. **42**. 196—198 (1964).

SCHMIDT, W.: Morphologische Aspekte der Stoffaufnahme und intrazellulären Stoffverarbeitung. In: 2. wissenschaftl. Konf. Ges. Dtsch. Naturforscher u. Ärzte, Schloß Reinhardsbrunn bei Friedrichroda 1964. Organisation der Zelle II, S. 147—160. Berlin-Heidelberg-New York: Springer 1965.

SCHMUTZLER, R.: Gerinnungsphysiologische Grundlagen der Thrombusbildung. In: Colloquium über Koronarthrombose und Myokardinfarkt. Bochum 29. 5. 1964, Mediz. Klinik und Poliklinik der Berufsgenossenschaftlichen Krankenanstalten „Bergmannsheil", Bochum, S. 15—19.

SCHRIDDE, H.: Die Blutplättchen der Säuger und der Thrombocyten der Vögel. Naturforsch. Verslg. Karlsruhe, Abt. path. Anat., September 1911.

SCHULMAN, N. R., V. J. MARDER, M. C. HILLER, and E. M. COLLIER: Platelet and leukocyte isoantigens and their antibodies: serologic, physiologic and clinical studies. In: C. V. MOORE and E. B. BROWN, eds., Progress in hematology, vol. IV, p. 222. New York: Grune & Stratton 1964.

SCHULMAN, T., C. H. SMITH, M. ERLANDSON, and E. FORT: Vascular hemophilia: A familial hemorrhagic disease in males and females characterized by combined antihemophilic globulin deficiency and vascular abnormality. Amer. J. Dis. Child. **90**, 561 (1955).

SCHULTZE, M.: Arch. mikr. Anat. **1**, 36 (1865).

SCHULZ, H.: Elektronenmikroskopische Untersuchungen des experimentellen Lungenödems. Proc. Stockholm Conf. on Electron Microscopy, p. 240—243. Stockholm: Almqvist & Wiksell 1956.

— Elektronenmikroskopische Untersuchungen der Lunge des Siebenschläfers nach Hibernation. Z. Zellforsch. **46**, 583—597 (1957).

— Die submikroskopische Anatomie und Pathologie der Lunge. Berlin-Göttingen-Heidelberg: Springer 1959.

— Über Phagocytose von kolloidalem SiO_2 in Thrombocyten. Zbl. allg. Path. path. Anat. **102**, 319 (1960).

— Submikroskopische Beiträge zur Orthologie und Pathologie der Thrombocyten. Verh. dtsch. Ges. inn. Med. **66**, 832—848 (1960).

— Über die Phagozytose von kolloidalem Siliziumdioxyd durch Thrombozyten mit Bemerkungen zur submikroskopischen Struktur der Thrombozytenmembran. Folia haemat. (Frankfurt) **5**, 195—205 (1961).

— Elektronenmikroskopische Befunde bei kapillärer Plättchenthrombose. Verh. dtsch. Ges. Path. **48**, 250—257 (1964).

— Die Erneuerung der Thrombocyten im elektronenmikroskopischen Bild. Verh. dtsch. Ges. Path. **50**, 239—247 (1966).

—, u. E. HIEPLER: Über die Lokalisierung von gerinnungsphysiologischen Aktivitäten in submikroskopischen Strukturen der Thrombocyten. Klin. Wschr. **37**, 273—285 (1959).

— R. JÜRGENS u. E. HIEPLER: Die Ultrastruktur der Thrombozyten bei der konstitutionellen Thrombopathie (v. Willebrand-Jürgens) mit einem Beitrag zur submikroskopischen Orthologie der Thrombozyten. Thrombos. Diathes. haemorrh. (Stuttg.) **2**, 300—323 (1958).

SCHULZ, H., u. E. LANDGRÄBER: Elektronenmikroskopische Untersuchungen über die Adsorption und Phagocytose von Influenza-Viren durch Thrombocyten. Klin. Wschr. **44**, 998—1006 (1966).

—, u. A. M. NOVI: Elektronenmikroskopische Befunde an Megakaryocyten aus der Milz der Maus, aus dem Knochenmark des Menschen bei Werlhofscher Krankheit, bei Polycythaemia vera und bei Thrombopathie v. Willebrand-Jürgens. (Arbeit in Vorbereitung) (1966).

—, u. B. RABANUS: Die kapilläre Plättchenthrombose im elektronenmikroskopischen Bild. Beitr. path. Anat. **131**, 290—311 (1965).

—, u. K. SCHILLER: Mikrotubuli und Filamente in prospektiven Plättchenfeldern der Megakaryocyten. (Arbeit in Vorbereitung) (1967).

— H. STROBACH u. E. HIEPLER: Serotoninbestimmungen an Thrombocyten und an Fraktionen von Thrombocyten. Klin. Wschr. **42**. 232—236 (1964).

—, u. J. WEDELL: Elektronenmikroskopische Untersuchungen zur Frage der Fettphagocytose und des Fetttransportes durch Thrombocyten. Klin. Wschr. **40**. 1114—1120 (1962).

SCHUMACHER, A.: Zur submikroskopischen Struktur der Thrombocyten, Lymphocyten und Monocyten des Haushuhnes (Gallus domesticus). Z. Zellforsch. **66**, 219—232 (1965).

— Elektronenmikroskopische Untersuchungen der Thrombocyten des Affen. (Unveröffentlicht). (1965).

SCHWARZ, E.: Studies on the megakaryocyte. I. The normal granulopoiesis of the megakaryocyte. Arch. Path. **45**, 333—341 (1948).

— Studies on the megacaryocyte. II. Deficient granulopoiesis in the megacaryocyte in essential thrombopenic purpura. Arch. Path. **45**, 342—353 (1948).

SEBESTIK, V., H. PFISTERER, D. HUHN u. W. STICH: Die Wirkung von ^{60}Co-Gammastrahlen auf die Lebensdauer und Feinstruktur peripherer Thrombozyten. Blut **14**, 261—267 (1967).

SEELIGER, S.: Über Plättchenerzeugung und Phagocytose als Funktion der Knochenmarkriesenzellen. Folia haemat. (Lpz.) **29**, 23 (1923).

SEITZ, I. F.: Biochemistry of normal and leukemic leucocytes, thrombocytes, and bone marrow cells. Advanc. Cancer Res. **9**, 303—410 (1965).

SHARP, A. A.: Platelet (viscous) metamorphosis. In: Blood platelets. p. 67—88. Henry Ford Hospital Internat. Symp. Boston, Massachusetts: Little, Brown & Co. 1961.

SHIMAMATO, T.: Acute vascular endothelial reaction in reference to atherogenesis. Asian med. J. **4**, 309—319 (1961).

SHINOWARA, G. Y.: Thromboplastic cell component, the lipoprotein of erythrocytes and platelets. J. biol. Chem. **225**, 63—75 (1957).

SHIRASAWA, K.: Electron and light microscopic observations on experimental thrombosis. Acta path. jap. **16**, 1—36 (1966).

SHOULDERS, jr. H. H., R. C. HARTMANN, and H. C. MENG: Effects of i.v. administration of a fat emulsion on blood coagulation in dogs. Amer. J. Physiol. **196**, 1015 (1959).

SILBER, R., R. BENITEZ, W. C. EVELAND, J. H. AKEROYD, and CH. J. DUNNE: The application of fluorescent antibody methods to the study of platelets. Blood **16**, 958—967 (1960).

SILVER, M. D.: Cytoplasmic microtubules in rabbit platelets. Z. Zellforsch. **68**, 474—480 (1965).

SINGAL, O. P.: Strahlenbedingte Lungenveränderungen im elektronenmikroskopischen Bild. (In Vorbereitung.)

SIXMA, J. J., and I. MOLENAAR: Microtubules and microfibrils in human platelets. Thrombos. Diathes. haemorrh. (Stuttg.) **16**, 153—162 (1966).

SJÖSTRAND, F. S.: Morphology of ordered biological structures. Radiat. Res., Suppl. **2**, 349—386 (1960).

SKJÖRTEN, F.: Bilateral renal cortical necrosis and the generalized Shwartzman reaction. 1. Review of literature and report of seven cases. Acta path. microbiol. scand. **61**, 394—404 (1964).

— Bilateral renal cortical necrosis and the generalized Shwartzman reaction. 2. Observations on the morphology of fibrin precipitates and discussion of the mechanism of thrombus formation. Acta path. microbiol. scand. **61**, 405—414 (1964).

— Generalized Shwartzman reaction. Histopathological findings in six fatal cases with widespread lesions. Acta path. microbiol. scand. **68**, 517—534 (1966).

SPAET, T. H., and R. B. ERICHSON: The vascular wall in the pathogenesis of thrombosis. In: Pathogenesis and treatment of thromboembolic diseases. Internat. Symp. 29. 8.—1. 9. 1965, Basel. Thrombos. Diathes. haemorrh. (Stuttg.). Suppl. **21**, 67—86 (1966).

SPRAGUE, CH. C.: Use of the fluorescent antibody technique in the detection of platelet antibodies. In: Blood platelets. Intern. Symp., p. 689—695. Boston, Mass.: Little, Brown & Co. 1961.

STAUBESAND, J.: Cytopempsis. In: 2. wissenschaftl. Konf. Ges. Dtsch. Naturforscher u. Ärzte, Schloß Reinhardsbrunn bei Friedrichroda 1964, Organisation der Zelle II, S. 162—186. Berlin-Heidelberg-New York: Springer 1965.

STEHBENS, W. E.: Reaction of venous endothelium to injury. Lab. Invest. **14**, 449—459 (1965).

—, and T. J. BISCOE: The ultrastructure of early platelet aggregation in vivo. Amer. J. Path. **50**, 219—243 (1967).

STOECKENIUS, W.: Morphologische Beobachtungen beim intrazellulären Erythrozytenabbau und der Eisenspeicherung in der Milz des Kaninchens. Klin. Wschr. **35**, 760—763 (1957).

— Fixierung von Myelinfiguren aus Phosphatiden und Eiweiß mit OsO_4 und $KMnO_4$. Vierter Internat. Kongr. Elektronenmikroskopie, 10.—17. September 1958, Verhdlg., Bd. II, S. 174—177. Berlin-Göttingen-Heidelberg: Springer 1960.

STUDER, A.: Experimental platelet thrombus. In: Pathogenesis and treatment of thromboembolic diseases. Internat. Symp. 29. 8.—1. 9. 1965, Basel. Thrombos. Diathes. haemorrh. (Stuttg.), Suppl. **21**, 109—130 (1966).

SWANK, R. L.: Adhesiveness of platelets and leucocytes during acute exsanguination. Amer. J. Physiol. **202**, 261—264 (1962).

Taichman, N. S., T. Uriuhara, and H. Z. Movat: Ultrastructural alterations in the local Shwartzman reaction. Lav. Invest. **14**. 2160—2176 (1965).

Taub, R. N., F. Rodriguez-Erdmann, and W. Dameshek: Intravascular coagulation, the Shwartzman reaction and the pathogenesis of T.T.P. Blood **24**, 775—779 (1964).

Tedder, E., and C. D. Shorey: Intimal changes in venous stasis. Lab. Invest. **14**, 208—218 (1965).

Terent'eva, E., A. Totskaya, Y. I. Lorie: Changes in fine structure of thrombocytes in hemorrhagic thrombasthenia and thrombocythemia. Probl. Gemat. 8, 33—41 (1963). Übersetzung in Fed. Proc. (Trans. Suppl.) **23**, 1063—1068 (1964).

Themann, H.: Elektronenoptische Untersuchungen über das Glykogen im Zellstoffwechsel. Veröffentlichungen aus der morphologischen Pathologie. H. 66. Stuttgart: Gustav Fischer 1963.

Thiéry, J. P., et M. Bessis: Mécanisme de la plaquettogénèse. Étude »in vitro« par la microcinématographie. Rev. Hémat. **11**. 162—174 (1956).

Tocantins, L. M.: The mammalian blood platelet in health and disease. Medicine (Baltimore) **17**. 155—258 (1938).

— Historical notes on blood platelets. Blood **3**. 1073—1082 (1948).

Toh, C. C.: Release of 5-hydroxytryptamine (serotonin) from the dog's gastro-intestinal tract. J. Physiol. (Lond.) **126**, 248—254 (1954).

Totskaia, A. A., E. I. Terent'eva, and G. M. Abdullaev: Electron microscopic structure of the blood platelets in dogs following the development of acute radiation injury. Radiobiologiia **2**. 87—91 (1962) [Russisch].

Tranzer, J. P., M. Da Prada, and A. Pletscher: Ultrastructural localization of 5-hydroxytryptamine in blood platelets. Nature (Lond.) **212**. 1574—1575 (1966).

Tverdy, G.: Cytogenese des megacaryocytes extramedullaires, p. 1—131. Bruxelles: Arscia S.A. 1967.

— Les modalités de la circulation et du renouvellement des mégacaryocytes dans les poumons d'une souris. (Im Druck) (1967).

Udenfriend, S., and H. Weissbach: Turnover of 5-hydroxytryptamine (serotonin) in tissues. Proc. Soc. exp. Biol. (N.Y.) **97**, 748—751 (1958).

Vane, J. R.: A sensitive method for the assay of 5-hydroxytryptamine. Brit. J. Pharmacol. **12**, 344—349 (1957).

Vaquez, J. J., and J. H. Lewis: Immunocytochemical studies on platelets. The demonstration of a common antigen in human platelets and megakaryocytes. Blood **16**. 968—974 (1960).

Vassalli, P., G. Simon, and Ch. Rouiller: Electron microscopic study of glomerular lesions resulting from intravascular fibrin formation. Amer. J. Path. **43**. 579—617 (1963).

— — — Ultrastructural study of platelet changes initiated in vivo by thrombin. J. Ultrastruct. Res. **11**. 374—387 (1964).

Veratti, E.: Commemorazione di Giulio Bizzozero nel 50⁰ anniversario della morte. Bollettino della Società Medico-Chirurgica della provincia di Varese. Conf. alla seduta del 22. 4. 1951.

Verzár, F.: Fat metabolism. Ann. Biochem. **7**. 163—188 (1938).

Virchow, R.: In: Handbuch der speciellen Pathologie und Therapie. Bd. 1, S. 158. Erlangen: Enke 1854.

Vulpian, A.: Gaz. méd. Paris 93—94 (1873).

Wachter, A. v.: Störungen der Blutgerinnung nach Vergiftung mit Kohlenmonoxyd. Med. Klin. **52**. 1398—1400 (1957).

Waller, H. D., G. W. Löhr, F. Grignani u. R. Gross: Über den Energiestoffwechsel normaler menschlicher Thrombocyten. Thrombos. Diathes. haemorrh. (Stuttg.) **3**, 520—547 (1959).

Ware, A. G., J. L. Fahey, and W. H. Seegers: Platelet extracts, fibrin formation and interaction of purified prothrombin and thromboplastin. Amer. J. Physiol. **154**, 140—147 (1948).

Watson, M. L.: Staining of tissue sections for electron microscopy with heavy metals. J. biophys. biochem. Cytol. **4**. 475—478 (1958).

Webber, A. J., and B. G. Firkin: Two populations of platelets. Nature (Lond.) **205**, 1332 (1965).

— —, and D. G. Drummond: Morphology of human thrombocytes. Sixth Internat. Congr. Electron Microscopy, Kyoto, 1966. Maruzen Co., Ltd., Nihonbashi, p. 713—714.

Wedell, J., u. H. Schulz: Über Fettphagocytose der Thrombocyten des Menschen. Klin. Wschr. **41**, 343 (1963).

Weiner, M., and S. Udenfriend: Relationship of platelet serotonin to disturbances of clotting and hemostasis. Circulation **15**. 353—357 (1957).

Weissbach, H., and B. G. Redfield: Studies on the uptake of serotonin by platelets. In: Blood platelets. Henry Ford Hospital Internat. Symp., p. 393—405. Boston: Little, Brown & Co. 1961.

Wessel, W., u. P. Gedigk: Die Verarbeitung und Speicherung von phagocytiertem Eisen im elektronenmikroskopischen Bild. Virchows Arch. path. Anat. **332**. 508—532 (1959).

White, J. G.: New developments in platelet ultrastructural research. In: Third Conference on Blood Platelets, June 22—23. 1967, Oak Ridge, Tennessee, Abstract, p. 6—7.

—, and W. Krivit: Fine structural localization of adenosine triphosphatase in human platelets and other blood cells. Blood **26**, 554—568 (1965).

— — The ultrastructural localization and release of platelet lipids. Blood **27**, 167—186 (1966).

—, and R. Vernier: An ultrastructural investigation of the fibrin clot utilizing ferritin-labelled anti-human fibrinogen antibody. Blood **24**, 443—450 (1964).

— — — The platelet-fibrin relationship in human blood clots: An ultrastructural study utilizing ferritin-conjugated anti-human fibrinogen antibody. Blood **25**, 241—257 (1965).

— — — The localization of adenosine triphosphate activity in human platelets by combined histochemical and electron microscopic techniques. (Abstract of 2nd Conf. on Blood Platelets. Oak Ridge. 10./11. 7. 1964.) Blood **25**, 604 (1965).

Wiener, J., and D. Spiro: Electron microscope studies in experimental thrombosis. Exp. molec. Path. **1**. 554—572 (1962).

WIENER, J., and D. SPIRO: Ultrastructural studies in experimental thrombosis. In: Anticoagulant therapy in ischemic heart disease (ed. E. STERLING NICHOL, Chairman), p. 342—360. New York: Grune & Stratton 1965.

WILLEBRAND, E. v., u. R. JÜRGENS: Über eine neue Bluterkrankheit, die konstitutionelle Thrombopathie. Klin. Wschr. **12**, 414—417 (1933).

— — Über ein neues vererbbares Blutungsübel: Die konstitutionelle Thrombopathie. Dtsch. Arch. klin. Med. **175**, 453 (1933).

WIRTH, D.: Grundlagen einer klinischen Hämatologie der Haustiere. Wien: Urban & Schwarzenberg 1950.

WITTE, S.: Über das intravasale Verhalten der Thrombozyten. Bibl. anat. (Basel) **1**, 295 (1961).

— Die Physiologie der Hämostase. In: Blutstillung. VIII. Hamburger Symp. über Blutgerinnung, 28./29. 5. 1965. Thrombos. Diathes. haemorrh. (Stuttg.), Suppl. **19**, 9—18 (1966).

— D. BRESSEL, K. TH. SCHRICKER u. H. SCHÖN: Über den Einfluß eines intravenös injizierbaren Fettpräparates auf die Blutgerinnung. Klin. Wschr. **40**, 459—462 (1962).

— G. RETTENMAIER u. K. TH. SCHRICKER: Freie Fettsäuren und Blutgerinnung. In: Fette in der Medizin, 7. Folge, S. 25—28. Lochham bei München: Pallas 1965/66.

WOHLFARTH-BOTTERMANN, K. E.: Cytologische Studien. VII. Strukturaspekte der Grundsubstanz des Cytoplasmas nach Einwirkung verschiedener Fixierungsmittel. Protoplasma (Wien) **53**, 259—290 (1961).

WOLPERS, C.: Die Blutplättchen bei Thrombocytopenien. Dtsch. med. Wschr. **1**, 515 (1941).

—, u. H. RUSKA: Strukturuntersuchungen zur Blutgerinnung. Klin. Wschr. **23**, 1077—1081, 1111—1117 (1939).

WOOD, J. G.: Electron microscopic localization of 5-hydroxytryptamine (5HT). Tex. Rep. Biol. Med. **23**, 828—837 (1965).

WOODSIDE, E. E., and W. KOCHOLATY: Carbohydrates of human and bovine platelets. Blood **16**, 1173—1183 (1960).

— D. G. THERRIAULT, and W. KOCHOLATY: Lipids of human platelets and their action on the blood coagulation process. Blood **24**, 76—91 (1964).

WOOLF, N., T. R. E. PILKINGTON, and K. C. CARSTAIRS: The occurrence of lipoprotein in thrombi. J. Path. Bact. **91**, 383—387 (1966).

WRIGHT, J. H.: Die Entstehung der Blutplättchen. Virchows Arch. path. Anat. **186**, 55—63 (1906).

— The origin and nature of blood platelets. Boston med. surg. J. **154**, 643 (1906).

The histogenesis of the blood platelets. J. Morph. **21**, 263 (1910).

WURZEL, M., A. J. MARCUS, and B. W. ZWEIFACH: Subcellular distribution of serotonin in rabbit platelets. Proc. Soc. exp. Biol. (N.Y.) **118**, 468—472 (1965).

WYLLIE, J. C.: Identification of fibrin with ferritin-conjugated antifibrinogen. Exp. molec. Path. **3**, 468—474 (1964).

YAMADA, E.: The fine structure of the megakaryocyte in the mouse spleen. Acta anat. (Basel) **29**, 267—290 (1957).

ZAHN, W.: Untersuchungen über Thrombose. Bildung der Thromben. Virchows Arch. path. Anat. **62**, 81—124 (1875).

ZAMBONI, L.: Electron microscopic studies of blood embryogenesis in humans. II. The hemopoietic activity in the fetal liver. J. Ultrastruct. Res. **12**, 525—541 (1965).

—, and D. C. PEASE: The vascular bed of red bone marrow. J. Ultrastruct. Res. **5**, 65—85 (1961).

ZIMMERMANN, K. W.: Der feinere Bau der Blutkapillaren. Z. Anat. Entwickl.-Gesch. **68**, 29 (1923).

ZIMMERMANN, R.: Über die Formgebilde des menschlichen Blutes in ihrem näheren Verhältnis zum Prozesse der Entzündung und Eiterung. Rusts Mag. ges. Heilk. **65**, 410 (1846).

ZIRKEL, W.: Physiologie und Pathologie der Thrombozyten. Ärztl. Prax. **18**, 1763, 1779—1782 (1966).

ZUCKER, M. B.: Serotonin (5-hydroxytryptamine): hematologic aspects. In: L. M. TOCANTINS, ed., Progress in hematology, vol. II, p. 206. New York: Grune & Stratton 1962.

—, and J. BORRELLI: Quantity, assay and release of serotonin in human platelets. J. appl. Physiol. **7**, 425—431 (1955).

— — Absorption of serotonin (5-hydroxytryptamine) by canine and human platelets. Amer. J. Physiol. **186**, 105—110 (1956).

— — Survey of some platelet enzymes and functions: platelets as source of normal serum glycerophosphatase. Ann. N.Y. Acad. Sci. **75**, 203—213 (1958).

— — Platelet clumping produced by connective tissue suspensions and by collagen. Proc. Soc. exp. Biol. (N.Y.) **109**, 779 (1962).

Sachverzeichnis